Genética Básica para Veterinária

5ª Edição

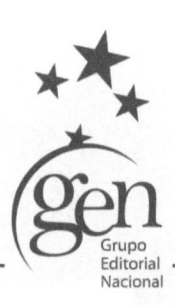

Grupo
Editorial
Nacional

O GEN | Grupo Editorial Nacional – maior plataforma editorial brasileira no segmento científico, técnico e profissional – publica conteúdos nas áreas de ciências da saúde, exatas, humanas, jurídicas e sociais aplicadas, além de prover serviços direcionados à educação continuada e à preparação para concursos.

As editoras que integram o GEN, das mais respeitadas no mercado editorial, construíram catálogos inigualáveis, com obras decisivas para a formação acadêmica e o aperfeiçoamento de várias gerações de profissionais e estudantes, tendo se tornado sinônimo de qualidade e seriedade.

A missão do GEN e dos núcleos de conteúdo que o compõem é prover a melhor informação científica e distribuí-la de maneira flexível e conveniente, a preços justos, gerando benefícios e servindo a autores, docentes, livreiros, funcionários, colaboradores e acionistas.

Nosso comportamento ético incondicional e nossa responsabilidade social e ambiental são reforçados pela natureza educacional de nossa atividade e dão sustentabilidade ao crescimento contínuo e à rentabilidade do grupo.

Genética Básica para Veterinária

5ª Edição

Priscila Guimarães Otto

Professora Doutora do Departamento
de Genética e Biologia Evolutiva
Instituto de Biociências
Universidade de São Paulo

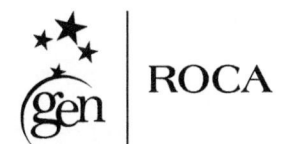

- **Atendimento ao cliente: (11) 5080-0751 | faleconosco@grupogen.com.br**

- Direitos exclusivos para a língua portuguesa
Copyright © 2012, 2025 (7ª impressão) by
EDITORA ROCA LTDA.
Uma editora integrante do GEN | Grupo Editorial Nacional
Travessa do Ouvidor, 11
Rio de Janeiro – RJ – CEP 20040-040
www.grupogen.com.br

- Capa: Rosangela Bego
Diagramação: Marcio Barreto
Revisão de Texto: Valquíria Matiolli
Imagens: Marcio Barreto e Rafael Mendonça

- CIP-BRASIL. CATALOGAÇÃO-NA-FONTE
SINDICATO NACIONAL DOS EDITORES DE LIVROS, RJ.

O97g
5. ed.

Otto Priscila Guimarães, 1948 –
Genética básica para veterinária / Priscila Guimarães Otto – 5. ed. – [Reimpr.]. – Rio de Janeiro: Roca, 2025.

ISBN 978-85-4120-004-2

1. Genética veterinária. I. Título.

12-1141.	CDD: 636.089
	CDU: 636.09

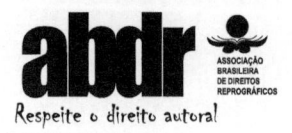

Esta 5ª edição é para Gregor.

Prefácio

Desde o seu nascimento, em 1994, o objetivo deste livro foi sempre o de ser um instrumento didático para uma disciplina semestral de genética básica. Para cada nova edição, procuro sempre, além da atualização e da ampliação dos conteúdos, acrescentar os resultados das críticas e sugestões dos meus alunos da Faculdade de Medicina Veterinária e Zootecnia da Universidade de São Paulo (FMVZ-USP).

São Paulo, dezembro de 2011.

Priscila

Há grandeza nesta percepção da vida com suas diversas energias, a qual tendo originalmente sido insuflada em algumas formas, ou apenas em uma e que, enquanto este planeta girava de acordo com a imutável lei da gravidade, a partir de um início tão simples, uma infinidade das mais belas e mais maravilhosas formas evoluíram e continuam a evoluir.

CHARLES DARWIN
A ORIGEM DAS ESPÉCIES

Abbreviaturas

5-BrdU = 5-bromodesoxiuracil

ACTH = hormônio adrenocorticotrófico (*adrenocorticotropic hormone*)

AHG = globulina anti-hemofílica (*antihemophilic globulin*)

AKC = American Kennel Club

APR = atrofia progressiva da retina

APRC = atrofia progressiva da retina central

APRG = atrofia progressiva da retina generalizada

AR = autossômico recessivo

ARS = sequências autônomas de duplicação (*autonomous replication sequences*)

ASIP = *agouti signal peptide*

ASO = oligonucleotídios alelo-específicos

ATPase = adenosina trifosfatase

BILV = vírus bovino semelhante ao da imunodeficiência (*bovine immunodeficiency-like virus*)

BoLA = *bovine leukocyte antigen*

BRGene = Projeto Genoma Brasileiro

BSE = encefalopatia espongiforme dos bovinos (*bovine spongiform encephalopathy*)

cAMP = monofosfato de adenosina cíclico (*cyclic adenosine monophosphate*)

CEN = centromérica

CJD = doença de Creutzfeldt-Jakob

CK = creatinoquinase

CNPq = Conselho Nacional de Desenvolvimento Científico e Tecnológico

CPH = complexo principal de histocompatibilidade

CVC = clorose variegada dos cítrus

CXMD = distrofia canina ligada ao X (*canine X-linked muscular dystrophy*)

DEA = *dog erythrocyte antigen*

DEH = displasia ectodérmica hipo-hidródica/anidrótica

DHICA = di-hidroxicarboxílico

DHT = di-hidrotestosterona

DLA = *dog lymphocyte antigen*

DMD = distrofia muscular tipo Duchenne

DNA = ácido desoxirribonucleico

DNAc = DNA complementar

DNAmt = DNA mitocondrial

DOPA = di-hidroxifenilalanina

ERBB2= homólogo 2 do oncogene viral de leucemia eritroblástica de aves

ES = células embrionárias indiferenciadas (*embryonic stem cells*)

EST = etiquetas de sequências expressas (*expressed sequence tags*)

FAO = Organização das Nações Unidas para a Agricultura e Alimentação

FAPESP = Fundação de Amparo à Pesquisa do Estado de São Paulo

FISH = hibridação *in situ* fluorescente (*fluorescent* in situ *hibridization*)

FSH = hormônio foliculoestimulante (*follicle-stimulating hormone*)

G6PD = glicose-6-fosfato-desidrogenase

GLA = galactosidase

GMFc = guanosina monofosfato cíclico

HAM = hormônio antimülleriano

HIV = vírus da imunodeficiência humana

HM = hipertermia maligna

HPRT = hipoxantina-fosforibosil-transferase

Ibama = Instituto Brasileiro do Meio Ambiente e dos Recursos Naturais Renováveis

IDP = imunodeficiência primária

Ig = imunoglobulina

kb = quilobase

MC1R = receptor de melanocortina 1 (*melanocortin 1 receptor*)

MCT = Ministério de Ciência e Tecnologia

MDCR = região Miller-Dieker

MPO = mieloperoxidase

MSH = hormônio estimulante do melanócito (*melanocite-stimulating hormone*)

NK = *natural killer*

NR = não retorno

OTC = ortinina-transcarbamilase

pb = pares de bases

PC = puro por cruza

P_{CO_2} = pressão parcial de dióxido de carbono (ou tensão)

PCR = reação em cadeia da polimerase (*polymerase chain reaction*)

PGK = fosfoglicerato-quinase

PMSG = gonadotrofina de soro de égua grávida (*pregnant mare serum gonadotrophin*)

POMC = pro-opiomelanocortina

PrP = proteína príon

PSS = *porcine stress syndrome*

PTC = componente da tromboplastina plasmática (*plasma thromboplastin component*)

QTL = locos de características quantitativas

RARA = receptor alfa do ácido retinoico

RFLP = polimorfismo de comprimento de fragmentos de restrição

RNA = ácido ribonucleico

RNAm = RNA mensageiro

RNAr = RNA ribossômico

RNAt = RNA transportador

SDMP = síndrome dos ductos de Müller persistentes

SLC45A2 = *solute carrier family 45, member 2*

SNC = sistema nervoso central

SPBL = síndrome do potro branco-letal

SRD = sem raça definida

STS = esteroide-sulfatase

Ta = *Tabby*

TEL = telomérica(s)

TSE = encefalopatia espongiforme transmissível

TYRP1 = *tirosinase related-protein 1*

vCJD = doença variante de Creutzfeldt-Jakob

VNTR = número variável de repetições em tandem (*variable number of tandem repeats*)

vWF = fator plasmático de von Willebrand

XR = ligado ao X recessivo

YAC = *yeast artificial chromosome*

Sumário

Capítulo 1

Conceitos Fundamentais para o Entendimento da Genética

Introdução

Ao terminar de estudar os conceitos discutidos neste capítulo, você deverá estar apto a resolver problemas, por exemplo, do tipo que se segue:

Uma fêmea afetada por uma característica recessiva foi cruzada com um macho normal para essa característica. Desse cruzamento, nasceu um macho normal. O gene responsável pode estar no cromossomo X?

O fenótipo de um organismo vivo é a aparência desse indivíduo, o conjunto de suas características físicas. Como um conjunto completo de todos os genes de um indivíduo está presente em cada célula dele, entende-se que os genes não funcionam de maneira independente. Assim, o fenótipo de um organismo é o resultado da expressão coordenada de todos os genes que ele possui (ou seja, o seu genótipo), das interações entre os diferentes produtos gênicos e das restrições impostas pelo ambiente (Figura 1.1).

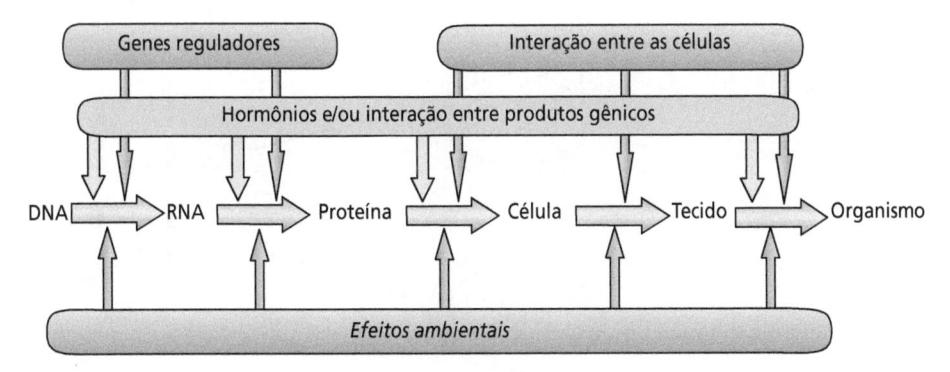

Figura 1.1 – Os caminhos complexos entre os genes (genótipo) e a aparência física do organismo (fenótipo).

Mitose

Todas as células de um organismo multicelular são descendentes de uma única célula original, o *zigoto*, por meio do processo de divisão celular chamado de *mitose*.

Mitose é a divisão responsável pelo crescimento corporal e pela regeneração de células mortas ou danificadas. Resulta em duas células-filhas, que são exatamente iguais à célula-mãe, tanto no complemento cromossômico como na informação genética (Figura 1.2).

A divisão mitótica compreende apenas uma pequena parte do ciclo de vida de uma célula. Depois da divisão, a nova célula entra em um período chamado de G1, no qual ocorre a síntese de RNA. A próxima fase é o período S, o período de síntese de DNA, durante o qual o conteúdo de DNA das células duplica-se, e cada molécula de DNA serve de molde para a formação de uma cópia complementar a ela. Segue-se o período pré-mitótico, G2, sem síntese, que termina com o início da divisão celular (Figura 1.3).

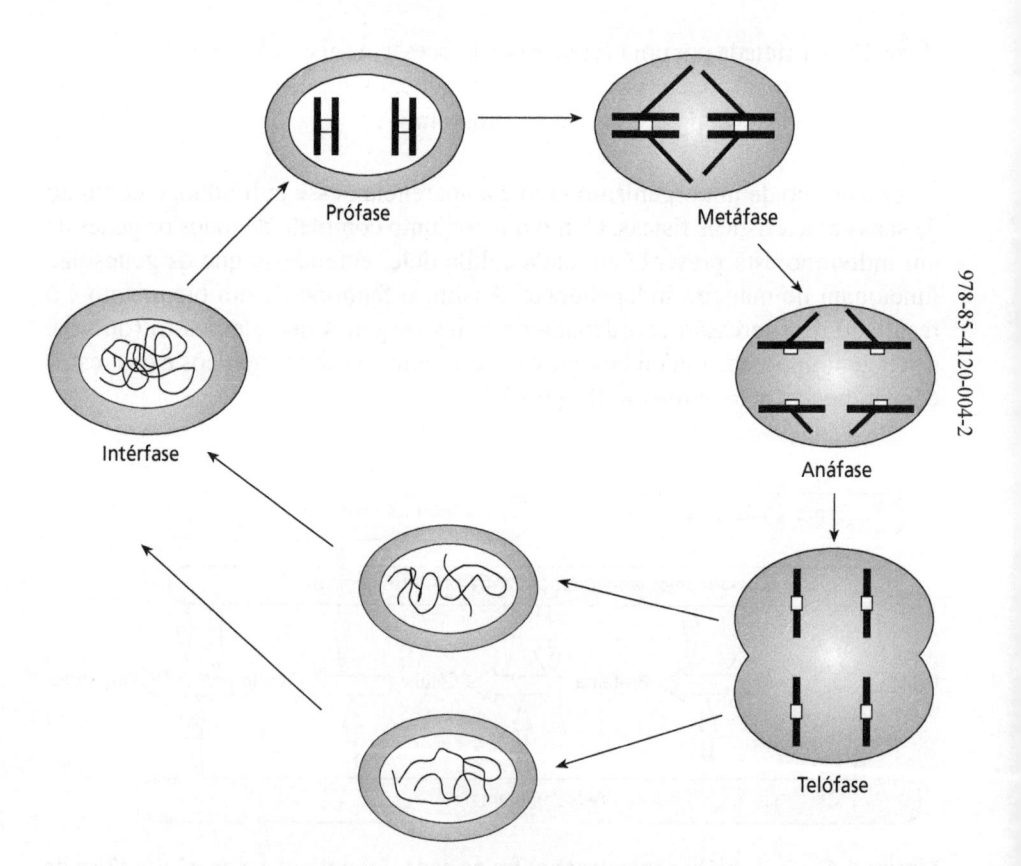

978-85-4120-004-2

Figura 1.2 – Esquema do processo de divisão celular por *mitose*.

978-85-4120-004-2

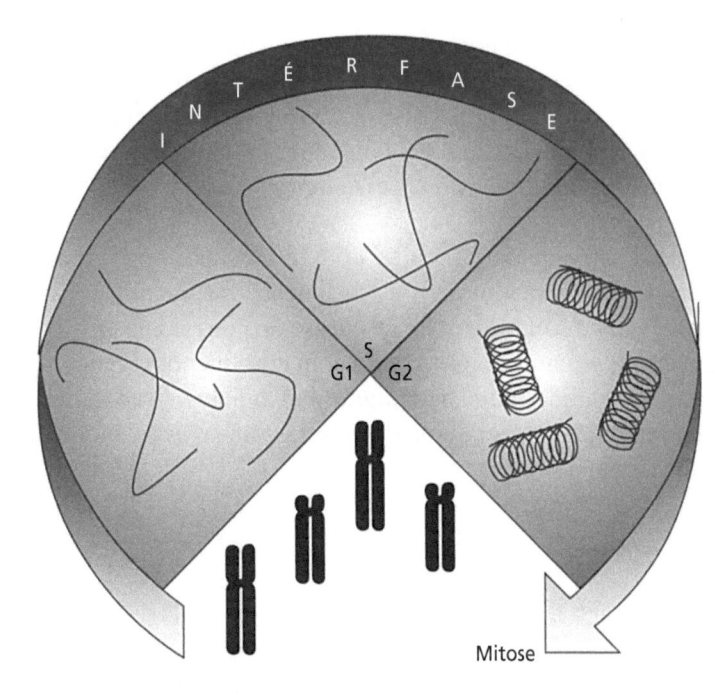

Figura 1.3 – Representação esquemática do ciclo celular (G1 = período de síntese de RNA; G2 = período de encerramento da duplicação do DNA e preparação para a divisão celular; S = período de duplicação do DNA).

Do ponto de vista genético, a importância da mitose está na duplicação dos cromossomos e na sua distribuição entre as duas células-filhas, de maneira a que ambas recebam complementos cromossômicos idênticos. Por esse processo, assegura-se a transmissão do material genético por sucessivas gerações celulares, que, assim, recebem a informação genética necessária para o desenvolvimento, o crescimento e a reprodução do organismo vivo.

Ocasionalmente, podem ocorrer erros durante a divisão celular, alguns visíveis ao microscópio óptico, outros não. A falha na duplicação do DNA poderá provocar uma alteração no código genético e, portanto, uma célula-filha com composição genética diferente, o que constitui uma mutação gênica, que não é detectável ao microscópio óptico.

Por outro lado, os cromossomos podem separar-se erradamente, formando-se as células-filhas com número alterado de cromossomos. Eles também podem quebrar-se, e os segmentos resultantes ressoldarem-se em posições diferentes das originais. Essas são as mutações cromossômicas, que podem ser visualizadas ao microscópio óptico.

Quando ocorre um desses erros em uma divisão mitótica e a célula com a mutação sobrevive e se multiplica, o resultado será uma linhagem de células mutantes, e o indivíduo será um mosaico, isto é, terá células com constituições genéticas diferentes. O erro pode ocorrer logo nas primeiras divisões do zigoto e dar origem a indivíduos com malformações ou doenças genéticas. Quando o erro ocorre no indivíduo adulto e a célula anormal não é eliminada, pode não haver consequências fenotípicas, mas esse erro pode ser o início de uma transformação neoplásica.

Os erros na divisão celular que dão origem a células com cromossomos a mais ou a menos são chamados de "não disjunção". Se, na mitose, as duas cromátides passarem para o mesmo polo, formar-se-ão duas células-filhas anormais, uma com um cromossomo a mais e a outra com um a menos (Figura 1.4). Outras vezes, uma das cromátides pode não migrar para o polo e ficar na placa equatorial, não sendo incluída em nenhuma das células-filhas; desse modo, uma delas terá um cromossomo a menos.

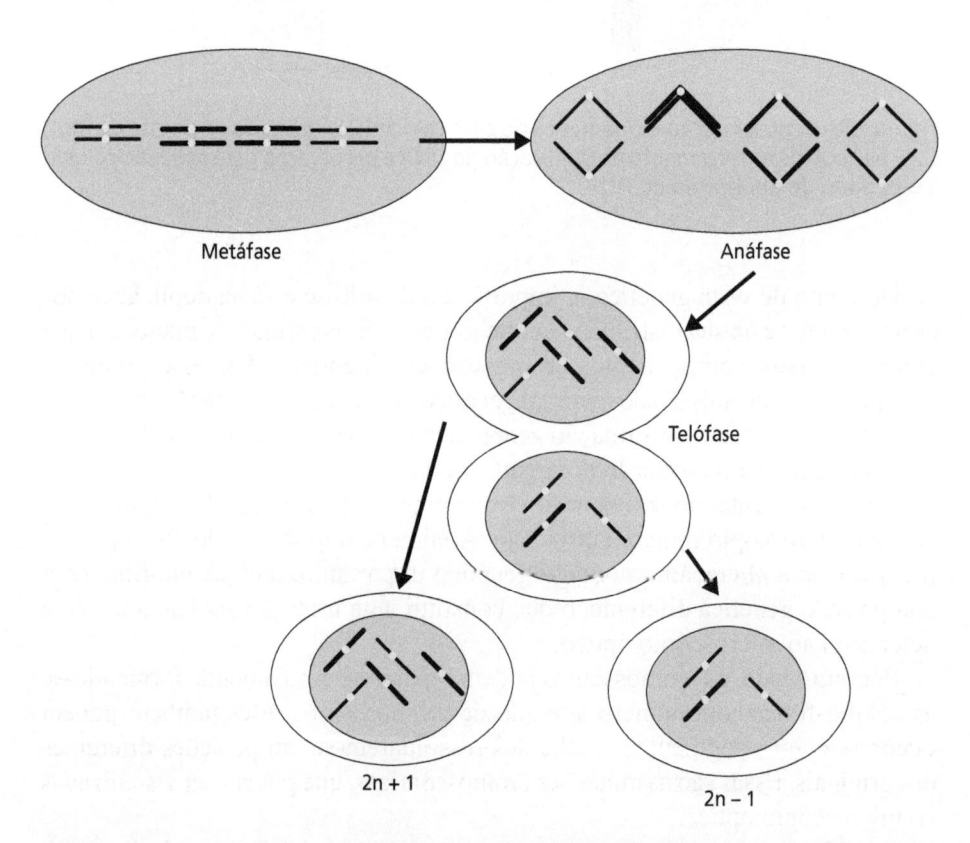

Figura 1.4 – Esquema da "não disjunção", que resulta em células com cromossomos a mais (2n + 1) e células com cromossomos a menos (2n – 1).

Meiose

Nos organismos com reprodução sexuada, os gametas (óvulos e espermatozoides) têm a metade do número de cromossomos da espécie, para que, quando se unirem, permitam que o zigoto tenha o número correto.

O processo de redução do número diploide (2n) da célula germinativa (ovócito e espermatócito primários) para o número haploide (n) dos gametas é chamado de *meiose* (Figura 1.5).

As não disjunções podem ocorrer também na meiose, tanto na primeira como na segunda divisão meiótica. Na primeira divisão, o erro geralmente é decorrente da falha no pareamento dos cromossomos homólogos, que deixam de parear ou se separam precocemente. Isso permite que os homólogos possam se dirigir juntos para um mesmo polo. Os erros da segunda divisão meiótica são semelhantes aos que ocorrem na mitose.

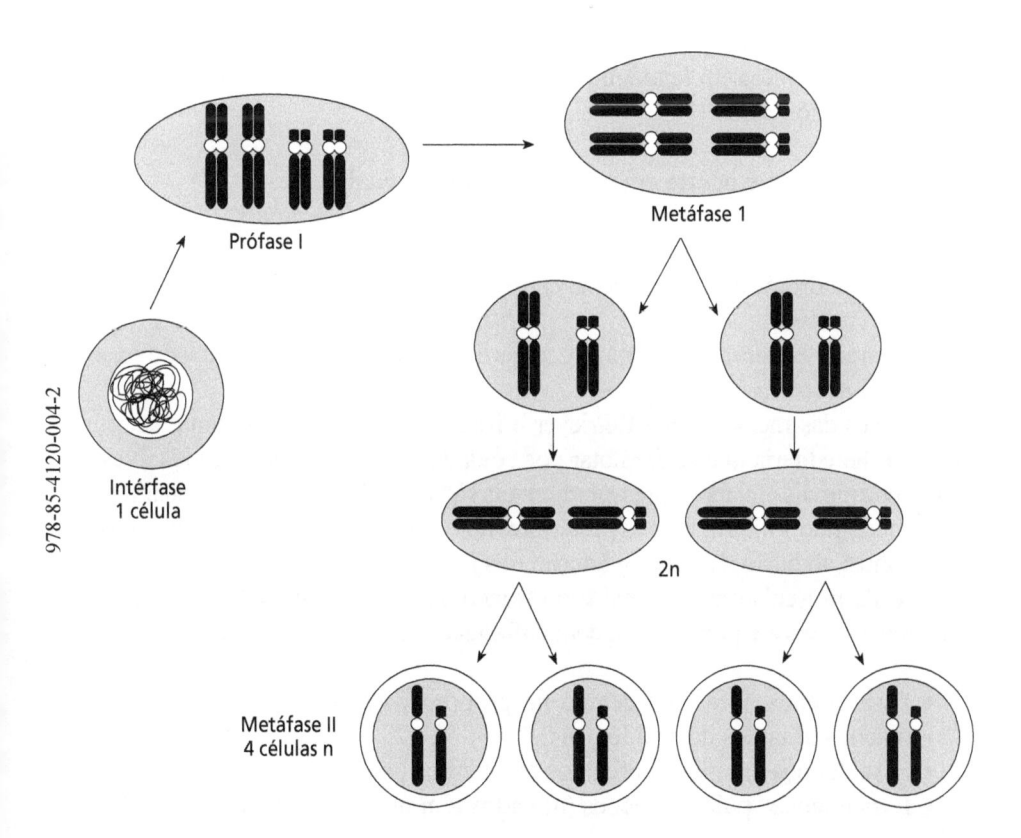

Figura 1.5 – Esquema do processo de divisão celular por *meiose*, que resulta, para cada célula germinativa das gônadas, em 4 gametas com a metade do número de cromossomos da espécie.

Tipos de herança

Herança mendeliana

Em suínos, existe uma malformação genética que consiste em animais com os cascos inteiros, como na mula, o que recebe o nome "pé-de-mula".

- Esse defeito ocorre em machos e fêmeas, igualmente.
- Quando existe, pode ser observado em todas as gerações.
- Quando há indivíduos afetados em uma ninhada, sempre um dos pais também é afetado.

A primeira observação supracitada sugere *herança autossômica*; as duas seguintes, *herança dominante*.

Em gatos, existe uma doença genética caracterizada por albinismo oculocutâneo parcial, aumento da suscetibilidade a infecções e tendência a sangramentos. Nos indivíduos afetados, observam-se a existência de plaquetas defeituosas e o aumento de grânulos em leucócitos polimorfonucleares e monócitos e de grãos de melanina, nos pelos.

- Essa síndrome ocorre em machos e fêmeas, igualmente.
- Essa síndrome ocorre em afetados que têm os pais normais.
- Essa síndrome "pula" gerações.
- Essa síndrome é mais frequente entre os descendentes de casais aparentados.

A primeira observação, portanto, sugere *herança autossômica* e as três seguintes, *herança recessiva*.

Em cães das raças Golden Retriever e Irish Terrier, foi descrita uma distrofia muscular hereditária que se faz notar por volta da 8ª a 10ª semana de vida. Nessa época, os animais afetados apresentam níveis elevados de CK no soro; andar anormalmente rígido, cujos membros posteriores apresentam movimento semelhante ao dos coelhos; abdução das patas e adução dos joelhos e jarretes. Existe o enfraquecimento da musculatura temporal e do tronco. A eletromiografia revela pseudomiotonia. A doença é progressiva, com enfraquecimento muscular acentuado.

- Essa doença apresenta desvio na proporção sexual dos afetados (mais machos afetados do que fêmeas).
- Essa doença ocorre em afetados que têm os pais normais.
- Essa doença "pula" gerações (afetados têm netos afetados).

A primeira observação sugere *herança ligada ao cromossomo* X e as duas seguintes, *herança recessiva*.

Quando o desvio na proporção sexual é no sentido da existência de mais fêmeas afetadas do que machos, o macho afetado só tem filhas fêmeas afetadas, a doença está presente em todas as gerações e os afetados têm sempre um progenitor afetado, pode-se sugerir que a doença tenha *herança ligada ao X dominante*.

Herança mitocondrial

As mitocôndrias têm seus próprios cromossomos, e estes são transmitidos da mãe para todos os seus descendentes. O DNA mitocondrial (DNAmt) dos mamíferos tem cerca de 16 kb, codifica dois RNAr, 22 RNAt e 13 peptídios que participam da cadeia respiratória (complexos I, II, III e IV) e está presente em um número alto de cópias, em todas as células do corpo. A grande maioria das cópias é idêntica (homoplasmia). Ocasionalmente, uma subpopulação de moléculas de DNAmt apresenta uma mutação (heteroplasmia), que pode ser patogênica. Quando a mutação está presente durante a embriogênese, ela pode resultar em vários sintomas clínicos que afetam, predominantemente, músculos e nervos.

Assim, mutações no cromossomo mitocondrial podem causar doenças. Como as mitocôndrias são transmitidas pela mãe, as doenças mitocondriais têm padrão de herança característico: todos os descendentes de uma fêmea afetada serão afetados, mas todos os descendentes de um macho afetado serão normais. Nas doenças mitocondriais, os fenótipos dependem não só do(s) gene(s) envolvido(s), como também de se todas ou só algumas mitocôndrias de um tecido (ou de um indivíduo) são afetadas. Essa heteroplasmia, ou seja, a possibilidade de uma mesma célula apresentar mitocôndrias normais e afetadas, resulta em fenótipos bastante variáveis, inclusive em uma mesma família. Parece haver um limiar entre a proporção de moléculas de DNAmt mutantes e as normais que define o aparecimento da doença.

Em um cão da raça Old English Sheepdog, já foi descrita uma miopatia de esforço, com acidose láctica. Os resultados das biopsias de músculo e fibroblastos indicaram redução da atividade da enzima mitocondrial citocromo c-oxidase e diminuição da quantidade de RNAm mitocondrial. Esses resultados indicam ser esta doença uma miopatia mitocondrial[1].

Além desta, também foi descrita[2] uma mutação de ponto no gene do citocromo b, com a substituição de uma valina por uma metionina na posição 98, associada à leucoencefalomielopatia espongiforme em duas famílias de cães das raças Australian Cattle Dog e Shetland Sheepdog. Os cães afetados (Figura 1.6) desenvolveram tremores por volta da 2ª a 9ª semana de vida, seguidos de ataxia, paresia, paralisia, espasticidade e disfunção de nervo craniano. Havia vacuolização generalizada da mielina do cérebro e da medula. Em ambas as famílias estudadas, os pais machos não produziram afetados quando cruzados com outras fêmeas.

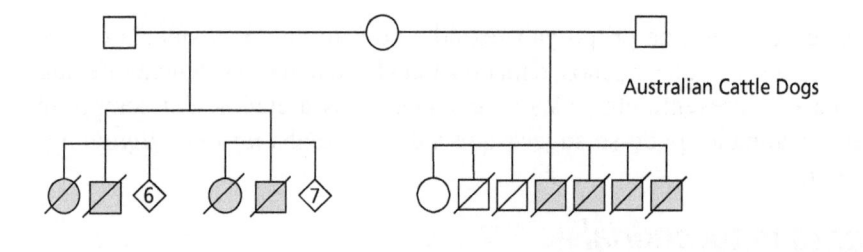

978-85-4120-004-2

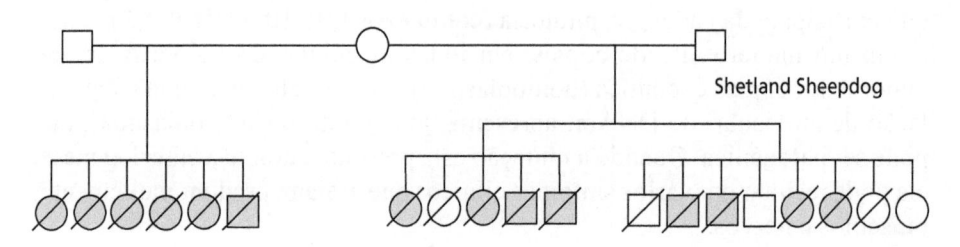

Figura 1.6 – Duas famílias de cães afetados por leucoencefalomielopatia com herança mitocondrial.

Relações probabilísticas

Quando um indivíduo produz um gameta, somente um alelo de cada par é transmitido para esse gameta. Cada filho seu recebe, portanto, um alelo de cada um dos pares de genes de seu pai, bem como apenas um alelo de cada um dos pares de genes da mãe. Entretanto, não se pode saber com certeza se um determinado gene recebido pelo filho foi justamente aquele alelo que seu pai, por sua vez, herdou do pai dele: esse fato ocorre inteiramente ao acaso.

O acaso não é um conceito vago – ele pode ser expresso quantitativamente em termos de probabilidade. Nesse caso, pode-se perguntar qual a probabilidade de um recém-nascido herdar um determinado gene de seu avô paterno, em vez do alelo proveniente de sua avó paterna. Esse recém-nascido pode receber de seu pai o gene em questão ou, então, o alelo proveniente de sua avó. Existem essas duas possibilidades apenas. A probabilidade desse evento é, então, 1 em 2, ou 1/2.

Os limites da probabilidade são 0 e 1. Uma probabilidade 0 significa impossibilidade. Uma probabilidade de 1 significa certeza.

Probabilidade de ocorrerem eventos independentes

a) Qual é a probabilidade de sair o número 3, ao se jogar um dado?
   R: 1/6 (são 6 faces, uma tem o 3).

Qual é a probabilidade de nascer um coelho com pelos longos (*ll*) de um casal de heterozigotos (*Ll*)?

R: 1/4.

b) Em um outro dia, ao jogar o dado, qual a probabilidade de sair o número 3 outra vez?

R: Os dois eventos são independentes, logo P = 1/6.

Qual é a probabilidade de nascer *outro* coelho de pelos longos, desse mesmo casal de coelhos heterozigotos, *em outra ninhada*?

R: Os eventos são independentes, logo P = 1/4.

Probabilidade de ocorrerem casos repetidos de eventos independentes

a) Qual é a probabilidade de sair o número 3 em duas jogadas do dado?

R: $1/6 \times 1/6 = 1/36$.

Qual é a probabilidade de nascerem dois coelhos com pelos longos em uma ninhada do casal de heterozigotos?

R: $1/4 \times 1/4 = 1/16$.

b) Em uma ninhada de 8 coelhos, filhos de um casal de pelos curtos, heterozigotos, qual é a probabilidade de 5 serem de pelos curtos e 3 de pelos longos?

$$\textbf{R: } P = \frac{n!}{s!t!} \times (p)^s \times (q)^t$$

Em que:

n = número total de eventos

p = probabilidade de um dos eventos

q = probabilidade do outro evento

s = número de vezes que ocorre p

t = número de vezes que ocorre q

No problema: $P = \dfrac{8!}{5!3!} \times (3/4)^5 \times (1/4)^3$

Obs.: essa fórmula vale também para mais de duas alternativas; por exemplo, nessa mesma ninhada, qual a probabilidade desses 8 coelhos serem: 3 fêmeas de pelo curto, 2 machos de pelo curto, 1 fêmea de pelo longo e 2 machos de pelo longo?

R:
- Probabilidade de ser fêmea *e* de pelos curtos: $1/2 \times 3/4 = 3/8$.
- Probabilidade de ser macho *e* de pelos curtos: $1/2 \times 3/4 = 3/8$.
- Probabilidade de ser fêmea *e* de pelos longos: $1/2 \times 1/4 = 1/8$.
- Probabilidade de ser macho *e* de pelos longos: $1/2 \times 1/4 = 1/8$.

$$\text{Logo: } P = \frac{8!}{3!2!1!2!} \times (3/8)^3 \times (3/8)^2 \times (1/8)^1 \times (1/8)^2$$

Probabilidade de ocorrerem eventos que se excluem

Em uma ninhada de 8 coelhos, qual é a probabilidade de os 8 serem do mesmo sexo?

R: • A probabilidade de os 8 serem machos é $(1/2)^8 = 1/256$.
• A probabilidade de os 8 serem fêmeas é $(1/2)^8 = 1/256$.
• Os eventos se excluem (*ou* são 8 machos *ou* são 8 fêmeas), mas qualquer dos dois resultados interessa, logo:

$P = 1/256 + 1/256 = 2/256 = 1/128$.

Leitura complementar

Distrofia muscular progressiva em cães[3]

Uma miopatia, aparentemente herdada, foi descrita pela primeira vez em dois machos da raça Golden Retriever, irmãos de mesma ninhada, em 1973. Subsequentemente, outros pesquisadores identificaram sete outros casos, que envolviam quatro ninhadas diferentes. A doença pode ser diagnosticada por volta da 9ª semana de idade. Com essa idade, os animais afetados exibem níveis elevados de CK no soro, marcha anormal, como "salto de coelho" dos membros posteriores, abdução das patas e adução dos joelhos e dos jarretes. Existe o enfraquecimento da musculatura temporal e do tronco. Estudos eletromiográficos revelam atividade proeminente de alta frequência e descargas repetitivas complexas, características da pseudomiotonia. A doença é progressiva, com enfraquecimento muscular contínuo, fraqueza, aumento gradual da base da língua, mantendo-se os níveis elevados de CK. Morfologicamente, a doença tem as características de distrofia muscular progressiva, incluindo hipercontração acentuada das fibras, necrose e regeneração, com o desenvolvimento de fibroses endomisial e perimisial acentuadas.

As características clínicas, bioquímicas e morfológicas da doença nos Golden Retrievers são praticamente idênticas às de uma miopatia com herança ligada ao X, já descrita em Irish Terriers. Ambas as descrições mostram muita semelhança com a distrofia muscular tipo Duchenne (DMD), doença progressiva com herança ligada ao X, na espécie humana.

Todos os Golden Retrievers afetados descritos na literatura eram machos nascidos de mães e pais clinicamente saudáveis. Com base nessa observação, foi proposta uma herança do tipo ligada ao X. Cooper *et al.*[3] cruzaram um macho afetado com 3 fêmeas não aparentadas, clinicamente normais. O macho era um

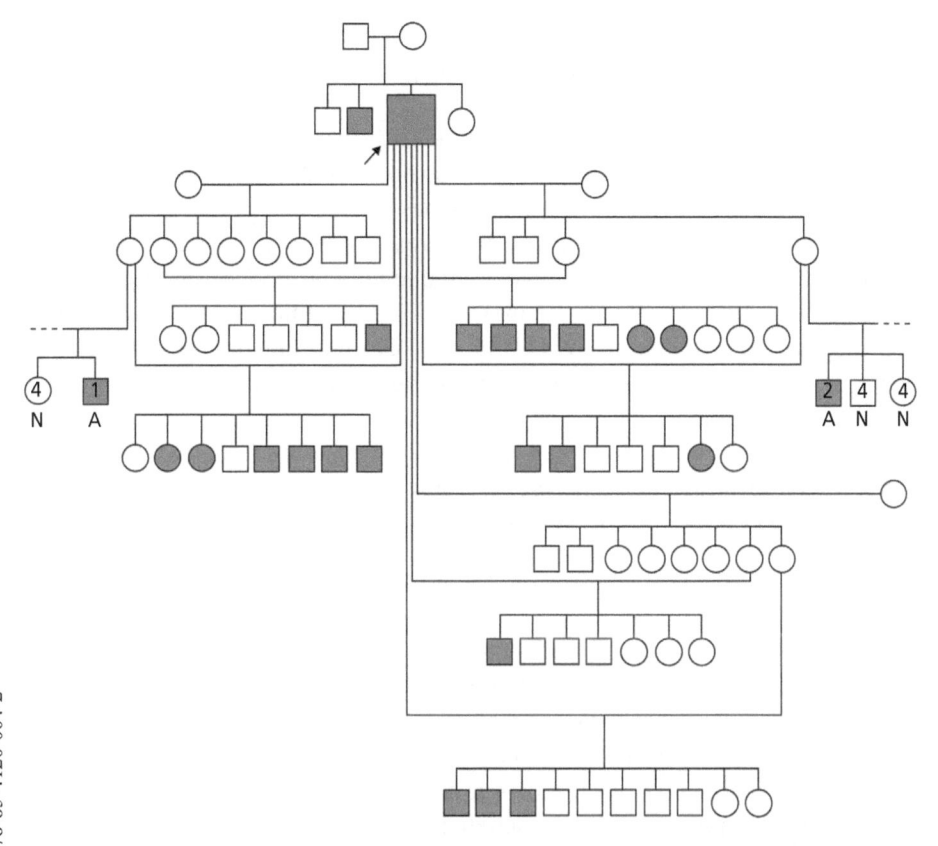

Figura 1.7 – Heredograma dos cruzamentos: o propósito foi cruzado com duas fêmeas normais e produziu uma F_1 inteiramente normal. Os retrocruzamentos foram consistentes com herança recessiva ligada ao X^3.

dos dois afetados nascidos em uma ninhada de 1981, de um casal normal, que, além deles, tinha 1 macho e 1 fêmea normais (Figura 1.7). Desses cruzamentos, ficaram com 6 descendentes fêmeas, clinicamente normais, mas possíveis portadoras do gene. Cada uma dessas 6 fêmeas foi retrocruzada com o pai afetado. Além disso, 2 dessas 6, que confirmaram ser portadoras, foram cruzadas pela segunda vez com 2 machos não aparentados, um Golden e um Beagle.

O macho afetado, quando cruzado com as 3 fêmeas (2 Beagles e 1 Golden), produziu uma geração F_1 com 14 fêmeas e 6 machos, todos clinicamente normais.

Seis das catorze fêmeas da F_1 foram usadas em cruzamentos, e cada uma dessas seis produziu descendentes afetados pela distrofia muscular tanto em retrocruzamento (*backcross*), com o pai afetado, como em cruzamentos, com machos não aparentados, o que confirma que elas eram portadoras. Os retrocruzamentos das fêmeas de F_1 com o pai afetado produziram 15 afetados, em um total de 32 machos, e 5 afetadas, em um total de 17 fêmeas. Esse resultado é

978-85-4120-004-2

consistente com a herança da distrofia muscular como sendo através de um gene ligado ao X, recessivo, com penetrância completa. Cooper *et al.*[3] realizaram esse experimento para confirmar a herança recessiva ligada ao X para essa doença, que chamaram CXMD, porque ela tem uma semelhança fenotípica notável com a DMD humana. O gene que está defeituoso nos afetados humanos foi mapeado na banda Xp21, com base em translocações e em deleções envolvendo essa região e que produziram DMD em mulheres. Estudos de genética molecular confirmaram essa localização e revelaram que uma proporção significativa dos pacientes tem alguma deleção, na maioria dos casos imperceptível, ao microscópio óptico. O cromossomo X normal dos cães tem tamanho, localização do centrômero e padrão de bandas G praticamente idênticos àqueles do cromossomo X humano normal.

Por causa das semelhanças fenotípicas notáveis entre CXMD e DMD e da conservação da informação no cromossomo X das espécies de mamíferos, é provável que as duas doenças sejam decorrentes de alterações no mesmo gene.

Displasia ectodérmica em cães[4]

Na *DEH* da espécie humana e no fenótipo *Ta* do camundongo, os indivíduos afetados têm uma alteração do desenvolvimento que se caracteriza por hipoplasia de pelos e de glândulas sudoríparas, bem como ausência, ou malformação, de dentes. Em ambas as espécies, a doença tem herança recessiva ligada ao cromossomo X. O gene *DEH* humano foi localizado em Xq12-13.1. Com base nas semelhanças fenotípicas e no modo de herança, acredita-se que a *DEH* e a *Ta* sejam causadas por genes homólogos. A homologia entre os genes *DEH* e *Ta* foi reforçada pela demonstração de que uma sonda do loco *Ta* reconhece uma microdeleção no cromossomo X de um paciente humano com *DEH*. O gene *DEH* humano já foi clonado: ele é formado por dois éxons que codificam uma possível proteína que se expressa em queratinócitos, folículos capilares e glândulas sudoríparas.

O propósito estudado no presente trabalho, um cão macho da raça Pastor Alemão, apresentava áreas sem pelagem simétricas e bem-demarcadas, em cerca de dois terços do corpo. Essas áreas localizavam-se, especialmente, na parte ventral do pescoço, tórax e abdome; na região mediana das pernas; na testa e na região dorsolombar. As áreas do corpo com pelos apresentavam apenas subpelo. A pele exposta era seca e escamosa. O animal apresentava conjuntivite. Os dentes existentes eram dois incisivos inferiores e seis superiores, sendo um destes muito pequeno, todos cônicos e pontudos; dois pré-molares superiores e dois caninos inferiores. As amostras de pele das áreas com pelos eram histologicamente normais, mas as das áreas sem pelos não apresentavam folículos nem estruturas anexas. As biopsias de pele de cães normalmente não contêm glândulas sudoríparas, normalmente presentes apenas nos coxins. As biopsias dos coxins do propósito não apresentaram nem ductos nem glândulas sudoríparas.

Apesar de vários casos de displasia ectodérmica semelhante à descrita já terem sido observados em cães e de alguns estudos genéticos já terem sido realizados, ainda não existia a confirmação da herança recessiva ligada ao X. No presente trabalho, os autores realizaram estudos familiais e cruzamentos experimentais e obtiveram resultados que confirmam, nos cães, a herança recessiva ligada ao X para a displasia ectodérmica semelhante à *DEH* dos humanos e à *Ta* dos camundongos.

O propósito, seus pais e irmãos eram Pastores Alemães puros. O propósito nasceu de pais clinicamente normais e era o único filhote afetado em uma ninhada de seis machos e três fêmeas. O propósito foi cruzado com duas fêmeas Keeshond normais e produziu uma F_1 composta de três machos e seis fêmeas, todos normais. Quatro dessas fêmeas de F_1 foram cruzadas com animais não aparentados (dois Keeshonds e um descendente de Beagle com Basset) e

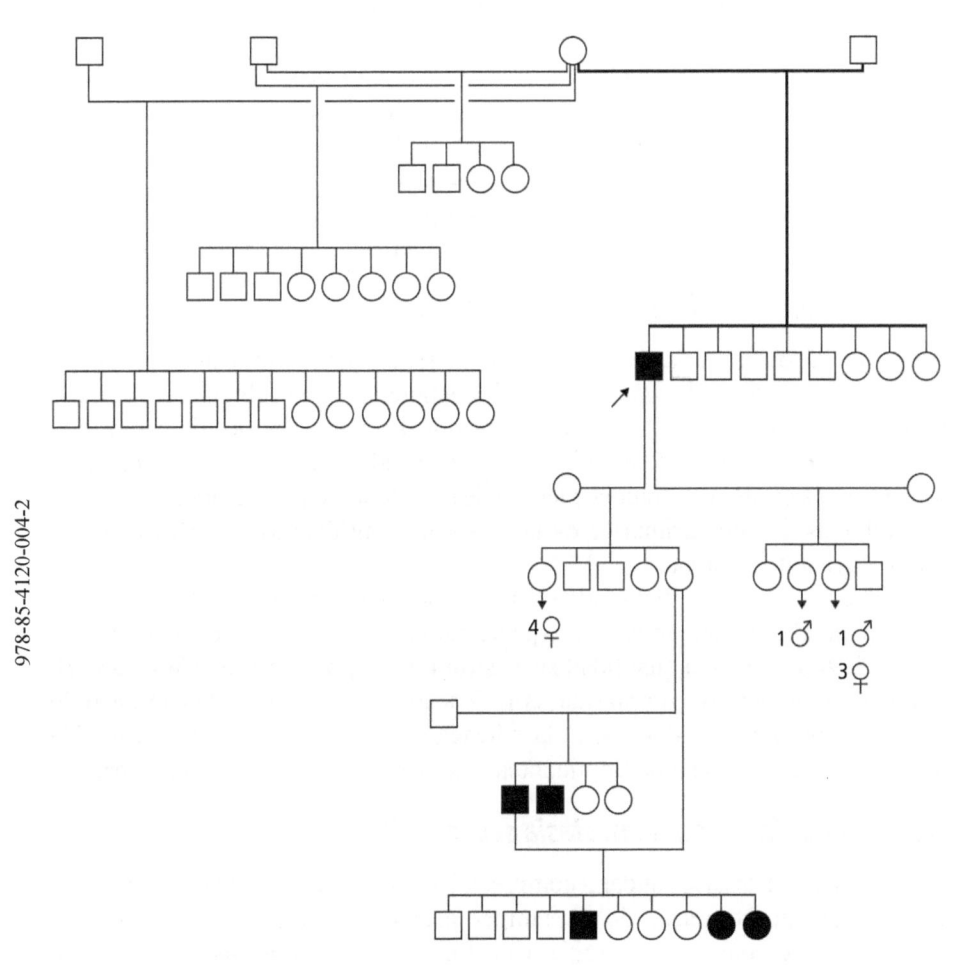

978-85-4120-004-2

Figura 1.8 – Heredograma do propósito[4].

produziram quatro descendentes machos, sendo dois afetados. Uma das fêmeas de F_1 também foi cruzada com um filho seu afetado e produziu quatro machos e três fêmeas normais, um macho afetado e duas fêmeas afetadas (Figura 1.8).

O sequenciamento recente do gene *DEH* humano permitirá a identificação do gene *Ta* em camundongos e *DE* em cães. Estudos mais aprofundados para estabelecer a homologia entre os genes *DEH*, *Ta* e *DE* devem incluir mapeamento comparativo e clonagem dos alelos normal e mutante do cão, para identificar a mutação. O modelo canino poderá ser útil no entendimento do defeito gênico e no possível tratamento da *DEH* em humanos.

Doenças hemorrágicas em cães[5]

O processo de hemostasia é um sistema intrincado, cuja finalidade é manter o sangue fluindo no interior de vasos sanguíneos danificados. Inibidores e ativadores da hemostasia atuam para manter o equilíbrio fisiológico e evitar hemorragia anormal, trombose ou lise da fibrina. A maioria das doenças hemorrágicas herdadas é causada por defeito em um único componente de uma via hemostática.

Com base nos sinais clínicos e nos testes de *screening*, as diáteses hemorrágicas caninas, adquiridas e herdadas, são classificadas em defeitos da hemostasia primária (falhas na formação do tampão de plaquetas) ou defeitos da hemostasia secundária (falhas na formação do coágulo de fibrina).

Defeitos herdados da hemostasia primária

A fase inicial, ou primária, da hemostasia consiste em uma série de interações entre as plaquetas e o local da ruptura de células endoteliais, que culmina na formação do tampão de plaquetas. Os sinais clínicos dos defeitos primários da hemostasia consistem em sangramento em mucosas, machucados cutâneos, hemorragia prolongada após cirurgia ou trauma e tempo de sangramento prolongado.

Todos os defeitos primários da hemostasia identificados nos cães parecem ter herança autossômica.

A doença de von Willebrand (vWF) é a doença hemorrágica herdada mais comum em cães (e humanos). Na espécie humana, são observados três tipos (1, 2 e 3), de acordo com a quantidade e a estrutura dos polímeros do vWF. O vWF é uma proteína adesiva do plasma, cuja função é ligar as plaquetas ao local do vaso em que houve lesão. Essa classificação também se aplica aos cães. Na Tabela 1.1, observa-se a predominância dos diferentes tipos, em cada raça.

Defeitos herdados da hemostasia secundária

As vias da hemostasia secundária compreendem uma série de reações enzimáticas que resultam na formação de um tampão estável de fibrina. Todos os fatores e cofatores de coagulação circulam na forma inativa, mas são rapidamente convertidos em suas formas ativas no local do ferimento do vaso.

Tabela 1.1 – Doença de von Willebrand em cães

Classificação	Concentração/estrutura dos polímeros de vWF no plasma	Gravidade clínica	Raças afetadas
Tipo 1	Concentração baixa/ diminuição de todas as formas de polímeros	Variável	Airedale; Akita; Dachshund; Doberman; Pastor Alemão; Golden Retriever; Greyhound; Irish Wolfhound; Manchester Terrier; Schnauzer; Welsh Corgi Pembroke; Poodle; Shetland Sheepdog
Tipo 2	Concentração baixa/ ausência dos polímeros de alto peso molecular	Grave	Pointer Alemão de pelo curto; Pointer Alemão de pelo crespo
Tipo 3	vWF plasmático ausente	Grave	*Familial*: Chesapeake Bay Retriever; Scottish Terrier; Shetland Sheepdog; Kooikder holandês *Esporádica*: Border Collie; Bull Terrier; Cocker Spaniel; Labrador Retriever; Pomeranian; SRD

Os sinais clássicos de deficiência de fator de coagulação incluem hemorragia nas articulações e no tórax, bem como formação de hematomas subcutâneos ou intramusculares. Os sinais comuns, tanto dos defeitos de hemostasia primária quanto secundária, incluem sangramentos excessivos em locais de cirurgias, traumas e erupção dentária.

Hemofilia

É a doença herdada de coagulação mais frequente em humanos e em cães. É composta de dois defeitos diferentes: hemofilia A, causada pela deficiência do fator de coagulação VIII; e hemofilia B, causada pela deficiência do fator de coagulação IX. Ambas têm herança recessiva ligada ao X. Os dois genes estão situados no braço longo do cromossomo X, mas não são ligados.

A hemofilia A e a B foram identificadas em várias raças de cães, inclusive nos SRD, não aparentados (Tabelas 1.2 e 1.3). A incidência de hemofilia A parece ser de três a quatro vezes maior do que a da hemofilia B, proporção essa semelhante àquela descrita em humanos. Existe um viés no sentido de se diagnosticar mais as formas clinicamente mais graves de hemofilia canina.

Tabela 1.2 – Hemofilia A em cães

Raças	Deficiência de fator VIII	Padrão de incidência	Raça	Deficiência de fator VIII	Padrão de incidência
Akita	Moderada	Familial	Labrador Retriever	Grave Moderada	Esporádico Familial
Basenji	Grave	Esporádico	Lhasa Apso	Grave	Familial
Basset Hound	Moderada	Esporádico	Dachshund miniatura	Moderada	Familial
Beagle	Grave	Familial	Schnauzer miniatura	Grave	Familial
Bichon Frisé	Grave	Esporádico	Pit Bull Terrier	Grave	Esporádico
Boxer	Grave	Familial	Corgi	Grave	Esporádico
Cairn Terrier	Leve	Esporádico	Rottweiller	Grave	Familial
Chihuahua	Moderada	Esporádico	Scottish Terrier	Grave Moderada	Familial Familial
Cocker Spaniel	Grave	Familial	Shar Pei	Moderada	Familial
Bulldog inglês	Grave	Familial	Shih Tzu	Grave	Familial
Pastor Alemão	Moderada	Familial	Poodle Toy	Grave	Esporádico
Golden Retriever	Leve	Familial	West Highland White Terrier	Grave	Esporádico
Husky	Moderada	Familial	Yorkshire Terrier	Grave	Esporádico
Irish Setter	Grave	Esporádico	SRD	Todos os tipos	Esporádico

978-85-4120-004-2

Estudos sobre a hemofilia B em cães revelaram pelo menos três mutações causativas: uma mutação sem sentido, uma deleção de 5 pares de bases e uma deleção grande, envolvendo toda a sequência codificadora do gene. Estudos que combinam análises bioquímicas e moleculares da hemofilia B indicam que cada família, provavelmente, apresenta uma mutação independente, e que mutações diferentes podem ser responsáveis pela hemofilia B em uma mesma raça.

Não há estudos sobre os defeitos moleculares da hemofilia A em cães. A variabilidade, tanto da gravidade clínica como da atividade do fator VIII *in vitro* e do grande número de raças afetadas, indica que a doença nos cães apresenta, como na espécie humana, heterogeneidade molecular.

Tabela 1.3 – Hemofilia B em cães

Raças	Deficiência de fator IX	Padrão de incidência	Raça	Deficiência de fator IX	Padrão de incidência
Airedale Terrier	Grave	Familial	Labrador Retriever	Grave Moderada	Familial Familial
Beagle	Grave	Esporádico	Maltês	Grave	Familial
Bichon Frisé	Grave	Esporádico	Pit Bull Terrier	Grave	Esporádico
Chow Chow	Moderada	Esporádico	Rottweiller	Moderada	Familial
Doberman	Moderada	Esporádico	São Bernardo	Moderada	Familial
Pastor Alemão	Grave	Familial	Scottish Terrier	Moderada	Esporádico
Pointer	Leve	Familial	Shih Tzu	Moderada	Familial
Golden Retriever	Grave	Esporádico	Weimaraner	Grave	Esporádico
Jack Russell Terrier	Moderada	Esporádico	SRD	Todos os tipos	Esporádico

Tabela 1.4 – Defeitos em fatores de coagulação com herança autossômica, em cães

Deficiência de fator	Características	Raças
I (fibrinogênio)	→ concentração baixa, sinais graves → função anormal, sinais leves	• Bernese Mountain Dog • Borzoi; Collie
II (protrombina)	→ atividade baixa, sinais variáveis → atividade baixa, sinais graves	• Boxer • Cocker Spaniel
VII (proconvertina)	→ atividade baixa, sinais leves	• Beagle; Bernese Mountain Dog; Malamute; Schnauzer miniatura
X (fator de Stuart-Prower)	→ atividade baixa ou ausente, sinais graves → atividade baixa, sinais graves	• Cocker Spaniel • Jack Russell Terrier
XI (antecedente da tromboplastina)	→ atividade moderada a baixa, hemorragias após ferimentos	• English Springer Spaniel; Kerry Blue Terrier
XII (fator de Hageman)	→ baixa atividade, sinais leves a moderados	• Poodle miniatura; Shar Pei

978-85-4120-004-2

Deficiência de fatores com herança autossômica

As deficiências dos fatores de coagulação autossômicos (fatores I, II, V, VII, X, XI e XII) são mais raras do que a hemofilia, e a maioria tem herança recessiva (Tabela 1.4).

Apesar de a deficiência de qualquer fator de coagulação causar o prolongamento do tempo de coagulação *in vitro*, a gravidade clínica, associada ao fator deficiente, é variável. A maioria das deficiências de fatores de coagulação identificadas na espécie humana também já foi identificada em cães (Tabela 1.5).

Tabela 1.5 – Doenças hemorrágicas herdadas nas 20 raças de cães mais populares

Classificação*	Raças	Doenças hemorrágicas
1	Labrador Retriever	Hemofilia A – hemofilia B – vWD
2	Rottweiller	Hemofilia A – hemofilia B
3	Pastor Alemão	Hemofilia A – hemofilia B – vWD
4	Golden Retriever	Hemofilia A – hemofilia B
5	Beagle	Hemofilia A – hemofilia B – deficiência do fator *VII*
6	Poodle	Hemofilia A – vWD – deficiência do fator *XII*
7	Dachshund	Hemofilia A – vWD
8	Cocker Spaniel americano	Hemofilia A – hemofilia B – vWD – deficiência do fator *II* – deficiência do fator *X*
9	Yorkshire Terrier	Hemofilia A
10	Pomeranian	vWD
11	Shih Tzu	Hemofilia A – hemofilia B – vWD
12	Chihuahua	Hemofilia A
13	Boxer	Hemofilia A – deficiência do fator *II*
14	Shetland Sheepdog	Hemofilia A – vWD
15	Dálmata	Hemofilia A
16	Schnauzer miniatura	Hemofilia A – vWD
17	Husky	Hemofilia A
18	Pinscher miniatura	vWD
19	Pug	Hemofilia A
20	Doberman	Hemofilia B – vWD

* Classificação, em ordem decrescente, de acordo com o número de indivíduos registrados no American Kennel Club em 1996.

Gemelaridade defeituosa[6]

As duplicações congênitas (gêmeos unidos, monstros duplos ou gemelaridade defeituosa) são malformações embriológicas. Não se sabe se elas têm causa genética, ambiental ou ambas.

Nos bovinos, as duplicações congênitas ocorrem em cerca de 1/100.000 recém-nascidos. Nos animais domésticos, especialmente nos bovinos, o defeito representa um dos maiores grupos de anomalias congênitas. O problema é mais frequente em bovinos, mas também é observado em ovelhas, suínos e, mais raramente, em caprinos. Hiraga e Dennis[6] descrevem uma terminologia precisa e as características das duplicações em bovinos, ovinos e suínos.

As duplicações congênitas podem ser classificadas em:

- *Gêmeos simétricos unidos*: os gêmeos podem estar ligados na região do esterno ou perto dela, com os indivíduos face a face (toracópago); podem estar ligados pela região sacral, costas com costas (pigópagos), e pelas cabeças (craniópagos). Os gêmeos ligados pela região pélvica inferior, com os eixos dos corpos em linha reta e em direções opostas, são os isquiópagos.

Em alguns casos, os componentes estão incompletos. Pode haver duplicação na região craniana, com uma única cabeça (diprosopos monocefálicos). O tipo I apresenta duplicação parcial da região frontal, nariz e mandíbula superior; o tipo II, idem, mais um 3º olho mediano; o tipo III, duplicação da face com 2 bocas, 4 olhos, 2 orelhas; o tipo IV, com 2 bocas, 4 olhos, 3 orelhas; e o tipo V, com 4 olhos e 4 orelhas.

Quando existem duas cabeças (dicéfalos), o tipo I apresenta também 2 membros anteriores e 2 posteriores, com duplicação parcial da coluna vertebral; o tipo II é semelhante, mas com um membro anterior extra, mediano. No tipo III, cada indivíduo tem uma cabeça e um par de membros dianteiros.

A duplicação da região caudal pode incluir duplicação da pélvis com um 3º membro posterior mediano; duplicação parcial, ou completa, da pélvis com 4 membros posteriores; 2 indivíduos quase completos, unidos frente a frente pelo tronco. No tipo I, existe uma face, duas orelhas e um único cérebro; no tipo II, uma face, 4 orelhas; e no tipo III, 2 faces em lados opostos da cabeça.

A duplicação simultânea das regiões craniana e caudal também foi observada. Dois indivíduos com um tronco comum, 2 cabeças, 2 ou 3 membros anteriores e 3 membros posteriores são chamados de dicéfalos tripos bi ou tribráquios. Indivíduos semelhantes, mas com membros anteriores ou posteriores completamente duplicados, são os dicéfalos tri ou tetrapos di ou tribráquios. A duplicação completa da cabeça e dos membros, com fusão de tronco, são os dicéfalos tetrapos tetrabráquios.

- *Gêmeos assimétricos unidos*: nesse caso, um dos indivíduos (parasito) é menor e dependente do outro. O parasito pode estar ligado à superfície externa do outro dos seguintes modos: (a) o parasito tem membros anteriores, ou uma cabeça mais membros anteriores, e geralmente está ligado no epigástrio do hospedeiro (ou próximo a ele); (b) o parasito tem membros posteriores e várias porções de abdome, ligado do mesmo modo que (a); (c) o parasito tem os 4 membros, com ou sem cabeça, e ligado do mesmo modo que (a); (d) o parasito está ligado à cabeça do hospedeiro; (e) o parasito está ligado ao palato do hospedeiro; (f) o parasito está ligado às costas, ao sacro ou à pélvis do hospedeiro; (g) o parasito pode se desenvolver em alguma cavidade do corpo do hospedeiro e, nesse caso, é classificado como tumor.

Os gêmeos simétricos e assimétricos unidos são gêmeos monozigóticos, uma vez que houve um erro na separação da massa de células, a qual, para que os monozigóticos sejam normais e separados, deve ocorrer antes da diferenciação do disco embrionário.

- *Gêmeos assimétricos livres*: no tipo "acárdio", o desenvolvimento da forma do corpo do indivíduo menos perfeito é reduzido, mas várias partes podem ainda ser identificadas. No tipo "hemicárdio", grande parte do corpo do menos perfeito não existe: se o crânio não existe, é um "holoacárdio acéfalo"; se é a região caudal que está ausente, é um "holoacárdio acormo"; se nenhuma parte do corpo é reconhecível, é classificado como "holoacárdio amorfo".

As duplicações congênitas, em bovinos, ocorrem em 1,9 a 17,5% dos nascimentos; em ovinos, em 6,7% dos nascimentos e, em suínos, em 0,21 a 1,9% dos nascimentos.

Os gêmeos assimétricos livres são, provavelmente, resultantes de disfunção circulatória, em que um dos gêmeos recebe suprimento insuficiente de sangue.

Solução do problema proposto no início do capítulo

Não. O macho herda de seu pai o cromossomo Y e de sua mãe, um cromossomo X. Como, no caso, a mãe é afetada, homozigota-recessiva, se o gene estivesse localizado no cromossomo X, seu filho também seria afetado.

Exercícios

1. Os carneiros da raça Suffolk não têm chifres, já todos os da raça Dorset têm. Quando uma fêmea Suffolk é cruzada com um macho Dorset, todas as fêmeas de F_1 são sem chifres, mas todos os machos têm chifres. Os mesmos resultados são obtidos quando se cruzam machos Suffolk com uma fêmea Dorset. Do cruzamento entre animais da F_1, é obtida a seguinte descendência: *fêmeas* = 3/4 sem chifres e 1/4 com chifres; *machos* = 3/4 com chifres e 1/4 sem chifres. Qual é a explicação genética para esses resultados?

2. Um gene dominante *W* produz a textura pelo-de-arame em cães; seu alelo recessivo, *w*, produz pelos macios e lisos. Qual é a probabilidade de:
   a) Nascer um cão com pelagem lisa e macia, de pais heterozigotos?
   b) Nascerem dois cães com pelagem lisa e macia, de pais heterozigotos?
   c) Nascer toda uma ninhada, de seis cães, com pelagem lisa e macia, de pais heterozigotos?
   d) Nascer uma ninhada de seis cães, dos quais cinco são heterozigotos como os pais e um tem a pelagem lisa e macia?

3. Os quatro heredogramas seguintes representam 4 cruzamentos diferentes, em que aparece a mesma doença:

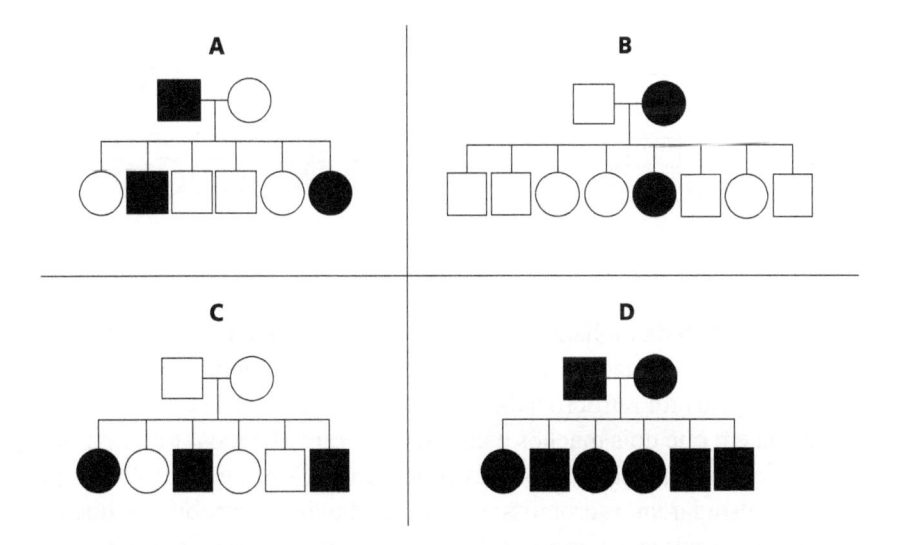

É mais provável que a herança dessa doença seja autossômica dominante ou autossômica recessiva? Justifique sua resposta.

4. Ao examinar o heredograma seguinte, você poderia concluir que a característica presente nos indivíduos cujos símbolos foram escurecidos tem herança ligada ao X, recessiva, ou, então, autossômica dominante, limitada ao sexo masculino? Explique.

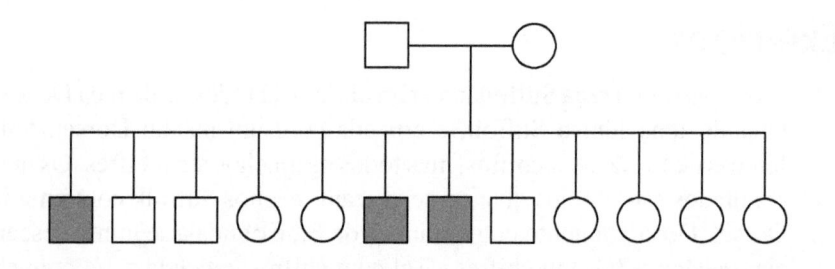

5. Um macho afetado por uma doença genética foi cruzado com uma fêmea normal. Desse cruzamento, nasceu uma ninhada de seis animais, todos normais (Figura *1*).

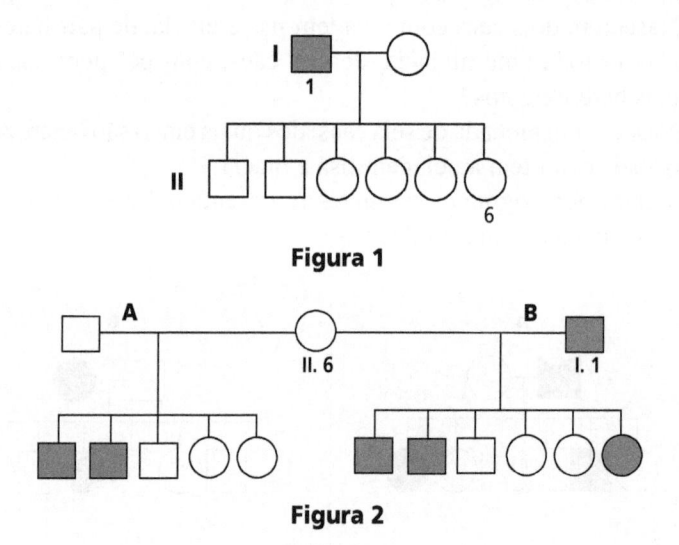

Figura 1

Figura 2

A fêmea II.6 da ninhada da Figura *1* foi cruzada com um macho normal e nasceram dois machos afetados (Figura 2, *A*). Tempos depois, a mesma fêmea (II.6) foi retrocruzada com seu pai afetado (I.1) e deu à luz uma ninhada em que dois machos e uma fêmea eram afetados (Figura 2, *B*). Qual é o tipo de herança mais provável para essa doença genética? Por quê?

6. Ao se estudarem os cromossomos de um bovino, descobriu-se que todas as células examinadas apresentavam 61 cromossomos (um a mais do que o normal). É mais provável que a não disjunção que deu origem às células com um cromossomo a mais tenha sido mitótica ou meiótica? Explique.

7. Um casal de cães da raça Pastor Alemão, clinicamente normal, produziu uma ninhada de seis machos e três fêmeas. Um dos filhotes machos nasceu afetado por displasia ectodérmica (ausência de glândulas sudoríparas, de dentes e também de pelos em algumas áreas do corpo). Esse animal foi cruzado com uma fêmea não aparentada e produziu uma F_1 de três machos e seis fêmeas, todos normais. Uma das fêmeas de F_1, quando cruzada com um macho não aparentado, produziu quatro machos, sendo dois deles afetados. A mesma fêmea, quando cruzada com um de seus filhos afetados, produziu quatro fêmeas e três machos, sendo dois machos e uma fêmea afetados. Qual é o tipo de herança mais provável para a displasia ectodérmica? Por quê?

REFERÊNCIAS

1. VIJAYASARATHY, C.; GIGER, U.; PROCIUK, U. et al. Canine mitochondrial myopathy associated with reduced mitochondrial mRNA and altered cytochrome c oxidase activities in fibroblasts and skeletal muscle. **Comp. Biochem. Physiol.**, v. 109A, n. 4, p. 887-984, 1994.
2. LI, F. Y.; CUDDON, P. A.; SONG, J. et al. Canine spongiform leukoencephalomyelopathy is associated with a missence mutation in cytochrome b. **Neurobiology of Disease**, v. 21, p. 35-42, 2006.
3. COOPER, B. J. et al. Canine muscular dystrophy: confirmation of X-linked inheritance. **J. Hered.**, v. 79, n. 6, p. 405-408, 1988.
4. CASAL, M. L.; JEZYK, P. F.; GREEK, J. M. et al. X-linked ectodermal dysplasia in the dog. **J. Hered.**, v. 88, n. 6, p. 513-517, 1997.
5. BROOKS, M. A review of canine inherited bleeding disorders: biochemical and molecular strategies for disease characterization and carrier detection. **J. Hered.**, v. 90, n. 1, p. 112-118, 1999.
6. HIRAGA, T.; DENNIS, S. M. Congenital duplication. **Vet. Clin. North Am.: Food Animal Practice**, v. 9, n. 1, p. 145-161, 1993.

Capítulo 2

Fatores que Alteram a Herança Mendeliana

Introdução

Ao terminar de estudar os conceitos discutidos neste capítulo, você deverá estar apto a resolver problemas, por exemplo, do tipo que se segue:

Um pesquisador estudou uma característica genética que se comportava do seguinte modo:

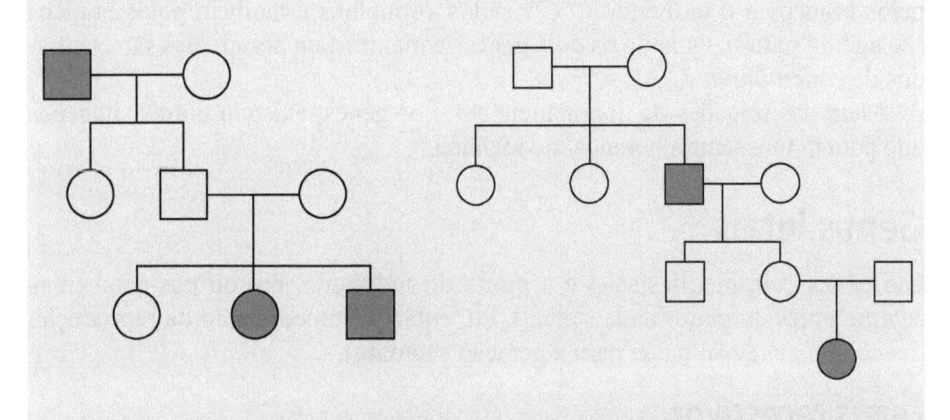

O pesquisador não conseguiu concluir se o gene responsável pela característica em estudo era autossômico dominante com penetrância incompleta ou se era autossômico recessivo. Explique por que o pesquisador ficou na dúvida.

Todo indivíduo possui dois cromossomos de cada tipo (homólogos), que têm os mesmos locos gênicos. Assim, para cada loco gênico, o indivíduo tem dois genes, um em cada cromossomo homólogo, responsáveis pela mesma característica fenotípica.

Um gene pode ser modificado por mutação que altera uma de suas bases, resultando em uma mudança correspondente no RNAm e na proteína que esse RNA codifica. Desse modo, um determinado loco gênico pode ser ocupado por um dentre dois ou mais alelos diferentes, que são as formas alternativas de um mesmo gene.

Como discutido no Capítulo 1, as características fenotípicas que têm herança mendeliana podem ser herdadas como autossômicas ou ligadas ao X e ser recessivas ou dominantes. Se um gene que codifica uma enzima sofrer uma mutação que torne essa enzima inativa e se um indivíduo herdar os alelos inativos de ambos os genitores, ele não fabricará a enzima ativa, a reação correspondente não ocorrerá e, assim, o indivíduo homozigoto será anormal. Por sua vez, um indivíduo heterozigoto para esse loco poderá fabricar a metade da quantidade normal da enzima. Quando a quantidade da enzima é produzida pela metade, mas a reação correspondente pode se realizar a uma velocidade que não prejudique o fenótipo, o heterozigoto pode ser normal. Nesse caso, o alelo mutante é chamado de recessivo, uma vez que não produz efeito visível na presença do alelo normal, que é chamado, então, de dominante em relação ao alelo mutante.

Quando o fenótipo do heterozigoto é intermediário entre os dos homozigotos, a dominância é chamada de intermediária.

Em outros casos, o heterozigoto pode expressar o fenótipo de ambos os genes: no gado Shorthorn, o indivíduo $C^R C^R$ tem pelos vermelhos, o indivíduo $C^W C^W$, pelos brancos e o indivíduo $C^R C^W$, pelos vermelhos e também pelos brancos (pelagem "ruão"). Quando os dois genes se manifestam assim, eles são chamados de *codominantes*.

Além das relações de dominância entre os genes, existem outras situações que podem mascarar a herança mendeliana.

Genes letais

São genes cuja manifestação é a morte do indivíduo, pré ou pós-natal (mas sempre antes da maturidade sexual), ou, então, o impedimento da reprodução (ou seja, o gene não passa para a geração seguinte).

Letais recessivos

Em gado bovino, a característica "ausência de pernas", ou "amputado", é atribuída a um letal recessivo (o animal geralmente morre ao nascimento).

Letais dominantes

O gene C, em galinhas, produz, em heterozigose, indivíduos "rastejantes" (pernas curtas e tortas). Em homozigose, o gene é letal. Outro exemplo é o fenótipo "ausência de pelos", descrito em várias raças de cães: os animais homozigotos (*HrHr*) apresentam anomalias do crânio e do esôfago e nascem mortos e os heterozigotos (*Hrhr*) apresentam apenas uns poucos pelos na cabeça (sobrancelhas e vibrissas) e nas patas e também têm o número de dentes reduzido. Um outro exemplo é o gene "Manx" do gato doméstico, discutido em *Leitura complementar*, ao final deste capítulo.

Fenocópias

São fenótipos resultantes de causa ambiental, indistinguíveis de fenótipos causados por genes. Por exemplo, o ácido bórico, quando injetado em ovos galados, na época apropriada do desenvolvimento, produzirá galinhas com pernas curtas e tortas, iguais às "rastejantes". Um outro exemplo é observado com relação à α-manosidose em bovinos: a doença ocorre quando o animal é homozigoto recessivo para o gene defeituoso que não produz a enzima α-manosidose. A ausência da enzima resulta no acúmulo, nos lisossomos, de manose e N-acetilglicosamina (que normalmente seriam metabolizados pela enzima ausente). Esse acúmulo, nas células do tecido nervoso, resulta em descoordenação da marcha e alterações comportamentais (agressividade) e leva à morte, por volta do segundo ano de vida. Nos pastos da Austrália e dos EUA, existe uma leguminosa (astrágalo), da subfamília Papilionácea, dos gêneros Swainsona (Austrália) e Astralagus e Oxytropis (EUA), cujas sementes contêm um inibidor da enzima α-manosidose. Assim, quando o animal ingere essas sementes, ele desenvolve a sintomatologia idêntica à da doença genética.

Expressividade e penetrância

Um gene cuja expressão apresenta variações em diferentes indivíduos tem *expressividade variável*. Por exemplo, a exostose múltipla, em equinos, tem herança autossômica dominante, mas a gravidade do problema difere entre os indivíduos afetados, ou seja, o mesmo gene pode determinar tumores ósseos deformantes, que frequentemente causam problemas (por compressão de nervos, vasos ou órgãos adjacentes ou, então, interferência na mobilidade de articulações) ou, então, pequenas e poucas exostoses, detectáveis apenas por radiografias.

Um gene que se expressa em um indivíduo pode não ter efeito em outro. Nesse caso, o gene tem *penetrância incompleta*. Por exemplo, de cada 100 indivíduos que possuem o gene para polidactilia, autossômico dominante, só 60 têm o problema. Logo, a penetrância desse gene é de 60%.

Observação: Existem genes, como o da polidactilia, que apresentam penetrância incompleta e também expressividade variável, mas isso não é obrigatório. Existem outros genes que têm penetrância incompleta, mas sua expressividade não é variável, e outros, ainda, cuja expressividade é variável, mas a penetrância é completa. Sem esquecer que a maioria dos genes tem mesmo é penetrância completa e expressividade não variável.

978-85-4120-004-2

Genes modificadores

Existem genes cuja função é alterar a expressão de outros, não alelos. Por exemplo, em gado "Holstein", a pelagem "pintada" é condicionada por um par de genes. Mas a quantidade de pintas de cor é determinada por genes modificadores.

Pleiotropia

Ocorre quando um único gene produz diferentes manifestações fenotípicas: por exemplo, o gene M, que causa o fenótipo Merle, em cães (áreas cinza-azuladas na pelagem; olhos azuis, um ou ambos (heterocromia de íris); pelos brancos; surdez; cegueira e esterilidade).

978-85-4120-004-2

Genes influenciados pelo sexo

O gene Ho^P (autossômico), em ovinos, determina a ausência de chifres. Esse gene funciona como recessivo nos carneiros e como dominante nas ovelhas.

Genes limitados ao sexo

O gene h (autossômico), nas galinhas, determina a plumagem de galo, mas só se expressa nos machos.

Manifestação tardia

Existem genes cuja manifestação é tardia, isto é, seu efeito fenotípico não está presente ao nascimento. Por exemplo, o gene G, dos equinos, produz um embranquecimento precoce da pelagem, tornando o cavalo *Tordilho* (se for preto) ou *Rosilho* (se for vermelho).

Heterogeneidade genética

Ocorre quando uma mesma característica fenotípica pode ser causada por genes diferentes, não alelos. Por exemplo, a surdez pode decorrer de alterações no nervo auditivo causadas por um gene recessivo a, mas também de alterações na cóclea, causadas por um outro gene recessivo, b. Desse modo, dois indivíduos surdos podem ter descendentes normais: se um deles for surdo – $aaBB$ – e o outro, também surdo, porém $AAbb$.

Em ovelhas e bovinos, foi descrita uma doença genética (dermatosparaxia), herdada como autossômica recessiva, na qual os animais afetados nascem com a pele bastante elástica e frágil. O mais leve arranhão, o que em animais normais não teria maiores consequências, resulta em lacerações graves. Em ovelhas e bovinos, a causa dessa doença é o acúmulo de um pré-colágeno anormal, por conta de uma deficiência da enzima pré-colágeno peptidase. Nos animais com essa doença, as fibrilas cilíndricas normais do colágeno (Figura 2.1) não se formam, mas, no lugar delas, o pré-colágeno anormal, em fitas achatadas e torcidas.

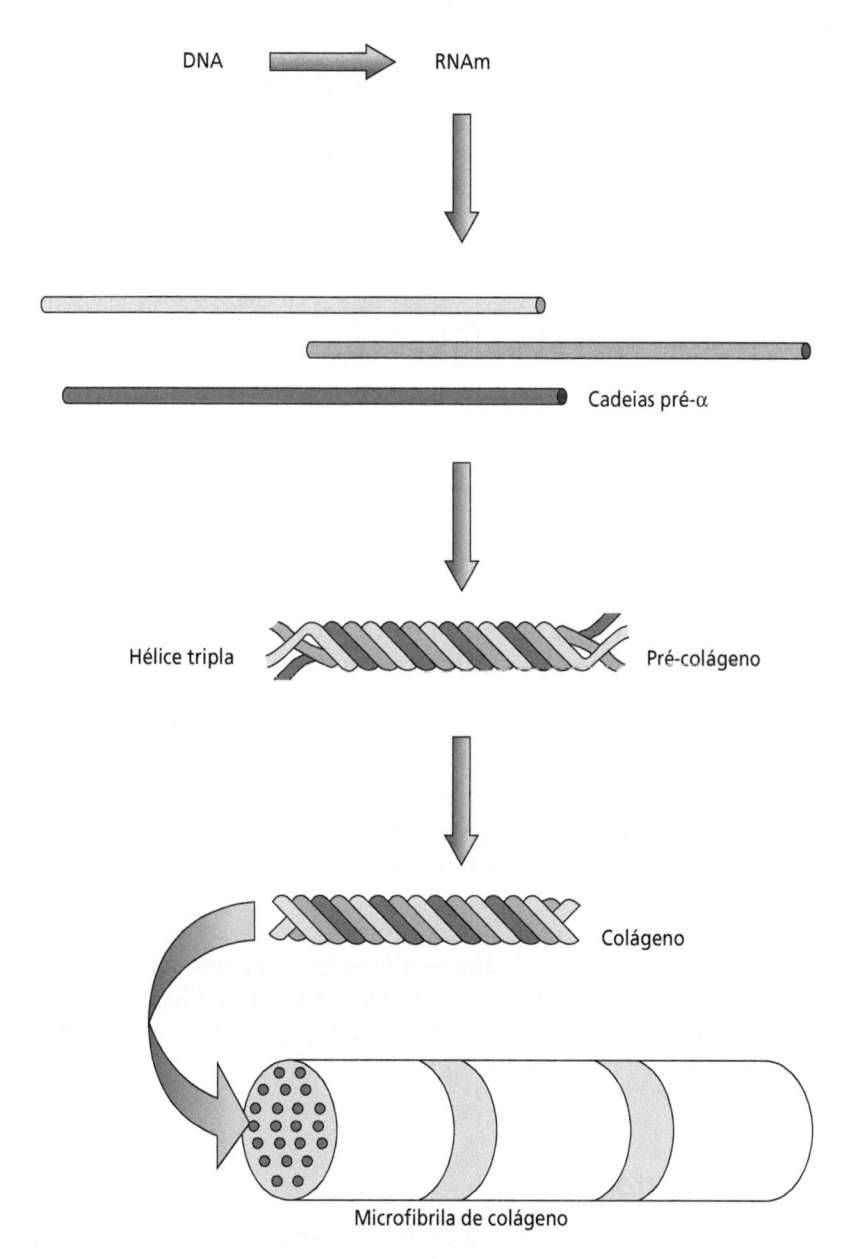

Figura 2.1 – Formação das fibras de pré-colágeno e colágeno.

978-85-4120-004-2

Uma doença com os mesmos sinais clínicos da dermatosparaxia, mas com sinais histopatológicos diferentes, foi descrita em martas e cães e em gatos. Nessas três espécies, a doença é chamada de "astenia cutânea" e parece ser herdada como autossômica dominante.

Em ovelhas, bois, martas, cães e gatos, os sinais clínicos são semelhantes: somente quando se examinam também as características bioquímicas e histopatológicas que se reconhecem, pelo menos, duas doenças diferentes. A primeira doença (autossômica recessiva, em ovelhas e bovinos) diz respeito à deficiência de uma enzima envolvida no processamento do pré-colágeno, o que origina os arranjos característicos de pré-colágeno anormal. A segunda doença (autossômica dominante, em martas, cães e gatos) é caracterizada por colágeno anormal, com defeitos de acondicionamento de fibras e fibrilas e, aparentemente, sem nenhum defeito enzimático. O loco gênico para a primeira doença é o do gene estrutural, que produz uma enzima envolvida no processamento do pré-colágeno, ao passo que o loco para a segunda doença é, provavelmente, o do gene estrutural do próprio colágeno. Esse é um exemplo de heterogeneidade genética entre espécies. Apesar de essa heterogeneidade poder causar confusão, uma fonte de confusões ainda maiores é a heterogeneidade genética intraespecífica. Por exemplo, ambas as formas de alteração do tecido conjuntivo comentadas anteriormente ocorrem na espécie humana.

Alelos múltiplos

São variantes alternativas de um mesmo loco. Obedecem às mesmas regras de transmissão que os alelos que só têm duas alternativas. Por exemplo:

- *Cor da pelagem de coelhos*: é determinada por quatro alelos, que aparecem dois a dois em cada animal:
  - Aguti (cinza-escuro, com amarelo) = gene C.
  - Chinchila (cinza-claro) = gene C^{ch}.
  - Himalaia (branco e preto) = gene C^h.
  - Albino = gene c.
- *Grupos sanguíneos (ver Capítulo 11)*: em bovinos, são conhecidos pelo menos 11 sistemas de grupos sanguíneos diferentes, cada um deles determinado por vários alelos. Por exemplo, o sistema A já tem identificados 11 alelos diferentes; o B, mais de 600 e o C, mais de 60 (ver Tabela 11.1, no Cap. 11).

Interação

Genes versus ambiente

O indivíduo herda um *genótipo*. Seu *fenótipo* é, sempre, resultante da interação do genótipo com o ambiente. Alguns genes são pouco influenciados pelo ambiente, como os responsáveis pelos grupos sanguíneos. Outros, pelo contrário, são muito influenciados pelo ambiente: os coelhos Himalaia (C^hC^h) são brancos com extremidades (orelhas, patas, focinho e cauda) pretas. A enzima que produz o pigmento preto inativa-se na temperatura normal do corpo, só funcionando nas partes mais frias.

Genes versus genes

- Um gene impede o efeito do outro, não alelo: *epistasia*.

Por exemplo, existe *epistasia recessiva* na determinação da cor da pelagem de camundongos:

$C\_$ = *cor na pelagem*
cc = *albinos*
$B\_$ = *preto*
bb = *marrom*

Nesses casos, as proporções fenotípicas esperadas para a descendência de dois animais heterozigotos serão:

$C\_$	$C\_$	*cc*	*cc*
$B\_$	*bb*	$B\_$	*bb*
Preto	Marrom	Albino	
9:	3:	4	

Se a epistasia for dominante, a proporção fenotípica esperada para os descendentes de dois heterozigotos será:

$A\_$	$A\_$	*aa*	*aa*
$B\_$	*bb*	$B\_$	*bb*
12 :		3 :	1

- Dois ou mais locos contribuem para o mesmo fenótipo:

Por exemplo: as linhagens domésticas de galinhas apresentam três tipos de crista:

- *Wyandottes* = crista rosa.
- *Brahmas* = crista ervilha.
- *Leghorn* = crista simples.

Se for realizado um cruzamento entre galinhas Wyandottes (crista rosa) e Brahmas (ervilha), a F_1 apresentará um quarto tipo de crista, a *noz*. Esses indivíduos da F_1, cruzados entre si, originarão uma F_2, que apresentará os quatro tipos de cristas, na proporção 9 noz: 3 rosa: 3 ervilha: 1 simples, o que leva à conclusão de que a crista noz resulta da interação entre os dois genes dominantes *R* e *P*:

$$
\begin{array}{ccccc}
F_2: & R\_ & R\_ & rr & rr \\
 & P\_ & pp & P\_ & pp \\
 & \text{noz} & \text{rosa} & \text{ervilha} & \text{simples} \\
 & 9 & : \quad 3 & : \quad 3 & : \quad 1
\end{array}
$$

Leitura complementar

O fenótipo "Manx" em gatos domésticos[1]

O alelo mutante, conhecido como Manx (*M*), do gato doméstico é objeto de várias pesquisas. Essa atenção toda que ele recebe pode ser explicada porque o alelo induz a ausência de cauda, que é a marca registrada da raça Manx. Entretanto, a ausência de cauda é apenas um dos aspectos de uma síndrome com várias anomalias caudais, que estimularam o interesse no estudo desses animais.

O alelo é herdado como dominante, e a condição Manx é a expressão da heterozigose (*Mm*) do gene, uma vez que, em homozigose (*MM*), o gene é letal (os animais morrem antes do nascimento). A letalidade do gene foi inicialmente descoberta estatisticamente pelo estudo dos heredogramas. Recentemente, fetos foram detectados e estudados, com 5 semanas de gestação, anormalmente pequenos e com malformações do sistema nervoso central.

Robinson[1] classificou os filhotes de Manx pelo grau de deformidade da cauda – (1) *rumpy* (*R*): a anca (garupa) é arredondada e nenhuma vértebra caudal pode ser sentida; (2) *rumpy riser* (*RR*): algumas vértebras fundidas, sem movimento, podem ser sentidas; (3) *stumpy* (*S*): as poucas vértebras presentes têm a aparência de um toco, ou coto; e (4) *longie* (*L*): um número maior de vértebras resulta em uma cauda curta e deformada. Podem ocorrer graus intermediários, mas a maioria dos gatos pode ser classificada em uma dessas categorias. Após estudar 754 animais, Robinson[1] observou que muitos apresentavam vários defeitos, além da ausência de cauda (Tabela 2.1).

Presença e ausência de chifres[2]

Os ovinos mochos, ou seja, sem chifres, apareceram na Inglaterra durante a Idade Média. Atualmente, muitas raças são mochas, mas outras têm chifres, como a raça Merino, originária da Espanha. Os carneiros dessa raça normalmente têm chifres curvos, grandes. Após cruzamentos entre Merinos com chifre e mochos, os fenótipos resultantes variam desde chifres totalmente desenvolvidos, grandes, curvos e firmemente presos ao osso frontal até animais mochos, que

Tabela 2.1 – Defeitos observados em gatos Manx, além da ausência de cauda[1]

	Gatil inglês				Levantamento/EUA			
	R	RR	S	L	R	RR	S	L
Espinha bífida	1				10	1		
Membros traseiros: rígidos					2			
deformados	3				9			
sem controle	1				4			
Pélvis torcida					2			
Costelas deformadas		1			3			
Cabeça deformada					5			
Palato fendido	6							1
Ânus: imperfurado	3				5	2		
microperfurado	4	1			4	1		
macroperfurado					1			
em prolapso	1				3			
deformado					1			
Constipação					5	1		
Diarreia	5		1		13			
Incontinência urinária	7	1						
Eventração					4			
Hérnia umbilical	3				1			

L = *longie*; R = *rumpy*; RR = *rumpy riser*; S = *stumpy*.

978-85-4120-004-2

apresentam depressões côncavas no osso. Os ovinos com fenótipo intermediário têm tocos córneos curtos, que podem ou não estar presos ao osso frontal. A presença de chifres é controlada por um único loco autossômico (Ho, de *horns*), com três alelos, que são: Ho^P, Ho^+ e Ho^{h1}. A ausência de chifres é produzida pelo alelo Ho^P, que é incompletamente dominante sobre os outros dois alelos nos carneiros e quase completamente dominante nas ovelhas. Dos outros dois alelos, Ho^+ produz chifres em ambos os sexos e Ho^{h1}, chifres limitados ao sexo. A presença de chifres em carneiros pode ser modificada por outro loco autossômico chamado "scurs" – os alelos desse loco interagem com os do loco Ho, e o resultado é o crescimento de tocos córneos, ou de chifres aberrantes, nos carneiros. O loco Ho foi localizado no cromossomo nº 10.

Um outro loco também produz chifres em ovinos. Ao contrário do loco Ho, o loco HH1 (*halo hair*) tem efeito marcante nas características da lã. Os ovinos que têm o alelo $HH1^N$ apresentam "penugem" abundante nas costas dos jovens cabritos. A lã do adulto é altamente medulosa, semelhante a pelos, e é usada como lã para tapetes. Cruzamentos experimentais não conseguiram separar a presença de chifres dos efeitos na lã, por isso os dois efeitos são considerados pleiotrópicos.

No gado bovino, a presença ou a ausência de chifres é controlada por um loco autossômico ("mocho") com dois alelos. Nas raças de *Bos indicus*, parece existir um segundo loco ("chifre africano") que seria epistático sobre o loco "mocho" e que também teria dois alelos. A expressão do loco "chifre africano" é limitada ao sexo. Um loco "scurred" também existe nos bovinos e afeta a expressão tanto do loco "mocho" como do "chifre africano" e tem expressão diferente nos dois sexos. O loco "mocho" de *Bos taurus* foi localizado no cromossomo nº 1.

Solução do problema proposto no início do capítulo

Porque o gene "pulou" gerações.

Exercícios

1. Em camundongos, o genótipo *yy* é responsável por pelagem aguti, o *Yy*, por pelagem amarela e o *YY*, letal (os óvulos são fecundados e não se desenvolvem). Que descendência se espera do cruzamento entre um camundongo amarelo e um aguti? E entre dois amarelos? Em qual dos dois tipos de cruzamento se espera a maior ninhada? Por quê?

2. A intensidade da pigmentação da pelagem de camundongos decorre de três alelos: D = cor normal; d = cor diluída; d^l = letal, em homozigose. A sequência de dominância é: $D > d > d^l$. Um camundongo de cor normal, heterozigoto para o gene letal, é cruzado com outro de cor diluída, também heterozigoto para o alelo letal. Os descendentes obtidos são retrocruzados com o progenitor de cor diluída. Qual é a proporção fenotípica da progênie viável de retrocruzamento?

3. Um pecuarista e um geneticista viram pela janela da sala da fazenda uma vaca da raça Ayrshire de cor mogno, com um bezerro recém-nascido, de cor vermelha. O pecuarista quis saber o sexo do bezerro, e o geneticista falou que era fácil, só pela cor do animal. Explicou que, nessa raça, o genótipo *AA* é cor mogno e o genótipo *aa*, cor vermelha, mas que o genótipo *Aa* é cor mogno nos machos e vermelha nas fêmeas. Qual era, então, o sexo do bezerro?

4. Qual é a diferença entre *fenocopia* e *heterogeneidade genética*?

5. Em um ambiente controlado, foram realizados cruzamentos entre vários casais de ratos homozigotos para um gene autossômico dominante *A* (que causa anomalias oculares). Os animais dessa geração parental, escolhidos

pelos pesquisadores, eram todos afetados. A observação dos descendentes da F_1, resultantes desses cruzamentos, mostrou que 1.600 animais apresentavam defeitos oculares, mas 400 eram normais.

a) Sabendo que a probabilidade de cada mutação nova para esse gene é de $\cong 1 \times 10^{-6}$, qual explicação você acha mais provável para o nascimento dos animais normais: a ocorrência de mutações ou a penetrância de o gene A não ser completa?

b) Se você acha mais provável que o gene tenha penetrância incompleta, qual seria a penetrância do gene A nessa população do experimento?

6. Qual é a diferença entre genes com expressividade variável e genes com penetrância incompleta?

REFERÊNCIAS

1. ROBINSON, R. Expressivity of the Manx gene in cats. **J. Hered.**, v. 84, p. 170-172, 1993.
2. MONTGOMERY, G. W.; HENRY, H. M.; DODDS, K. G. et al. Mapping the horns (Ho) locus in sheep: a further locus controlling horn development in domestic animals. **J. Hered.**, v. 87, p. 358-363, 1996.

Interação Gênica: Herança das Cores de Pelagem em Cães, Gatos, Cavalos e Bovinos*

Introdução

Ao terminar de estudar os conceitos discutidos neste capítulo, você deverá estar apto a resolver problemas, por exemplo, do tipo que se segue:

Um criador tentou negociar uma égua Tordilha, que, segundo ele, era filha de um valioso casal de baios. O veterinário do comprador desaconselhou o negócio, com base na determinação genética das cores da pelagem. Você acha que ele teve razão?

A maioria dos mamíferos tem o corpo coberto por pelos. Existem algumas exceções: os pangolins (ordem Pholidota), que apresentam uma cobertura de placas córnicas superpostas (histologicamente semelhantes às unhas humanas); os tatus, que têm, além dos pelos, uma capa protetora de escudos córnicos; as formas aquáticas (baleias, golfinhos e hipopótamos), que têm muito pouco pelo ou nenhum; e aqueles em que os pelos são espinhos, como porco-espinho e ouriço.

Os pelos são derivados da epiderme (do mesmo modo que as penas e as escamas) e devem ter evoluído das escamas dos répteis, uma vez que são formados pela mesma substância córnea: a queratina.

A pelagem é constituída por duas camadas – o subpelo e o sobrepelo –, cada uma delas com um tipo de pelo diferente e com funções diferentes. O subpelo é formado por pelos numerosos e finos, a penugem, mais curtos que os do sobrepelo. Na espécie humana, o que sobrou do subpelo é a fina penugem que recobre o corpo, e mesmo os sobrepelos têm distribuição restrita. Uma das funções do subpelo é, sem dúvida, ajudar o mamífero a manter sua temperatura

---

* Com a colaboração de Karen P. Tunin.

interna – a evolução da pecilotermia dos répteis para a homotermia dos mamíferos deve ter sido possível após a aquisição de pelos. Essa função termorregulatória dos pelos é decorrente do fato de eles forçarem uma camada de ar a ficar parada próximo à pele, minimizando a perda de calor por convexão. Tanto o sub como o sobrepelo têm também uma função protetora contra ferimentos na pele. O sobrepelo pode ter função tátil, especialmente as vibrissas, bem como também ajuda a proteger o subpelo contra a água, o que é bem evidente na lontra, por exemplo, cujos pelos longos e oleosos não permitem que o subpelo se molhe.

Do ponto de vista da cor, a função mais importante dos pelos tem que ver com o relacionamento de um mamífero com outros animais, tanto da sua própria espécie como de outras. As cores e a sua distribuição dependem da natureza e da distribuição do pigmento. Isso é o que o outro animal enxergará. Assim como a audição e o olfato, a visão é da maior importância na comunicação entre o animal e os seus vizinhos. Se um mamífero não consegue comunicar informações como preferências para cruzamento, ameaças e avisos, ele não estará representado na próxima geração de sua espécie.

A gama de cores dos mamíferos não é muito grande. Ela vai do branco, via cinza, até o preto e do preto, via marrom, até amarelo e avermelhado. O vermelho e o azul (como no mandril) ocorrem como cor de pele, e as preguiças parecem verdes por causa da presença de algas verdes, microscópicas, em seus pelos. Como a maioria dos mamíferos, apresenta visão monocromática; os tons e a sua distribuição são mais importantes que as cores.

A cor preta é o resultado da não reflexão, nos olhos, da luz que incide no objeto; a cor branca, da reflexão de todos os comprimentos de onda possíveis. Partículas muito pequenas podem causar a dispersão dos vários componentes da luz branca ("dispersão de Tyndall"); os componentes de ondas mais curtas dispersam-se muito mais que os de ondas longas. Como resultado, a luz dispersa vem principalmente da extremidade violeta e azul do espectro (motivo pelo qual o céu é azul). Na verdade, as cores azuis são frequentemente devidas a esse fenômeno. O azul dos olhos de alguns humanos, felinos, caninos e equinos, por exemplo, decorre da presença de minúsculas partículas proteicas na íris, que levam à "dispersão de Tyndall". A intensidade do azul varia conforme a concentração de pigmento preto na úvea.

Além do caroteno na gordura de alguns animais e no corpo lúteo, os outros pigmentos presentes nos mamíferos são a hemoglobina e a melanina. A hemoglobina, em geral, não é responsável pela coloração superficial, a não ser quando a pele é muito clara, transparente e, por isso, reflete a cor das hemácias que circulam nos capilares superficiais. A melanina é a responsável pela produção das cores de pelagem dos mamíferos. Ela também está presente em outros seres vivos, como cogumelos, o fungo Neurospora, platelmintos, muitos insetos e praticamente todos os vertebrados.

Apesar da grande variabilidade dos padrões de pelagem observados em cães, gatos, cavalos e bovinos, eles são todos consequência da presença do pigmento *melanina*. Esse pigmento pode ser de dois tipos: *eumelanina* (preto e castanho) e *feomelanina* (amarelo; bronze/tan; vermelho). Os pigmentos são produzidos em células especiais, os *melanócitos*, e se depositam na forma de grânulos, os *melanossomos*, nos pelos e na epiderme. Os pigmentos são produzidos a partir da *tirosina*, com a ajuda da tirosinase (Figura 3.1).

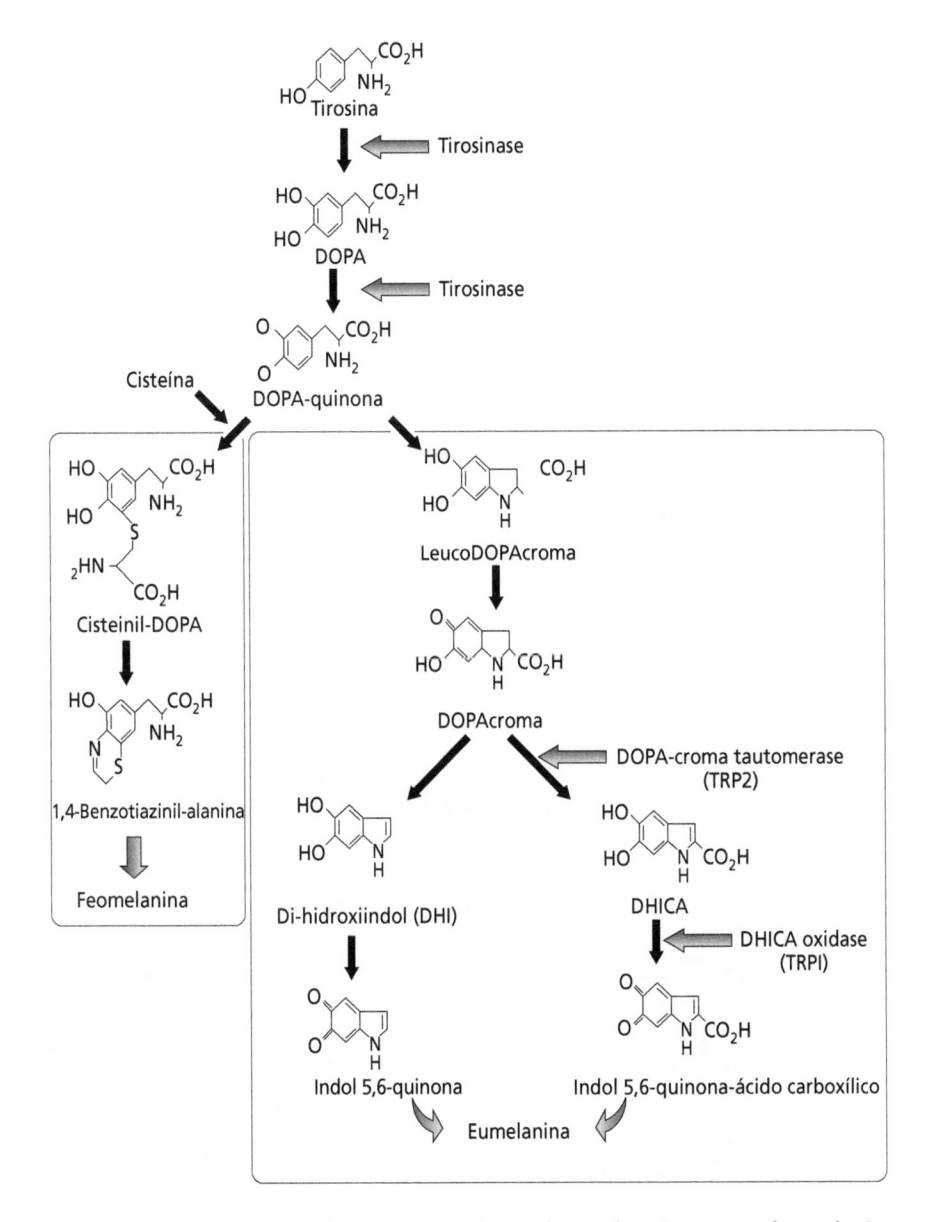

Figura 3.1 – Esquema das vias biossintéticas da produção dos pigmentos *feomelanina* e *eumelanina*, a partir da *tirosina*.

978-85-4120-004-2

A tirosina é hidroxilada para DOPA. Quando esta se forma, ela pode se auto-oxidar para DOPA-quinona, e essa reação também é catalisada pela tirosinase. A DOPA-quinona é então, em uma série de reações subsequentes, convertida em uma indol-quinona e incorporada em um biopolímero de alto peso molecular, a eumelanina. Essa é a via padrão, que ocorre na ausência de outros fatores, como outras enzimas, cátions metálicos, inibidores, pH e hormônios, que podem desviar para o caminho que resulta na síntese de feomelanina. Por exemplo, na superfície dos melanócitos, existe um "MC1R". Quando o hormônio melanocortina 1 se liga a seu receptor, a produção de tirosinase aumenta. Níveis altos de tirosinase resultam na produção de eumelanina, já níveis baixos, na produção de feomelanina. Assim, as células que produzem feomelanina são aquelas que têm o receptor (MC1R), ou o hormônio melanocortina 1, com defeito (Figura 3.2).

A tirosinase é sintetizada nos ribossomos e transportada, via retículo endoplasmático, para o complexo de Golgi, de onde se originam vesículas que contêm a enzima. Essas vesículas são chamadas de *pré-melanossomos*. No interior desses pré-melanossomos, a tirosinase produz a melanina a partir da tirosina. Quando a vesícula está completamente cheia de melanina, ela passa a ser chamada de *melanossomo*. Os *feomelanossomos* são esféricos, não têm estrutura interna e contêm material relativamente solúvel e rico em cisteína. Já os *eumelanossomos* são elípticos e contêm uma matriz altamente organizada, com material insolúvel e pobre em cisteína.

Os melanócitos são, pelo menos na fase embrionária, células migratórias. Os melanócitos que irão pigmentar a coroide, a pele e os pelos são derivados da

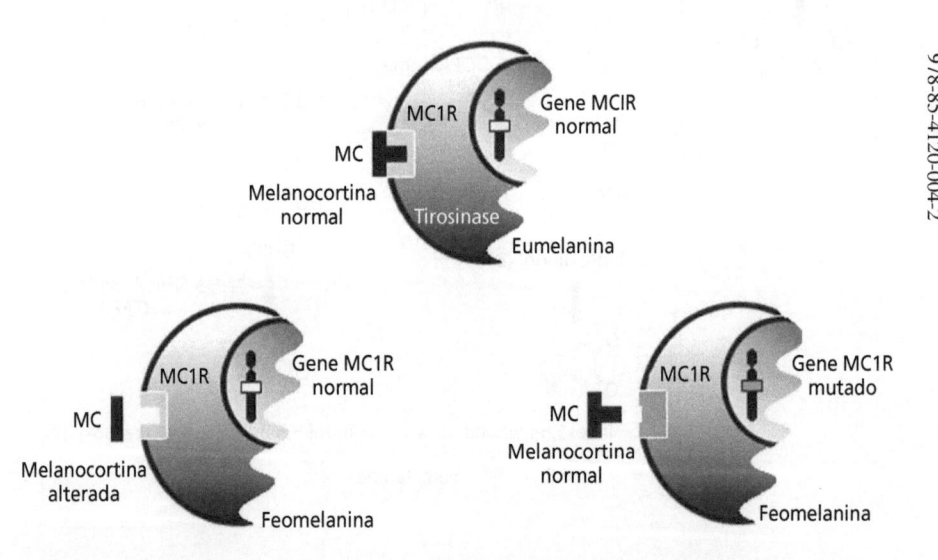

978-85-4120-004-2

Figura 3.2 – Mutações no gene dos melanócitos que produz o MC1R, ou alterações no próprio hormônio melanocortina 1, resultam na produção de *feomelanina*.

crista neural e devem migrar pelo organismo para prover os padrões normais de pigmentação. Os melanócitos da retina se originam da taça óptica. Assim, existem vários pontos em que o desenvolvimento normal, a migração e a diferenciação dos melanócitos podem ser alterados ou interrompidos. Ou seja, existem vários genes envolvidos no processo de pigmentação dos mamíferos.

As manchas brancas na pelagem resultam de mutação em um dos vários genes que regulam o crescimento e a proliferação normal dos melanócitos. O alelo normal, sem mutação, codifica uma proteína que se prolonga através da membrana celular e que transmite mensagens do exterior para o interior da célula. O domínio transmembrana dessa proteína é um receptor para um fator de crescimento. Quando um fator de crescimento se liga ao receptor, no exterior da célula, tem início uma cascata de fosforilações, que resultam na ativação de fatores de transcrição que, por sua vez, ativam genes. O resultado é a multiplicação, no embrião em desenvolvimento, das células primordiais, incluindo células precursoras dos melanócitos, os melanoblastos. Durante o desenvolvimento do embrião, os melanoblastos migram da crista neural para as regiões laterais do corpo (Figura 3.3). Em circunstâncias normais, eles se encontram no centro do abdome. As células, então, proliferam em todas as direções até encontrarem outras células. Desse modo, todas as áreas disponíveis são preenchidas, o que resulta em uma massa sólida de melanócitos sobre todo o corpo. O(s) alelo(s) mutante(s) produz(em) a proteína com defeito, ou seja, cujo domínio transmembrana não transmite as mensagens

978-85-4120-004-2

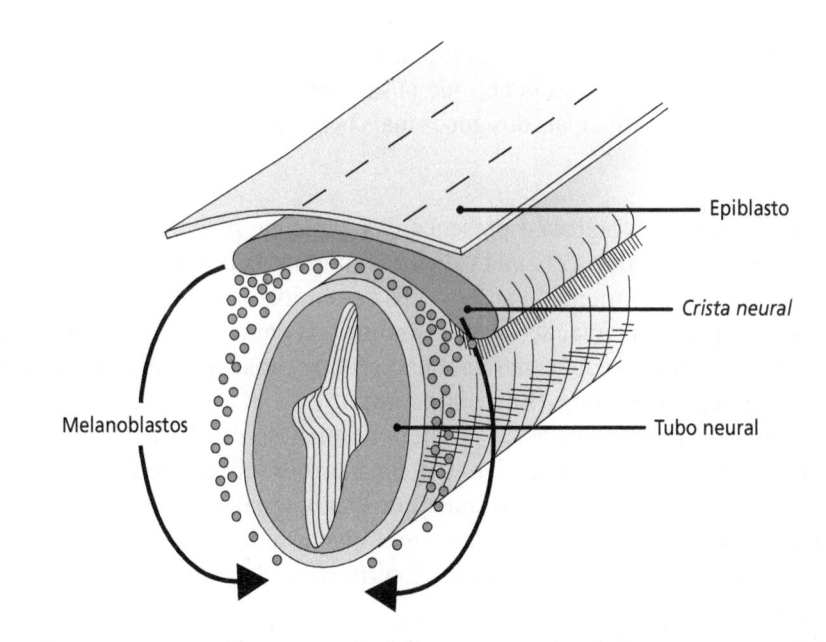

Epiblasto

Crista neural

Tubo neural

Melanoblastos

Figura 3.3 – Os melanócitos que pigmentarão a coroide, a pele e os pelos são derivados da crista neural e migram pelo organismo para prover os padrões normais de pigmentação.

de maneira correta, sendo o resultado menos melanoblastos e/ou melanoblastos com menos mobilidade. Como consequência, a migração dos melanoblastos para antes da linha ventral. Isso significa que, da linha ventral para cima, não existirão melanócitos e o animal apresentará manchas brancas. Essa mutação é dominante e epistática sobre todos os locos que regulam a coloração de pelagem, uma vez que resulta na ausência de melanócitos.

Mutações no gene que codifica o fator de crescimento que se liga nos receptores também resultam em manchas brancas.

Um aspecto interessante do gene dominante para branco é que, se ele for ativado na época errada, o resultado pode ser a proliferação descontrolada de células primordiais ou, em outras palavras, câncer. O gene branco dominante é, na verdade, um proto-oncogene que, em algum momento, foi incorporado, por transdução, no genoma de um retrovírus. Quando esse retrovírus infecta animais que têm o gene dominante para branco, ele ativa sua própria cópia do gene (que é, então, um oncogene), causando um tumor maligno.

Genes que atuam na determinação das cores de pelagem dos mamíferos

Ao estudar esses genes, você certamente vai se lembrar de alguma característica da pelagem desses animais e não vai encontrá-la mencionada aqui. Algumas dessas características ainda não têm seu modo de herança bem-definido ou, então, resultam da ação de genes modificadores, o que dificulta o seu estudo. Serão mencionados apenas os genes que já são bem conhecidos.

As características principais dos genes mais bem estudados e que são comuns a todos os mamíferos são:

- *Loco "albino"*: controla a presença das cores em pelos, olhos e pele. O alelo normal produz a enzima tirosinase, portanto permite coloração. Um dos mutantes permite coloração só nas extremidades (padrão Himalaia ou siamês), pois a enzima, defeituosa, só funciona em temperatura mais baixa que a do corpo e o outro mutante não produz tirosinase, resultando, portanto, em animal albino (sem pigmento).
- *Loco "marrom"*: a presença do alelo dominante resulta na cor preta; a homozigose do alelo recessivo, em cor marrom (chocolate). Nesse caso, não é só a cor dos melanossomos que está alterada, mas também a sua forma – os pretos são ovoides e os marrons, esféricos. Os melanossomos marrons apresentam uma estrutura interna desordenada, com os grânulos de melanina alterados.
- *Loco de distribuição da feomelanina, ou loco "agouti"*: esse nome se refere a um roedor da América do Sul, o agouti. Os alelos desse loco podem

determinar o não aparecimento da feomelanina; o aparecimento da feomelanina em uma faixa, em cada pelo (o resto do pelo apresenta eumelanina), ou então a extensão da feomelanina por todo o pelo (excluindo assim a eumelanina). Também podem determinar as distribuições dorsal e ventral dos pigmentos – preto/marrom (eumelanina) na região dorsal e feomelanina na região ventral do animal.

* *Loco de extensão da eumelanina*: os vários alelos estendem ou diminuem as áreas de eumelanina na pelagem (fenótipos "máscara preta", "tigrado" ou "*Tabby*", por exemplo). O alelo *E* produz o MC1R. O alelo *E^m* é responsável pelo fenótipo "máscara de eumelanina". O alelo *e* apresenta uma mutação que impede a produção de eumelanina.
* *Loco(s) de diluição*: aqui os alelos afetam a intensidade da cor dos pelos, pele e olhos; os grãos de pigmento reúnem-se em grupos irregulares, o que resulta em diminuição da absorção da luz, ou seja, o preto parece cinza/azulado e o marrom, bege.

Em cães

Todos os cães têm todos esses locos, que serão mencionados. Mas o homem selecionou, por meio de cruzamentos, as cores e as características que lhes interessavam mais. Desse modo, às vezes uma determinada coloração de pelagem é tão característica de uma determinada raça que parece ser exclusiva dela, como as "marcas *tan*" dos Dobermans, Pastores Alemães e Dachshunds, ou a coloração cinza-azulada dos Weimaraners. Mas a observação atenta dos cães SRD nos mostra que a combinação ao acaso das características de cor de pelagem é uma evidência de que todos os cães têm todos esses locos. Mais detalhes sobre as características de cor de pelagem nas diferentes raças de cães podem ser encontrados em *The Inheritance of Coat Color in Dogs*, Howell Book House[1], e em Schmutz e Berryere[2].

* *Loco C*: responsável pela produção de tirosinase.
  Alelos: $C > C^{ch} > c$
  Genótipos:
  – *C _* = há produção de tirosinase, logo o animal é pigmentado.
  – *C^{ch}_* = "chinchila". A produção de tirosinase é deficiente, logo a melanina é produzida em pouca quantidade, resultando em efeito de diluição leve da pigmentação.
  – *cc* = animal albino.
* *Loco B – gene TYRP1*: responsável pela concentração de eumelanina:
  – O gene TYRP1 foi mapeado no cromossomo nº 11. Além do gene *B*, que resulta na cor preta, foram detectados mais três alelos diferentes. A combinação de quaisquer dois deles resulta em pelagem marrom/

chocolate: b^s contém um códon de terminação prematura no éxon 5 (Q331ter); b^d tem um resíduo de prolina deletado no éxon 5 (345delP) e o terceiro, b^c, resulta da substituição de um par de bases no éxon 2, que causa a substituição de uma serina por uma cisteína.

Alelos: $B > b^s = b^d = b^c$

Genótipos:

- $B\_$ = cor preta.
- $b^s\_$ = cor marrom (fígado ou chocolate).
- $b^d\_$ = cor marrom (fígado ou chocolate).
- $b^c\_$ = cor marrom (fígado ou chocolate).

• *Loco A* – gene ASIP determina a distribuição da eumelanina (preto e marrom) e da feomelanina (amarelado ou bronze/tan):

– O gene ASIP foi mapeado no cromossomo nº 24.

Alelos: $a^y > a^w > a^t > a$

Genótipos:

- $a^y\_$ = o alelo dominante da série apresenta duas alterações de aminoácidos quando comparado com o alelo selvagem e restringe as áreas de eumelanina à íris, aos lábios, ao nariz, às unhas e aos coxins. Assim, nos pelos, manifesta-se a feomelanina: animal amarelo ou avermelhado-claro (marta), como no Cocker Spaniel.

- $a^w\_$ = pelagem aguti (cada fio de pelo apresenta faixas de eumelanina/ feomelanina – com largura variável/eumelanina), tipicamente na região dorsal do torso. A sequência de nucleotídeos desse alelo apresenta homologia completa com a sequência do mesmo gene observado nos lobos. Além dos lobos, essa cor de pelagem também é verificada em raças de cães não muito modificadas, como os Norwegian Elkhounds.

- $a^t\_$ = animal bicolor (eumelanina e feomelanina), isto é, preto-e-tan ou marrom-e-tan. Esse padrão pode variar, com as áreas *tan* bem-restritas (sobrancelhas, patas e cauda) ou bem espalhadas, a ponto de o pigmento escuro existir só no meio das costas (capa-preta), como nos Pastores Alemães, Dobermans, Rottweilers e Dachshunds (Figura 3.4).

- aa = pelagem preta "recessiva", como em Pastor Alemão, Shetland Sheepdog e alguns Schipperke, Groenendael e Puli.

• *Loco E – gene MC1R*: extensão da eumelanina (Figura 3.5):

O gene MC1R foi mapeado no cromossomo nº 05. Uma mutação sem sentido 914C>T resulta em pelagem vermelha/amarela. Essa mutação, que causa a substituição de uma arginina por um códon de terminação prematura (R306ter) e que, por esse motivo, não produz MC1R, impede a produção de eumelanina. O alelo mutado é chamado de *e*, ao passo que o alelo selvagem é chamado de *E*. Um terceiro alelo, E^M, com mutação de substituição de um nucleotídio (799A>G) que resulta em uma valina em vez de uma metionina no aminoácido 264 (M264V) do MC1R, é responsável pelo fenótipo "máscara de eumelanina".

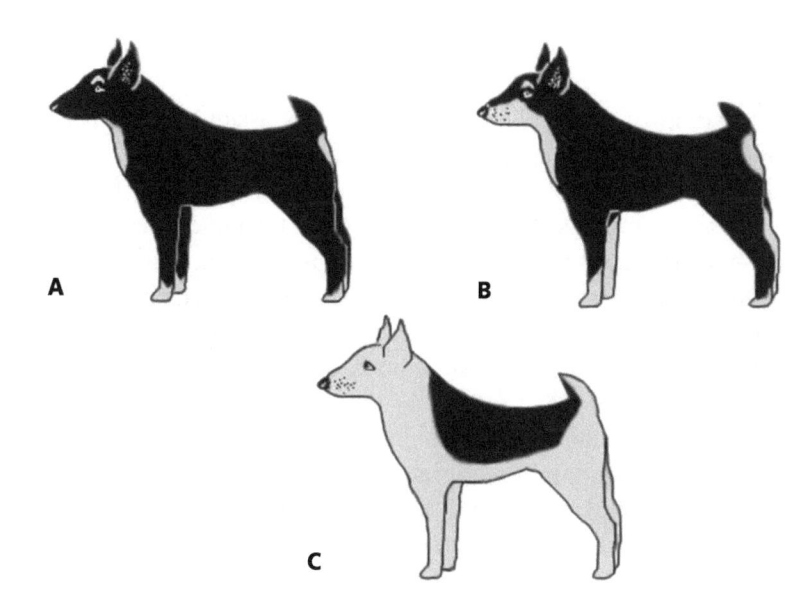

Figura 3.4 – Animais $a^t a^t$ (A a C), preto (ou marrom)-e-tan.

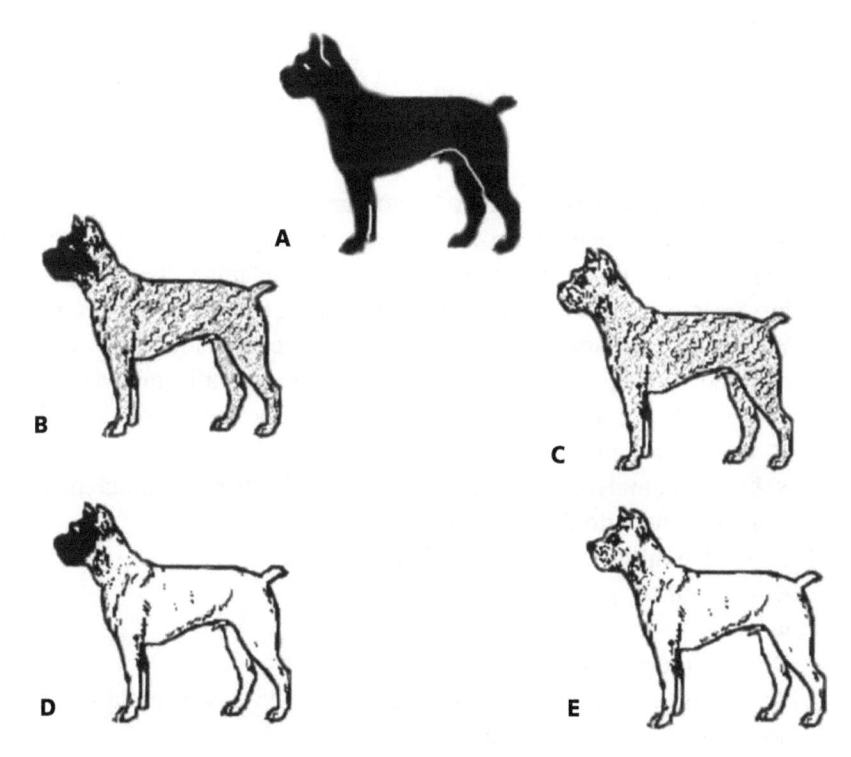

Figura 3.5 – Loco E. (A) Animal E^m ou E. (B) Animal $E^m K^{br} ay\_$. (C) Animal $K^{br} ay\_$. (D) Animal $E^m ay\_$. (E) Animal $E ay\_$.

Alelos: $E \geq E^m > e$
Genótipos:
- $E\_$ = remove a feomelanina do corpo todo, assim a distribuição da eumelanina (preto e marrom) é uniforme.
- $E^m\_$ = máscara preta (remove a feomelanina apenas do focinho e das orelhas), como nos Boxers, Pequineses e Dinamarqueses.
- ee = restringe as áreas de eumelanina à íris, aos lábios, ao nariz, às unhas e aos coxins. Assim, nos pelos, manifesta-se a feomelanina: animais com pelagem clara (do amarelo-dourado ao avermelhado, como no Setter Irlandês, no Golden Retriever e no Poodle Apricot).

A máscara de eumelanina causada por uma cópia do alelo E^m só é visível em cães que são bege/amarelo ou tigrados. Em cães pretos, marrons ou azuis, a máscara não é visível, entretanto, nos azuis que ficam mais claros com a idade (Kerry Blue Terrier), a máscara pode ser observada por algum tempo. Cães que apresentam focinho branco não produzem melanina nessa área do corpo e, por isso, podem não apresentar a máscara, mesmo que tenham o alelo.

- *Loco K – gene* betadefensin 103[3]:
  - O gene K foi mapeado no cromossomo nº 16.
  Alelos: $K^B > K^{br} > K^y$
  Genótipos:
  - $K^B\_$ = cor preta herdada como "dominante".
  - $K^{br}\_$ = na presença de a^y ou a^t, produz cães *tigrados* (*brindle*), isto é, com faixas mais ou menos regulares de eumelanina intercaladas com faixas de coloração bronze/*tan* ou amarelada (feomelanina), como nos Boxers e Dinamarqueses. Em alguns desses cães, as faixas de eumelanina são tão preponderantes que o animal parece praticamente preto (ou marrom). O padrão tigrado pode ser observado no corpo todo dos animais a^y, mas apenas no ventre dos cães $a^t a^t$.
  - $K^y K^y$ = os animais apresentam cor bege/amarela ou, então, preta (marrom) e *tan*, dependendo do genótipo no loco A.
- *Loco D*: determina a intensidade da coloração.
  Alelos: $D > d$
  Genótipos:
  - $D\_$ = coloração uniforme, intensa.
  - dd = coloração "diluída" [azul/cinza ou isabela (marrom-claro)], como nos Weimaraners e Dobermans.
- *Loco I*: diluição apenas da feomelanina em animais *ee*.
  Alelos: $I > i$

Genótipos:
– *I_* = coloração normal.
– *ii* = feomelanina diluída, animais creme-claro até quase branco (com um pouco mais de pigmentação nas orelhas e/ou na linha dorsal).

Todos os cães das raças Shar Pei e Poodle que têm pelagem creme apresentam genótipo *ee*, mas nem todos os cães com esse genótipo são de cor creme – muitos são "vermelhos" ou "apricot". Atualmente, muitos cães das raças Golden Retriever e Labrador Retriever com genótipo *ee* são creme, em vez do tradicional amarelo/dourado observado no passado. Todos os cães das raças Akita, Caucasian Mountain Dog, Pastor Alemão, Schnauzer miniatura e Puli com esse genótipo (*ee*) apresentam a pelagem de cor creme, o que sugere que, nessas raças, o gene que causa a diluição da feomelanina está presente em todos os animais. O gene que dilui a feomelanina em cães deve ser o equivalente ao SLC45A2, que causa as diluições *palomino* e *cremello/perlino* em cavalos e albinismo oculocutâneo tipo 4 em humanos[4].

- *Loco S*: determina a distribuição das áreas brancas, sem pigmento.
  Alelos: $S > S^i > S^p > s^w$
  Genótipos:
  – *S_* = coloração uniforme, sem regiões brancas.
  – *S^i_* = "colar irlandês"; uma ou várias das seguintes áreas são brancas: focinho, patas, ponta da cauda, tórax, ventre e pescoço, como nos Collies e Boxers (Figura 3.6).
  – *S^p_* = animal malhado (manchas) de branco (*piebald spotting*), como nos Beagles (Figura 3.7).
  – *s^w s^w* = animal branco, apresentando, às vezes, uma orelha, uma pata ou uma mancha pigmentada na cauda.
- *Loco T*: determina o aparecimento de pintas com pigmento em áreas de pelagem branca. As pintas não estão presentes ao nascimento e começam

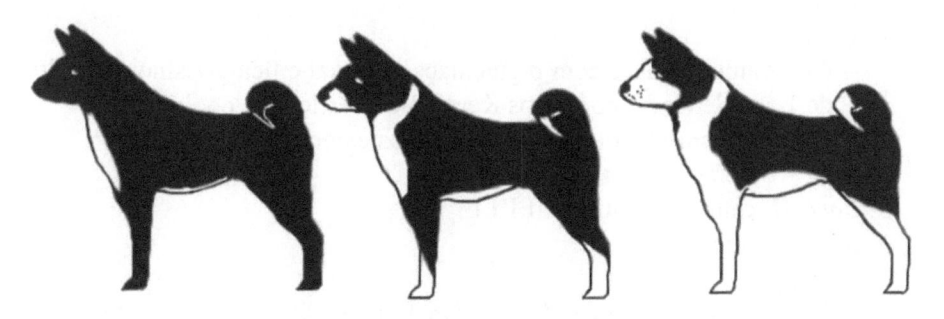

Figura 3.6 – Gene *S^i*. Ação dos modificadores no "colar irlandês".

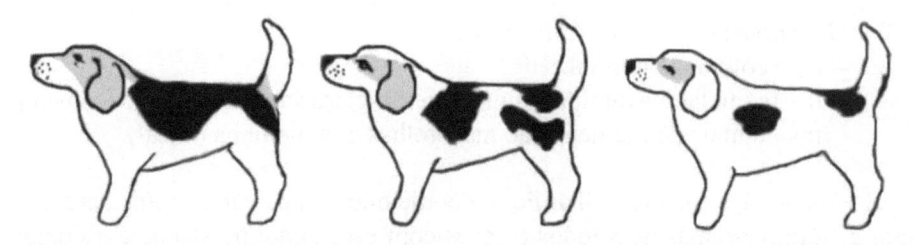

Figura 3.7 – Gene S^p. Ação dos modificadores na distribuição e no tamanho das áreas brancas.

a aparecer por volta da terceira semana de vida. O típico exemplo são os cães da raça Dálmata, que parecem ser $TT\ a^w a^w$.

Alelos: $T > t$

Genótipos:

– $T\_$ = pintas de melanina em pelagem branca, como nos Dálmatas.

– tt = animal sem pintas.

Observação: Pequenos pontos de pelos coloridos sobre "manchas" de pelagem branca, como nos Pointers, Spaniels e Setters, indicam a presença do gene T.

- *Loco R*: pelagem "ruão", ou seja, crescimento, que geralmente é progressivo, de pelos de cor em áreas brancas, como se observam especialmente nos Cocker Spaniels bicolores (ou tricolores). As manchas de cor não apresentam padrão definido, como as do loco T.

  Alelos: $R > r$

  Genótipos:

  – $R\_$ = pelagem "ruão".

  – rr = animal sem pelagem "ruão".

- *Loco G*: embranquecimento precoce da pelagem.

  Alelos: $G \geq g$

  Genótipos:

  – GG = animal nasce com pigmentação normal e fica grisalho por volta de 1 ano de idade, como nos Kerry Blue Terriers e Poodles.

  – Gg = o mesmo fenótipo anterior, menos extensivo.

  – gg = coloração normal.

- *Loco M*: causa o fenótipo MERLE.

  Alelos: $M \geq m$

  Genótipos:

  – MM = animal com áreas de pelagem diluída; olhos azuis; pelos brancos; surdez; cegueira e esterilidade.

- *Mm* = animal merle com áreas de pelagem diluída; olhos azuis – ambos ou apenas um – heterocromia de íris*; pelos brancos, mas sem surdez, cegueira e esterilidade, como nos Collies, Dinamarqueses e Dachshunds. Nos animais B_, as áreas diluídas de pelagem têm cor cinza e nos animais bb, bege-claro. A feomelanina não é afetada pelo gene M.
- *mm* = animais normais.
- *Loco H*: fenótipo *Harlequin*.
  Alelos: $H \geq h$
  Genótipos:
  - *HH* = letal *in utero*.
  - *Hh + MM* = "merle branco" – viabilidade reduzida.
  - *Hh + Mm* = padrão arlequim: no cão Dinamarquês, o padrão consiste em manchas irregulares de pelagem preta, espalhadas em um fundo branco. O padrão arlequim está relacionado ao padrão merle, em que as manchas irregulares de pelagem preta aparecem sobre o fundo diluído ou "azulado". A coloração azulada produzida pelo gene *M* é modificada para branco pela ação do gene H^5.
  - *hh* = não arlequim.

Observação:
- Em qualquer animal $a^y a^y$ ou $a^y a^t$, a cor da pelagem é dada pela feomelanina, e a eumelanina dos genes *B* ou *b* fica restrita à íris, aos lábios, ao nariz, às unhas e aos coxins.
- O gene *e* é epistático em relação aos genes *B* e *b*, como pode ser observado nos animais da raça Labrador Retriever, em que os cães apresentam três cores de pelagem: preto, chocolate e amarelo. A pelagem preta é determinada pelo alelo *B*, dominante, e a chocolate, pelos recessivos *bb*, do mesmo loco. A cor amarela é determinada pelos alelos *ee*, recessivos, pertencentes ao loco *E*. O alelo *e*, em homozigose, é epistático em relação aos alelos do loco *B*. A mesma situação é observada nos animais das raças Irish Setter, Golden Retriever e Poodle, de cor "apricot". O termo "amarelo" é usado para descrever a cor de pelagem dada pelos genes *ee*, apesar de ela variar do branco/creme até o vermelho/cobre, em consequência da atuação de genes modificadores. Os alelos *ee* não restringem totalmente a expressão dos alelos *B* e *b* – estes são responsáveis pela pigmentação da íris, dos lábios, do nariz, das unhas e dos coxins dos animais amarelos. Assim, o animal amarelo *B_ee* tem olhos escuros,

---

* A heterocromia de íris também pode ser herdada como uma característica autossômica dominante simples, isto é, não associada a outras características fenotípicas.

lábios, nariz, unhas e coxins pretos; o animal amarelo *bbee*, olhos claros, lábios, nariz, unhas e coxins marrons.

- A presença ou a ausência de bigodes e sobrancelhas (o que é tipicamente observado em cães de pelo duro), o comprimento da pelagem e a presença ou a ausência de pelo crespo foram estudados em mais de 1.000 cães de 80 raças diferentes[6]. Como resultado, foram identificadas mutações diferentes em três genes: RSPO2, FGF5 e KRT71 (que codificam, respectivamente, *R-spondin-2, fator de crescimento de fibroblastos-5* e *queratina 71*). As várias combinações dessas três mutações explicam os fenótipos em 95% dos cães estudados, que incluíram 108 das cerca de 160 raças reconhecidas pela AKC. As combinações desses genótipos originam pelo menos sete tipos diferentes de pelagem, abrangendo a maioria das variações de pelagem observadas nos cães domésticos modernos (Tabela 3.1). Nenhuma das mutações descritas anteriormente foi observada em três lobos cinzentos e nos cães de pelagem curta estudados. Isso indica que os cães de pelagem curta têm os alelos selvagens ou ancestrais.
- O fenótipo chamado cinzento/grisalho (*grizzle*) nos Salukis e dominó nos Afgan Hounds parece ser característico dessas duas raças de cães. Esse padrão é caracterizado por face clara com "bico de viúva" sobre os olhos. Os pelos corporais na superfície dorsal dos Salukis e dos Afgan Hounds têm porções com feomelanina e porções com eumelanina, apesar de eles terem um genótipo a^t/a^t no loco A. Além disso, todos têm, pelo menos, uma cópia de uma mutação recentemente identificada no loco MCIR, que resulta na substituição de uma Gly por uma Val no aminoácido 78. Esse novo alelo, cujo nome sugerido[7] foi E^G, é dominante sobre os alelos *E* e *e*, mas recessivo em relação ao alelo E^M. Os alelos K^B, do loco K e a^y, do loco A, são epistáticos sobre E^G.

978-85-4120-004-2

A Tabela 3.2 resume a descrição anterior dos locos envolvidos na determinação da coloração da pelagem em cães.

Em gatos

- *Loco B*:
  Alelos: $B > b$
  Genótipos:
  – $B\_$ = preto.
  – bb = marrom.
- *Loco C*:
  Alelos: $C > c^{ch} > c^b \geq c^s > c$
  Genótipos:
  – $C\_$ = preto, ou marrom, uniforme.

Tabela 3.1 – Mutações identificadas nos genes RSPO2, FGF5 e KRT71 (que codificam, respectivamente, *R-spondin-2, fator de crescimento de fibroblastos-5 e queratina 71*). As várias combinações dessas três mutações explicam os fenótipos em 95% dos cães estudados

Fenótipos (pelos)	Genes		
	FGF5	RSPO2	KRT71
Curtos Basset Hound	–	–	–
Duros Australian Terrier	–	+	–
Duros e crespos Airedale Terrier	–	+	+
Longos Golden Retriever	+	–	–
Longos com bigodes e sobrancelhas Bearded Collie	+	+	–
Crespos Irish Water Spaniel	+	–	+
Crespos com bigodes e sobrancelhas Bichon Frisé	+	+	+

(+) = presença da mutação; (–) = gene selvagem/ancestral.

– c^{ch} = chinchila (prateado). Remove a feomelanina da faixa aguti, produzindo o fenótipo *"silver-Tabby"*. Também reduz a intensidade do preto, levando à pelagem cinza com extremidade preta (gato "persa").

– $c^b c^b$ = birmanês escuro. A intensidade do preto ainda mais reduzida, originando um fenótipo amarronzado, com as extremidades mais pigmentadas. Os olhos são geralmente amarelos, mas podem ser azuis.

– $c^b c^s$ = birmanês claro.

– c^s = acromelanismo – "siamês". Os gatos siameses têm fenótipo similar àquele do coelho Himalaia – extremidades escuras, corpo claro e olhos azuis. Os animais $c^s c^s aa$ são os *seal-point*; $c^s c^s aadd$, *blue-points*; $c^s c^s aabb$, *chocolate-point*; e $c^s c^s O\_$, *red-point*.

– cc = animais albinos.

• *Loco A:*

Alelos: $A > a$

Genótipos:

– $A\_$ = aguti (selvagem): pelos escuros (eumelanina), com faixas amarelas (feomelanina). A largura da faixa amarela aguti pode variar, produzindo gatos mais ou menos claros.

– aa = não aguti.

Tabela 3.2 – Resumo da descrição dos locos envolvidos na determinação da coloração da pelagem em cães

Loco (localizado no cromossomo nº)	Alelos	Fenótipo
C (dilui pouco, eumelanina e feomelanina) (?)	C	Coloração normal
	C^{ch}	Chinchila
	c^a	Albino
B (TYRP1) (11)	B	Preto
	b^s	
	b^d	Marrom
	b^c	
A (Agouti/ASIP) (24)	a^y	Bege/amarelo
	a^w	Agouti
	a^t	Preto (ou marrom) e tan
	a	Preto "recessivo"
E (MC1R) (05)	E	Só eumelanina
	E^m	Máscara de eumelanina
	e	Só feomelanina
K (Beta-defensina 103) (16)	K^B	Preto (ou marrom) "dominante"
	K^{br}	Tigrado
	K^y	Permite a expressão de a^y, a^w e a^t
D (Melanofilina) MLPH (dilui só eumelanina) (25)	D	Cor normal
	d	Diluído

Tabela 3.2 – Resumo da descrição dos locos envolvidos na determinação da coloração da pelagem em cães *(continuação)*

Loco (localizado no cromossomo n°)	Alelos	Fenótipo
I (Dilui só feomelanina, em animais ee)	I	Cor normal
(?)	i	Diluído
S (áreas brancas) (20)	S	Sem áreas brancas
	s^i	Colar irlandês
	s^P	Áreas não definidas
	s^w	Branco
T (Pintas de eumelanina)	T	Pintas de eumelanina
(?)	t	Sem pintas
R (Ruão)	R	Ruão
(?)	r	Não ruão
G (Grisalho) (?)	G*	Grisalho precoce
	g	Cor normal
M (Merle)	M*	Merle
(10)	m	Normal
H (Harlequin)	H**	Arlequim (se for também *Mm* ou *MM*)
(?)	h	Não arlequim

* = fenótipo mais extensivo em homozigose; ** = letal em homozigose.

Observação: Se o padrão *Tabby* (tigrado ou listado) estiver presente, o aguti apresenta listas e/ou manchas de pelos mais escuros, em um fundo aguti; o gato "castanho" (ou "havana" ou *chestnut-brown*) é *aabb* e o "abissínio vermelho", *A_bb*.

- *Loco D*:
  Alelos: $D > d$
  Genótipos:
  – $D\_$ = coloração intensa, ou seja, normal (gato "maltês" = preto ou creme).
  – *dd* = coloração diluída ("azul-inglês"; "azul-russo" com olhos verdes; "creme", *ddOO* e *blue-cream*, *aaddO_*).
- *Loco S*:
  Alelos: $S > s$
  Genótipos:
  – $S\_$ = manchas brancas irregulares, na parte ventral do pescoço, nos pés e na barriga.
  – *ss* = sem manchas brancas.
- *Loco T: Tabby* (listas, ou manchas, mais escuras transversais = *tigrado*).
  Alelos: $T^a \geq t > t^b$
  Genótipos:
  – $T^a T^a$ = linha escura no dorso, sem outras marcas.
  – $T^a t$ = listas escuras nas patas, na cauda e um pouco na cabeça (*Tabby* abissínio).
  – $t\_$ = listas escuras no corpo todo (*striped Tabby*).
  – $t^b t^b$ = verticilos e manchas de pelos escuros nos flancos = padrão lira (*blotched Tabby*).
- *Loco W*:
  Alelos: $W > w$
  Genótipos:
  – $W\_$ = branco, com olhos (ambos ou apenas um) amarelos, verdes ou azuis. Os animais brancos com olhos azuis são mais frequentemente surdos do que aqueles com olhos amarelos ou verdes.
  – *ww* = cor.

Observação: O gene W é epistático sobre os que determinam cor na pelagem.

- *Loco O*: pelagem "laranja"; situado no cromossomo X e epistático sobre o loco B.
  Alelos: $O > o$
  Genótipos: em machos, dá origem à pelagem laranja ou amarela. Em fêmeas, produz a pelagem *tortoise shell* (casco de tartaruga) ou *calico*

(salpicada), a mistura de áreas amarelas e não amarelas, nas heterozigotas; nas homozigotas, a pelagem é amarela ou laranja, como nos machos. Assim, os machos *OY* têm coloração amarela/laranja e os *oY* são não amarelos (preto ou marrom). As fêmeas *OO* são amarelo-laranja, as *oo*, não amarelo (preto ou marrom) e as heterozigotas *Oo* são amarelo/laranja e não amarelo (marrom ou preto).

Observação: Os machos que têm pelagem *tortoise shell* apresentam, em sua maioria, cariótipo 39,XXY. Alguns, no entanto, têm cariótipo normal. Nesses casos, os animais devem ser quimeras (fusão de dois embriões XY, sendo um *OY* e o outro, *oY*) ou, então, devem ter tido reversão somática da mutação, em algumas células.

Em cavalos

A pelagem dos cavalos pode ser classificada em três modalidades ou categorias: simples, compostas e conjugadas (ou justapostas). Cada uma delas tem vários tipos, e os tipos, por sua vez, muitas variedades.

Os animais com pelagem da modalidade *simples* são aqueles que têm cauda, crina e pelos da mesma cor. Podem ser:

- *Tipo branco – variedades*: *branco-sujo* (amarelado); *branco-porcelana* (azulado); *branco-leite ou pombo* (fosco).
- *Tipo alazão (avermelhado) – variedades*: *alazão-claro* (loiro, claro); *alazão-ordinário* (canela); *alazão-tostado* (mogno); *alazão-aleonado* (cor de leão); *alazão-gateado* (bege-claro, com listas); *alazão-cereja* (cereja madura); *alazão-queimado* (café torrado); *alazão-vermelho* (ruivo).
- *Tipo preto – variedades*: *preto maltinto* ou *macaco* (manchado); *preto comum* (sem reflexos); *preto-murzelo* ou *franco* (arroxeado); *preto-azeviche* (brilhante).

Os animais com pelagem de modalidade *composta* podem ser:

- *Grupo A*: pelos bicolores – tipo *lobuno, libuno ou lobeiro* = pelos amarelos na base e pretos na extremidade.
- *Grupo B*: pelos de uma cor e cauda, crina e patas de outra.
  - Tipo *castanho* (pelos avermelhados e cauda e patas pretas).
    - *Variedades*: *castanho-claro*; *castanho-ordinário*; *castanho-escuro* (zaino); *castanho-pinho*; *castanho-cereja*; *castanho-avermelhado*.
  - Tipo *baio* (pelos amarelados até bronze, com cauda, crina e patas pretas).
    - *Variedades*: *baio-claro* ou *palha* (palha de trigo); *baio-ordinário* (brim--cáqui); *baio-escuro*; *baio-encerado*; *baio-dourado* ou *laranja*.

- Tipo *rato* (pelos cinzentos, extremidades escuras).
  - *Variedades*: *rato-claro*; *rato-ordinário*; *rato-escuro*.
- *Grupo C*: pelos de duas ou mais cores, misturados.
- Tipo *tordilho* (pelos brancos, misturados com marrons ou pretos).
  - Variedades: *tordilho-claro*; *tordilho-ordinário*; *tordilho-escuro*; *tordilho-negro*; *tordilho-sujo* (com pelos amarelos); *tordilho-azulejo* (reflexos azulados); *tordilho-salpicado*; *tordilho-vinagre* (com pelos vermelhos).
- Tipo *mouro* (pelos brancos, em fundo escuro, com cabeça e patas mais escuras).
- Tipo *rosilho* (pelos brancos, misturados com vermelhos).
  - *Variedades*: *rosilho-alazão* (claro; ordinário; escuro; mil-flores = flores brancas; flor de pessegueiro = flores vermelhas); *rosilho-castanho* ou *ruão* (claro, escuro, vinhoso).

Os animais com pelagem da modalidade *conjugada* (ou justaposta) apresentam áreas de pelos coloridos, misturadas com áreas de pelos brancos (Figura 3.8).

- Tipo *pampa* ou *tobiano* (áreas brancas distribuídas de cima para baixo).
  - *Variedades*: *pampa-preto* (mais áreas brancas); *preto-pampa* (mais áreas pretas) e *pampa-castanho*.
- Tipo *pintado* ou *oveiro* (áreas brancas distribuídas de baixo para cima).

Os genes que atuam na coloração da pelagem dos cavalos, e que já são bem conhecidos, são:

- *Loco W*: o alelo dominante *W* determina a ausência de pigmento, independentemente de outros genes presentes no animal (epistasia).
  Alelos: $W > w$

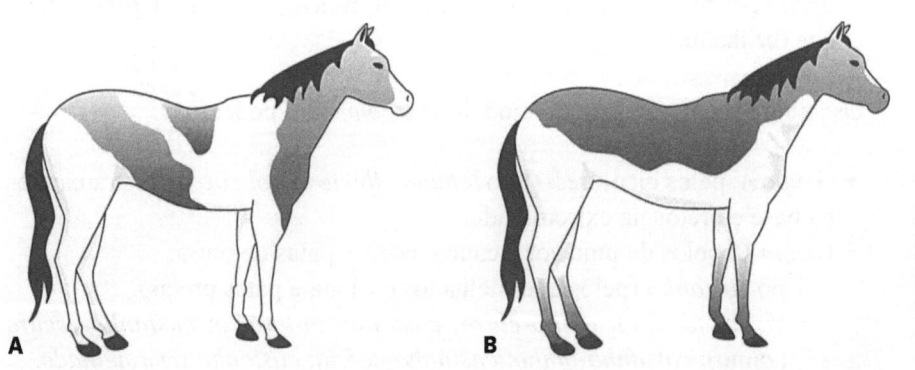

Figura 3.8 – Animais com áreas de pelos coloridos e áreas de pelos brancos. (*A*) Padrão *tobiano* (áreas brancas distribuídas de cima para baixo). (*B*) Padrão *overo* (áreas brancas distribuídas de baixo para cima).

Genótipos:
- *WW* = letal.
- *Ww* = ausência de pigmento nos olhos (que são azuis), nos pelos (que são brancos) e na pele (que é rósea). O animal é chamado de *branco* ou *albino*.
- *ww* = animal com pigmentação normal.

• *Loco B*: determina pelagem preta ou castanha.

Alelos: *B > b*

Genótipos:
- *B_* = esse animal apresenta pigmento preto na pele e nos pelos. Os pelos pretos podem estar distribuídos uniformemente ou, então, apenas na crina, na cauda e nos membros.
- *bb* = o animal tem pigmento preto na pele, mas o dos pelos é avermelhado, com variações do castanho-fígado ao castanho-escuro ou marrom-avermelhado. Crinas e caudas podem ser mais claras (amareladas) ou mais escuras (jamais pretas) ou da mesma cor do corpo. Todas essas variações são chamadas de *alazão*.

• *Loco G*: o animal que possui o alelo *G* nascerá com qualquer cor e exibirá gradualmente uma mistura de pelos brancos, até se tornar totalmente branco. Os primeiros indícios da presença do gene *G*, ou seja, os primeiros pelos brancos, podem ser observados em volta dos olhos do animal jovem. Em contraste com os cavalos brancos (*W*), os cavalos embranquecidos (*G*) nascem pigmentados, passam por estágios de clareamento até se tornarem brancos, mas a pele e os olhos sempre apresentam pigmento. O gene *G* apresenta efeito pleiotrópico desfavorável: o animal é excepcionalmente propenso a apresentar câncer de pele (melanomas).

Alelos: *G > g*

Genótipos:
- *G_* = o animal apresentará embranquecimento progressivo:
  ▪ Se também tiver o gene *B_*, ficará cinza e será um *tordilho*; mas, se tiver o genótipo *bb*, ficará rosado e será um *rosilho*.
- *gg* = não grisalho.

• *Loco A*: controla a distribuição de eumelanina preta e de feomelanina. Os genes desse loco não afetam a distribuição do pigmento marrom nos cavalos alazão (*bb*). Portanto, não se pode saber se um alazão é *A_* ou *aa*.

Alelos: $A > a > a^t$

Genótipos:
- *A_* = esse gene, em um animal que também possua o gene *B*, restringirá os pelos pretos à cauda, à crina e aos membros (o resto é amarelado até bronze ou avermelhado), originando o cavalo *baio* ou *castanho*.
- *a_* = não restringe os pelos pretos. Logo, na presença do gene *B*, resultará em um animal totalmente preto.

978-85-4120-004-2

- $a^t a^t$ = em cavalos pretos, pode ocorrer descoloração amarelada em volta do focinho e no flanco, relativamente constante em todas as estações. Esses animais são chamados de *marrom-foca*.
- *Loco C*: responsável pela diluição de pigmentos no corpo todo.
  Alelos: $C^{cr} \geq c$
  Genótipos:
  - $C^{cr}C^{cr}$ = qualquer pigmento é diluído; desse modo, o animal terá pelagem creme bem clara, olhos azuis e pele rósea. Esses animais são chamados de *cremello* ou *perlino*.
  - $C^{cr}c$ = não afeta o pigmento preto. Desse modo, um animal baio (*B*) fica amarelo, com cauda e crina pretas: é o *baio-amarelo*. Um animal alazão (*bb*) terá seu corpo amarelo e crina e cauda mais claras ainda: é o *palomino*.
  - cc = animais com pigmentação normal. Os cavalos "árabes" e os "puros-sangues ingleses" são todos *cc*.
- *Loco D*: o gene *D* também determina a diluição dos pigmentos. O gene *D* dilui tanto o pigmento preto quanto o vermelho, porém não afeta as extremidades (crina, cauda, membros). O gene *D* também é responsável pela presença de um padrão particular que inclui, além das extremidades escuras, listas escuras no dorso e nos membros.
  Alelos: $D > d$
  Genótipos:
  - $D\_$ = animal com pigmentação diluída (o preto para cinza-claro ou cinza-amarelado e o vermelho para rosado ou amarelado), mas com faixa dorsal e extremidades mais escuras. O animal alazão (*ww; gg; bb; cc*), em presença do gene *D*, ficará rosado com extremidades mais escuras: é o *argila-claro*. O animal baio (*ww; gg; B_; A_; cc*) ficará cinza-amarelado com extremidades mais escuras: é o *baio-camurça*. O animal preto (*ww; B_; gg; aa; cc*) ficará cinza com extremidades pretas: é o *rato*.
  - dd = o animal tem pigmentação normal. Os cavalos "árabes" e os "puros-sangues ingleses" são todos *dd*.

Observação: O tipo baio simples ou camurça (amarelado) apresenta as seguintes variedades: baio simples palha; baio simples ordinário; baio simples escuro; baio simples encerado; baio amarelo ou amarilho; baio camurça ou isabela.

- *Loco S*: manchas de pelagem branca e pele rosada, que se apresentam ao nascimento e se mantêm por toda a vida e que, em geral, se estendem da crista do pescoço, cernelho ou topo das ancas em uma distribuição de cima para baixo do corpo do animal. A pigmentação branca pode estar presente dos joelhos e jarretes para baixo. Esses animais são chamados de *tobiano* ou *pampa*.

Alelos: $S > s^t > s$
Genótipos:
– *S_* = padrão tobiano de manchas brancas em qualquer cor de pelagem.
– *S^t_* = pelos brancos espalhados (*Stichelhaar*), como nevado.
– *ss* = animal sem manchas tobiano.

- *Loco O*: manchas de pelagem branca e pele rosada na barriga e nos lados, parecendo estender-se para cima, não incluindo a linha central das costas. O branco pode, também, ocorrer no lado do pescoço e flanco com áreas separadas ou juntar-se ao da seção mediana. As grandes áreas brancas caracteristicamente têm o contorno recortado. Os animais têm pelo menos uma perna, ou quase sempre as quatro, abaixo dos joelhos e dos jarretes, colorida. O padrão é conhecido como *overo* ou *pintado*.

Alelos: $O > o$
Genótipos:
– *OO* = letal. A homozigose do gene *O* resulta em potros brancos, ou quase brancos, que morrem com poucos dias de vida. A causa da morte é obstrução intestinal – o intestino grosso (ceco, cólon e, às vezes, reto) não apresenta peristaltismo e as fezes acumulam-se. A inexistência de peristaltismo é decorrente da ausência de células nervosas na parte distal do intestino grosso (megacólon agangliônico), que, supõe-se, seja devida a defeito na proliferação e/ou migração dos neuroblastos da crista neural do embrião em gestação (ver Figura 3.2). Nos equinos, a mutação responsável pelo problema é uma substituição de TC → AG nos nucleotídios 353-354 do gene que codifica o receptor da cndotelina (EDNRB)[8].
– *Oo* = *overo*.
– *oo* = pelagem uniforme.

> **Observação:** É possível, para um cavalo, ter ambos os padrões *overo* e *tobiano*. Nesse caso, a definição precisa é difícil e o animal pode ser totalmente branco.

- *Loco LP* (leopard complex) (*Appaloosa*): a pelagem Appaloosa é caracterizada por vários padrões diferentes de marcas brancas: manchas brancas na pelagem (que tendem a ser simétricas e centradas sobre os quadris), listas nos cascos, esclerótica branca e manchas em volta do focinho, da genitália e do ânus.

Alelos: $LP \geq lp$
Genótipos:
– *LPLP* = animais quase totalmente brancos.
– *LPlp* = animais com áreas brancas nas ancas.
– *lplp* = animais sem a pelagem Appaloosa.

Observação: Genes modificadores são provavelmente responsáveis pelos múltiplos padrões observados nos cavalos Appaloosa.

Um ou dois olhos azuis, ou parcialmente azuis, podem ser observados em qualquer cavalo de cor, e não somente nos brancos e *cremellos*. A heterocromia da íris é herdada como autossômica dominante.

Um cavalo com a mistura de pelos brancos e pelos de cor é conhecido como *ruão*. A extensão do padrão ruão pode variar de poucas áreas nos flancos ou ser extensivo a todo o corpo. No cavalo totalmente ruão, ter-se-ia um padrão típico no qual o corpo é prateado por conta da alta porcentagem de pelos brancos, mas as pernas e a cabeça são escuras em decorrência da preponderância de pelos não brancos. O padrão ruão pode estar presente no nascimento ou pode não ser visível até ocorrer a mudança da primeira pelagem do potro. Não é um fenômeno de prateamento progressivo, como é o caso dos tordilhos ou rosilhos, embora muitas vezes o pelo de verão apareça mais claro do que o do inverno. Cavalos tordilhos ou rosilhos podem, quando jovens, ser erroneamente classificados, muitas vezes, como ruão. O fenótipo ruão é dominante e letal em homozigose.

Além dessas características, cujo mecanismo genético já está identificado, existem outras cuja hereditariedade ainda não está bem esclarecida. Por exemplo: as manchas brancas nas pernas e a estrela, ou lista branca, na testa.

Em bovinos

O loco E, que produz o MC1R, tem, nos bovinos, pelo menos três alelos. O alelo selvagem (E^+), que codifica o receptor normal e funcional. O alelo *EsuperD*, que contém uma mutação "com sentido errado", o que resulta na troca do aminoácido de nº 99, de leucina para prolina. A molécula de MC1R resultante expressa-se sem a necessidade da ligação com o hormônio. Isso ocasiona níveis altos e contínuos de tirosinase e, em consequência, a produção de eumelanina (pelagem negra). E o alelo *e*, que contém a deleção de uma base, o que causa alteração na matriz de leitura. Essa mutação produz um receptor não funcional. Como consequência, os níveis de tirosinase são baixos, o que resulta na produção de feomelanina (pelagem vermelha). Como uma cópia de alelo *EsuperD* é suficiente para produzir o receptor funcional, ele é dominante sobre os outros alelos.

O loco A (agouti), que produz um peptídio antagonista com a capacidade de bloquear o MC1R – o que resulta em níveis baixos de tirosinase e, como consequência, na produção de feomelanina –, também tem, pelo menos, três alelos. O alelo *A*, que não produz o antagonista; o alelo *a*, que produz o antagonista em todas as células e por toda a vida do animal; e o alelo A^+, que, nos animais que também têm o alelo E^+ no loco E, resulta no fenótipo "pardo", em que, durante a vida fetal e até a primeira troca de pelos (por volta dos 3 meses de idade), há produção do antagonista em todos os folículos capilares. A partir daí, o alelo A^+ só produz o antagonista nos folículos capilares do focinho e região superior do animal, o que resulta em pelos avermelhados. Nas extremidades e na região inferior do corpo, o alelo A^+ não produz o antagonista e a pelagem é preta.

Os genes que atuam na coloração da pelagem dos bovinos e que já são conhecidos[9-10] são:

- *Loco E:* extensão de eumelanina.
  Alelos: $E^D > E^+ > e$
  Genótipos:
  - $E^D\_$ = dominante preto, uniformemente preto ao nascer (Holandês, Angus).
  - $E^+\_$ = nos animais que também são A ou aa, a pelagem é preta. Nos animais que são também A^+, a pelagem é avermelhada (feomelanina), com extremidades mais escuras. Os machos são mais escuros do que as fêmeas e os bezerros nascem vermelhos (Jersey, Brahman).
  - ee = vermelho (feomelanina), sem nenhum pigmento de eumelanina (Simental, Hereford, Guernsey e Friesian).
- *Loco A:* aguti.
  Alelos: $A > A^+ > a$
  Genótipos:
  - $A\_$ = não há produção do bloqueador do MC1R = animais com pigmentação preta (Holandês, Jersey, Brahman).
  - A^+ = há produção do bloqueador de MC1R em algumas células, em regiões específicas do corpo do animal = pigmentação mais escura nas laterais do animal (Pardo Suíço).
  - aa = há produção do bloqueador do MC1R em todas as células, a vida toda = coloração *tan* até castanho-claro (feomelanina) (Limousin, Jersey, Brahman, Chianina).
- *Loco Br:* determina listas na pelagem.
  Alelos: $Br > Br^+$
  Genótipos:
  - $Br\_$ = animais com listas alternadas de coloração preta (eumelanina) e vermelha (feomelanina), verticalmente no corpo todo ou restritas à cabeça, ao pescoço e aos quartos traseiros (Texas Longhorn).
  br^+br^+ = animais com ausência de listas.
- *Loco Dc:* diluição do Charolês
  Alelos: $Dc > dc^+$
  Genótipos:
  - $Dc\_$ = diluição forte do preto para cinza-claro e vermelho para creme-claro.
  - dc^+dc^+ = brancos ou quase brancos.

- *Loco Ds*: diluição do Simental
  Alelos: $Ds \geq ds^+$
  Genótipos:
  − $ee/Dsds^+$ = diluição do preto para cinza-claro e vermelho para vermelho-
  -claro.
  − E^D/ds^+ds^+ = mais claros.
- *Loco Dn*: opacidade.
  Alelos: $Dn \geq dn$
  Genótipos:
  − $DnDn$ = sem alteração.
  − $Dndn$ = alguma alteração em animais vermelhos e alteração mínima em animais pretos (Brahman, Chianina, Pardo Suíço).
  − $dndn$ = remoção da pigmentação vermelha com menos efeito sobre o pigmento preto (Brahman, Chianina, Pardo Suíço).
- *Loco S*: determinação de manchas brancas.
  Alelos: $S^H \geq S^p \geq S^+ > s$
  Genótipos:
  − S^HS^H = padrão Hereford: focinho; ventre, pés e caudas brancos. Eventualmente com faixa branca sobre os ombros, quando homozigotos (Hereford, Braford, Beefmaster).
  − S^HS^p = focinho branco, faixa branca dorsal e manchas brancas ao longo da linha ventral (cruzamentos de Pinzgauer com Hereford).
  − S^HS^+ = somente focinho branco (Hereford, Braford, Beefmaster).
  − S^pS^p = padrão Pinzgauer: laterais do corpo pigmentadas; aparecem quantidades variadas de branco ao longo das áreas dorsais e ventrais, avançando da cauda e da garupa para a frente (Pinzgauer, Charolês e Longhorn).
  − $S^+\_$ = sem manchas brancas por conta da dominância de S^+ sobre s.
  − ss = malhado: áreas irregulares de branco e pigmentação. Patas, ventre e cauda, em geral, brancos (Holandês, Jersey, Simental, Maine-Anjou).
- *Loco R*: ruão.
  Alelos: $R \geq r^+$
  Genótipos:
  − RR = quase branco, com exceção de pequenas quantidades de pigmento nas pontas das orelhas (Shorthorn).
  − Rr^+ = combinação de pelos pigmentados e brancos.
  − r^+r^+ = normal.
- *Loco Bt*: determinante de faixas.
  Alelos: $Bt > bt$
  Genótipos:
  − $Bt\_$ = faixas brancas de várias larguras ao redor do ventre (Galloway).
  − $btbt$ = normal.

978-85-4120-004-2

- *Loco Bl*: marca branca na cabeça.
  Alelos: $Bl \geq bl^+$
  Genótipos:
  – *BlBl* = cabeça branca (Simental).
  – *Blbl⁺* = com mancha branca na cabeça, sem outras áreas brancas do corpo (padrão Hereford, Gronigen).
  – *bl⁺bl⁺* = normal.
- *Loco Bc*: *brockling*.
  Alelos: $Bc > bc$
  Genótipos:
  – *Bc_* = áreas de pigmentação dentro das áreas das manchas brancas, produzidas por outros mutantes (praticamente todas as raças de coloração sólida + Shorthorn, Ayrshire).
  – *bcbc* = normal.
- *Loco Cs*: coloração lateral.
  Alelos: $Cs \geq cs$
  Genótipos:
  – *CsCs* = corpo branco com orelhas, focinho e patas pigmentados.
  – *Cscs* = padrão do loco: cabeça, garupa e cauda brancas, com contornos irregulares (Belgian Blue).
  – *cscs* = normal.

Leitura complementar

Genes TYRP1 e MC1R

O controle hormonal da pigmentação pode ser evidenciado, por exemplo, pelas alterações sazonais da cor da pelagem observadas em alguns mamíferos do ártico e na hiperpigmentação da pele, sinal de insuficiência primária da suprarrenal em humanos. Esta é causada pelo aumento da produção, pela hipófise, de ACTH. Esse hormônio é um dos três peptídios "melanocortina" [os outros são α e γ-MSH], derivados de um único precursor, o POMC. Os efeitos dessas moléculas na pigmentação são mediados pelo MC1R, receptor transmembrana que se expressa com altos níveis nos melanócitos, cuja ativação resulta em níveis elevados de cAMP intracelular. A proteína "agouti" inibe o sinal da melanocortina, ou seja, a capacidade de as melanocortinas de se ligarem e, portanto, de ativarem o MC1R.

A proteína *TYRP1*, verificada dentro dos melanócitos, catalisa a oxidação do ácido DHICA, um dos passos da síntese de eumelanina. Schmutz *et al.*[11] sequenciaram o gene *TYRP1* (loco B) em cães e estudaram a interação desse gene com o MC1R (loco E). Em *TYRP1*, foram observadas três alterações:

- A substituição de uma citosina por uma timina no éxon 5, que resulta em um códon de terminação prematuro. O resultado é uma proteína com 330 aminoácidos, em vez dos 512 originais (Q331ter), com perda de função.
- A deleção de uma prolina, também no éxon 5 (345delP).
- A substituição de uma cisteína por uma serina, no éxon 2, o que afeta uma ponte de dissulfeto (S41C).

Todos os 43 cães marrons estudados apresentavam alguma combinação dessas três variantes de sequências de DNA, e nenhum dos 34 cães pretos as apresentava. Por isso, os autores sugeriram que as três afetam a produção de eumelanina e alteram o pigmento preto para marrom.

O MC1R é codificado pelo gene MC1R (loco E), cuja perda de função causa produção exclusiva de feomelanina (vermelha/amarela). No gene *MC1R* de cães, foi descrito um códon de terminação prematuro, presente na maioria dos cães com pelagem amarela ou vermelha que foram estudados. Todos os cães estudados com pelagem preta ou marrom não tinham esse códon de terminação prematuro ou eram heterozigotos para ele.

Em conclusão, as cores amarelo, dourado e laranja são tons de vermelho e resultam do códon de terminação prematuro na posição 306 do loco *MC1R*. Já a cor marrom é o resultado de genótipo recessivo no loco *TYRP1* para uma das três variantes de sequências de DNA supracitadas ou uma combinação de duas delas, ambas em heterozigose. As mutações no loco *TYRP1* não parecem estar associadas com o tom de vermelho para os cães homozigotos ee para *MC1R*. As variações de vermelho até amarelo-claro devem ser determinadas por outro(s) loco(s). No entanto, a cor do nariz e dos coxins é afetada pelo genótipo do loco *TYRP1*. Todos os cães marrons têm nariz e coxins marrons. Nos cães marrom e branco, pode haver áreas descoloridas também no nariz e nos coxins. Como os cães com pelagem que variam de vermelho até amarelo-claro têm nariz e coxins pretos ou marrons, parece que *MC1R* só se expressa na pelagem.

Atualmente muitos cães Golden Retriever e Labrador Retriever com genótipo *ee* no loco *MC1R* (loco *E*) apresentam cor creme, em vez da cor tradicional amarelo-dourado. Com base nos estudos[4] realizados em 27 animais, concluiu-se que cães de várias raças com cor creme apresentam, todos, genótipo *ee*. Todos os cães Akita, Caucasian Mountains, Pastores Alemães, Schnauzer miniatura e Puli com esse genótipo são creme, o que sugere que eles têm fixado um segundo loco que causa a diluição da feomelanina produzida pelo genótipo *ee*. Por outro lado, apesar de todos os cães Shar Pei e Poodles que são creme terem genótipo *ee* no loco MC1R, nem todos os cães dessas raças que têm genótipo *ee* no loco MC1R são creme – podem ser vermelhos ou "apricot". Atualmente muitos Golden Retrievers e Labrador Retrievers com genótipo *ee* são creme, em vez do tradicional amarelo-dourado, visto no passado. O segundo gene nessas raças deve ter alelos múltiplos; apenas um deles causa a diluição da feomelanina.

Little[12] sugeriu que um alelo c^{ch} do loco C (*TYR*) seria responsável por "clarear" a feomelanina para creme e que outro possível alelo, c^e, poderia diluir a feomelanina para branco.

Foi demonstrado[13] que o gene *SLC45A2* causa as pelagens castanho/*palomino*/camurça e baio/*cremello/perlino* em equinos, *underwhite* no camundongo, dourado no peixe Medaka e albinismo oculocutâneo tipo 4 em humanos. Parece haver diluição codominante do pigmento feomelanina que resulta em vermelho, "apricot" ou creme em cães, como nos Poodles, com genótipo MC1R *ee*, similar às cores *palomino* e *cremello* em equinos.

Em todas as famílias de cães estudadas, a cor creme apresentou padrão de herança autossômico recessivo nos cães com genótipo *ee* no loco *MC1R*. Esse genótipo *ee* sozinho, porém, não causa cor creme em todos os cães de todas as raças estudadas. Por isso, parece que outro gene, que varia em algumas raças, deve interagir para causar a cor creme, em vez de amarelo ou vermelho. A conclusão é que nem *TYR* nem *SLC45A2* parecem cossegregar com a cor creme em cães das raças em que o genótipo *ee* resulta em variações da feomelanina, de creme, amarelo e vermelho, como Shar Pei, Golden Retriever, Labrador Retriever e Poodle.

Cor da pelagem nos cães da raça Hovawart[14]

É importante que se estude a herança da cor da pelagem em cada raça de cão. Podem-se fazer algumas generalizações para todas as raças ou para a maioria delas, mas está se tornando aparente que algumas raças possuem genes mutantes que não estão presentes em outras. Por exemplo, foi estabelecido que, no loco agouti (*A*), tanto um alelo dominante quanto um recessivo produzem a cor preta. Qualquer um dos dois pode ser responsável por um fenótipo preto muito parecido, ou mesmo idêntico, em raças diferentes. Assim, torna-se necessário determinar o modo de herança da cor preta para cada raça, em vez de admitir que a cor decorre do mesmo alelo dominante em todas as raças.

A Hovawart é uma raça robusta, com pelos longos, desenvolvida na Alemanha como cão de guarda. A raça Hovawart passou a existir "oficialmente" em 1922, com o estabelecimento de um registro genealógico.

Inicialmente, a conformação corporal e a cor da pelagem do cão Hovawart eram variáveis. A conformação, hoje em dia, estabilizou-se e as cores não desejadas foram eliminadas. Desde 1960, as únicas cores permitidas são preto, preto-e-tan e dourado.

O animal preto é completamente preto; o preto-e-tan é preto com padrão amarelo (*tan*) na face interna das pernas, peito, queixo e manchas em cima dos olhos; o dourado é amarelo-dourado, com sombras em que pelos são mais intensamente pigmentados no dorso, em contraste com os lados do corpo e o estômago, mais claros. O pigmento preto pode obscurecer, em vários graus, as marcas *tan* da face do animal preto-e-tan. O animal dourado nunca apresenta máscara preta.

Segundo Robinson[14], o fenótipo preto comporta-se como dominante sobre o preto-e-tan. Esse resultado está de acordo com a suposição de que o fenótipo preto é produzido pelo alelo dominante A, da série agouti. Se o preto fosse produzido pelo alelo recessivo, a, ele teria se comportado como recessivo em relação ao alelo preto-e-tan, a^t.

O fenótipo dourado apresenta-se como recessivo tanto em relação ao preto como ao preto-e-tan. Esse resultado está de acordo com a previsão de que o dourado é produzido pelo alelo e, que restringe a cor preta. O alelo e (do loco E) é epistático em relação aos alelos do loco agouti. Portanto, existem animais dourados com genótipos: $A^S A^S ee; A^S a^t ee; a^t a^t ee$.

As três variedades de cor do cão Hovawart são, então, determinadas por genes pertencentes a dois locos diferentes: os alelos do loco agouti – A^S (preto) e a^t (preto-e-tan); e os alelos do loco de Extensão – E (extensão normal do preto) e e (extensão de preto restrita a mucosas e solas das patas). Como o alelo e é epistático em relação aos alelos A^S e a^t, apenas três fenótipos são produzidos.

Ilustrações dos primeiros Hovawarts mostram animais "azuis", originados pelo gene de diluição (d). Eles continuam nascendo, em baixa frequência, até hoje.

O preto é uma das cores mais comuns em cães, e pode ser produzida tanto pelo alelo dominante (A^S) como pelo recessivo (a), da série agouti. O preto-e-tan (a^t) é um alelo intermediário, em termos de dominância, da série agouti, e sua presença é necessária para saber se a cor preta de determinada raça é produzida por A^S ou por a. Os tamanhos das amostras do trabalho de Robinson[14] são suficientemente grandes para excluir o alelo a dessa raça.

Até o presente momento, a base genética da cor preta só foi determinada, com certeza, em apenas quatro raças: Dinamarquês, Greyhound, Pastor Alemão e Pastor Belga. Destes, apenas o Pastor Alemão tem o alelo a. Estudos futuros poderão esclarecer se o Pastor Alemão é a única raça de cão que tem o fenótipo preto produzido pelo gene a.

O fenótipo dourado pode ser produzido tanto pelo alelo dominante amarelo (A^y) como pelo alelo de não extensão, e. O alelo A^y, da série agouti, é dominante sobre a^t, e sua presença nos Hovawart seria detectada em cruzamentos de dourado com dourado, produzindo filhotes $a^t a^t$. Mas os cruzamentos desse tipo produziram somente filhotes dourados.

Os fenótipos das duas formas de amarelo não são idênticos, uma vez que os animais ee nunca têm máscara, embora esta seja frequente nos animais preto-e--tan. Se esses amarelos fossem A^y, alguns poderiam ter máscara. Na maioria das raças, o fenótipo amarelo é produzido pelo A^y, mas o Hovawart pertence ao seleto grupo em que o amarelo é devido ao alelo e, grupo formado, entre outros, pelos Irish Setter, Golden Retriever, Poodle Apricot e Labrador Retriever.

Síndrome do potro branco-letal (SPBL)[15]

A SPBL é uma anomalia congênita observada nos cavalos com padrão *overo* de pelagem. Os potros com SPBL apresentam pelagem branca, ou quase totalmente branca, e obstrução intestinal (megacólon aganglionico), que é fatal nos primeiros dias de vida. A SPBL afeta tanto os melanócitos como as células ganglionares intestinais e parece resultar de um defeito genético que envolve as células da crista neural. O presente trabalho descreve o estudo de dois casos de SPBL e apresenta modelos hipotéticos para a herança da SPBL.

Dois potros com SPBL foram necropsiados. Ambos pareciam normais ao nascimento, tinham a pelagem inteiramente branca e apresentaram, rapidamente, sinais de obstrução intestinal. Um sofreu cirurgia, na tentativa de estabelecer um desvio para a obstrução intestinal. O objetivo era criar o animal para a reprodução, com a finalidade de tentar esclarecer a genética dessa síndrome. Foi identificada, na curvatura pélvica, uma área estenosada, que foi extraída, e foi criada uma colostomia. Esta, no entanto, não expelia as fezes espontaneamente, e o potro morreu 8 h após a cirurgia (com 22 h de vida). A necropsia foi realizada 6 h após a morte. No segundo potro foi efetuada eutanásia, 8 h após o nascimento, e imediatamente foi realizada a necropsia. Nesta, foi identificada constrição do intestino grosso distal. Amostras do intestino e da pele foram retiradas e examinadas microscopicamente. Em ambos os potros, as células ganglionares estavam ausentes no intestino grosso, incluindo a totalidade do cólon e o intestino delgado distal. Nas regiões aganglionicas, os plexos nervosos estavam ausentes. Da porção mediana do intestino delgado em direção proximal, as células ganglionares e os plexos mioentéricos estavam presentes. A pele e os pelos não apresentavam pigmento.

A SPBL é observada tipicamente na descendência de cavalos que têm padrão de pelagem *overo*, do espanhol "ovo colorido, manchado ou salpicado". O padrão malhado *overo* é caracterizado por pelagem pigmentada ao longo da linha média dorsal do animal, com o branco estendendo-se pela linha média ventral, em padrões irregulares. Esse padrão difere do padrão malhado tobiano, em que as manchas brancas, com contornos mais regulares, parecem se originar ao longo da linha média dorsal e se estender em direção ventral.

Dos 30 potros com SPBL já descritos na literatura, 17 eram machos e 13 eram fêmeas. Esse achado é compatível com herança autossômica. Os potros afetados resultaram de cruzamentos *overo* × *overo*, com uma exceção, em que um dos progenitores não era *overo* (embora fosse filho de *overos*). Em um trabalho em que se observou a descendência de cruzamentos *overo* × *overo*, 6 dos 76 descendentes (8%) apresentaram SPBL.

Ao contrário da característica tobiano, com herança autossômica dominante comprovada, muitos criadores consideram o padrão *overo* como recessivo. Entretanto, as observações de cruzamentos não apoiam essa conclusão, uma vez que cruzamentos *overo* × *overo* resultam em potros *overos*, potros brancos (com SPBL) e potros com a cor sólida (sem padrão malhado). Se a herança fosse recessiva, não se observariam, desses cruzamentos, descendentes com a cor sólida.

Os autores do presente trabalho propõem que o gene *overo* (*O*) é um gene dominante que, em homozigose, dá origem ao potro SPBL. Também explicam que, no caso mencionado, em que o potro SPBL era filho de um progenitor não *overo*, esse progenitor provavelmente era *Oo*, mas apresentava manifestação mínima do gene *O* (áreas brancas muito pequenas), insuficiente para ser registrado como *overo*, de acordo com as regras da raça.

De acordo com essa ideia, os potros SPBL deveriam ocorrer com uma frequência de 25% entre os descendentes de *overo* × *overo*. A frequência de 8% mencionada anteriormente pode ser decorrente de aumento na mortalidade *in utero* ou de relatórios incompletos por parte dos criadores.

A SPBL envolve tanto os melanócitos quanto as células ganglionares intestinais e, portanto, parece ser um defeito genético nas células da crista neural. As anomalias que resultariam nesse fenótipo poderiam ser: (1) fatores que influem na migração, como alterações intrínsecas das células da crista neural ou aberrações da matriz extracelular ao longo dos caminhos de migração; (2) alterações nas divisões das células da crista neural ou sobrevivência menor dessas células, de tal modo que muito poucas delas estariam disponíveis para colonizar a pele e a porção distal do intestino; (3) fatores locais, nos tecidos-alvo, que resultariam na dificuldade de sobrevivência ou agregação das células derivadas das células da crista neural.

Fenótipos semelhantes em camundongos e ratos foram bem estudados, e concluiu-se que três locos gênicos diferentes estão envolvidos, o que significa que, pelo menos, três genes afetam as células ganglionares mioentéricas derivadas da crista neural e os melanócitos. Presume-se que todos se relacionam com a migração e/ou a sobrevivência das células da crista neural e suas derivadas.

Na espécie humana, a associação de doença de Hirschsprung (megacólon aganglônico) com vitiligo e com síndrome de Waardenburg (mecha branca nos cabelos; surdez e heterocromia da íris) sugere envolvimento das células da crista neural nessas doenças.

Pelagem ruão, dominante letal, em equinos[16]

As pelagens cinza e ruão podem ser confundidas, uma vez que ambas apresentam pelos brancos misturados com pelos de cor. No entanto, as pernas e a cabeça são geralmente mais escuras na pelagem ruão, e os cinzentos, ao contrário dos ruões, vão ficando, a cada troca de pelos, mais claros. Para testar a hipótese de o gene *Rn* (para ruão) ser letal, o presente trabalho apresenta os resultados do estudo do registro de criadores de cavalos da raça Belga, em que a pelagem ruão era bastante popular no início do século XX, nos EUA. No volume 20 (de 1937) desse registro, observou-se que 25,1% dos garanhões e 24,4% das éguas eram ruões.

Os resultados do levantamento de dados realizado estão na Tabela 3.3.

Tabela 3.3 – Potros de raça Belga, ruão e não ruão, registrados em 1937, nos EUA[14]

Tipo de cruzamento	Potros machos		Potros fêmeas		Total	
	Ruão	Não ruão	Ruão	Não ruão	Ruão	Não ruão
Ruão × ruão	56	32	74	35	130	67
Ruão × não ruão	119	117	165	181	284	298

978-85-4120-004-2

Se o gene *Rn* em homozigose não for letal, a proporção esperada na descendência dos cruzamentos ruão × ruão seria *3 ruão:1 não ruão*. Mas, se a hipótese de o gene *Rn* ser letal for verdadeira, espera-se encontrar, nos descendentes dos cruzamentos ruão × ruão, uma proporção de *2 ruão:1 não ruão*. A proporção observada foi de 1,94 ($\chi^2 = 0{,}0406$, P = 0,9). Logo, os resultados são consistentes com a hipótese de que o gene *Rn* em homozigose é letal *in utero*.

Herança das pelagens longa e curta em cães São Bernardo[17]

Geneticistas e criadores de cães acreditam que o comprimento da pelagem é controlado por um único par de genes autossômicos, e que pelagem curta é dominante sobre pelagem longa.

Nos cães São Bernardo, ambos os tipos de pelagem são aceitos e intercruzados. Em outras raças, como Collie, Dachshund e Chihuahua, os tipos são considerados variedades distintas e o intercruzamento não é aceito. Nas raças Doberman e Pastor Alemão, os filhotes nascidos com pelagem longa são descartados. Mas, em todas elas, a herança da característica é a mesma.

Os resultados da presente observação são apresentados na Tabela 3.4. Informações sobre o sexo dos filhotes foram obtidas para uma amostra das ninhadas da Tabela 3.4. Nesse caso, os dados observados, apesar de não extensivos, indicaram claramente que a herança do comprimento dos pelos não é ligada ao cromossomo X.

Os dados aqui apresentados, sobre 221 ninhadas com 1.216 filhotes, apoiam a hipótese de que o comprimento dos pelos dos cães é determinado por um par de genes autossômicos, e que a pelagem curta é dominante sobre a pelagem longa.

Visão dos mamíferos: acromática, monocromática, dicromática ou tricromática?[18]

Dos dois tipos de fotorreceptores da retina, os bastonetes existem em maior número do que os cones. Nos bastonetes, encontra-se a rodopsina, que, nos mamíferos, tem absorção máxima de 490 nm e que, apesar de ter cor púrpura, não é usada para percepção de cores, e sim para percepção de formas, em

Tabela 3.4 – Segregação dos tipos de pelagem em cruzamentos de cães São Bernardo[15]

Cruzamentos (machos × fêmeas)	Nº de ninhadas	Tipos de filhotes	Pelos longos	Pelos curtos
Pelo longo × pelo longo	55	Observado:	337	0
		Esperado:	337,0	0
Pelo longo × pelo curto	73	Observado:	183	184
		Esperado:	183,5	183,5
Pelo curto × pelo longo	45	Observado:	125	98
		Esperado:	111,5	111,5
Pelo curto × pelo curto	33	Observado:	38	142
		Esperado:	45,0	135

pouca luz. Para que haja a visão tricromática, os cones devem conter três opsinas diferentes, e a proporção entre cones com opsina vermelha, cones com opsina verde e cones com opsina azul deve ser de aproximadamente 5:5:1. Nos mamíferos, os genes que codificam as opsinas vermelha e verde estão situados no cromossomo X, e os genes que codificam a rodopsina e a opsina azul são autossômicos.

Os peixes do período devoniano, de 300 milhões de anos atrás, provavelmente apresentavam visão tricromática, uma vez que os teleósteos e as aves atuais têm visão tricromática. Os mamíferos a perderam, provavelmente porque os insetívoros, primeiros mamíferos eutérios, tinham hábitos noturnos.

O gene que codifica a opsina azul, sendo autossômico, provavelmente permaneceu intacto em todos os mamíferos. Portanto, é possível que a visão original dos mamíferos não fosse acromática, e sim monocromática.

Na ordem dos Primatas, os prosímios, como os lêmures de Madagascar, ainda apresentam visão acro/monocromática. O primeiro passo para a recuperação da visão tricromática é observado nos macacos mais primitivos do Novo Mundo, os Platirrinos, como saguis e macacos-esquilo. Nestes, os machos apresentam visão dicromática, exibindo cegueira para vermelho/amarelo (protanopia) ou para amarelo/verde (deutronopia). Por outro lado, muitas fêmeas apresentam visão tricromática. Nos macacos Catarríneos do Velho Mundo, mais evoluídos, e que incluem o macaco *Rhesus* e os humanos, até o macho recuperou a visão tricromática. Aqui cabe ressaltar que cerca de 4% dos machos humanos apresentam visão dicromática, sendo protanópicos ou deutronópicos.

Quando se compara a opsina azul com a rodopsina, nota-se apenas 42% de semelhança entre essas duas proteínas de 348 resíduos de comprimento.

Quando a opsina azul é comparada com a vermelha e a verde (ambas com 364 resíduos de comprimento), nota-se também 42% de semelhança. Isso sugere que as três opsinas originaram-se da rodopsina e começaram a seguir seu caminho independente há cerca de 500 milhões de anos. Quando se comparam as opsinas vermelha e verde humanas com aquelas dos Platirrinos, nota-se que são mais de 93% idênticas. Ou seja, as opsinas vermelha e verde parecem mais ser produtos polimórficos de um único loco do que serem codificadas por dois locos independentes.

Ou seja, na linhagem ancestral dos répteis-mamíferos, dois autossomos independentes provavelmente possuíam genes para rodopsina e opsina azul, ao passo que um terceiro cromossomo, o futuro X, possuía genes para opsinas vermelha e verde. Na época do aparecimento dos primeiros mamíferos eutérios, na forma de insetívoros noturnos, um dos dois genes do X perdeu-se, e o outro se degenerou, tornando-se um fotorreceptor sem percepção de cores. As mutações acumularam-se nesse loco, que se tornou extremamente polimórfico. Nos macacos Platirrinos, dois grupos de alelos desse loco recuperaram a capacidade de perceber cores: um, com o máximo de absorção na faixa de 560 nm, renasceu como opsina vermelha; o outro, com o máximo de absorção na faixa de 540 nm, como opsina verde. Como as opsinas vermelha e verde seriam codificadas por alelos de um mesmo loco, os machos de Platirrinos só poderiam apresentar visão dicromática. Na população de Platirrinos, os dois alelos (para opsina vermelha e para opsina verde) teriam atingido frequências iguais, o que restaurou a visão tricromática para 50% das fêmeas. Nos macacos Catarríneos, ocorreu a duplicação do gene para opsina, assim um único cromossomo X passou a ter os dois genes (para opsina vermelha e para opsina verde).

Solução do problema proposto no início do capítulo

Sim. Todo tordilho tem o gene G, dominante. Logo, é necessariamente filho de um tordilho ou de um rosilho, nunca de dois baios.

Exercícios

1. Os cães amarelos, *ee*, nunca podem ter máscara preta (E^m), mas os animais amarelos ou *sable*, A^yA^y e A^yA^t, podem. Por quê?
2. Um criador possui um casal valioso de cães da raça Doberman, pretos. Esses animais já foram cruzados duas vezes, e os 13 filhotes resultantes eram todos pretos. Da terceira gravidez da cadela, nasceram 5 filhotes, sendo 3 pretos e 2 cinza-azulados. Como existe um cão da raça Weimaraner macho, adulto, na casa vizinha, o criador consultou um veterinário para

saber se os 5 filhotes são mesmo filhos do macho Doberman ou se os 2 cinza-azulados podem ser filhos do Weimaraner do vizinho. Se você fosse esse veterinário, como poderia esclarecer essa dúvida?

3. Vários locos gênicos, com diferentes números de alelos, interagem na determinação das cores de pelagem em cães. Quais são os alelos que se pode identificar em animais da raça Collie, com pelagem tricolor?

4. Um criador tem três cães: um macho preto ($CCBbA^sa^y$), um macho *sable* ($CCBBa^ya^y$) e uma fêmea preta ($CCBbA^sa^y$). A fêmea acaba de dar à luz filhotes de cor chocolate e filhotes de cor *sable*, com nariz marrom. O criador não sabe qual dos machos é o pai da ninhada. Você pode esclarecê-lo? Explique.

5. Com base na herança das cores de pelagem dos equinos, responda às seguintes perguntas, justificando cada uma delas com os genótipos envolvidos e não considerando a possibilidade de mutação:

   a) Um casal de cavalos, ambos com pelagem alazão, pode vir a ter descendentes com pelagem rosilho?

   b) Um casal de cavalos, ambos com pelagem preta, pode vir a ter descendentes com pelagem baio?

   c) Um casal de cavalos, ambos com pelagem baio, pode vir a ter descendentes com pelagem preta e descendentes com pelagem alazão?

6. Um criador da raça Doberman (animais pretos, ou marrons, e *tan*) cruzou o seguinte casal por três vezes e obteve descendentes cujos genótipos estão indicados a seguir. Quais são os fenótipos dos animais mencionados?

Casal:	CC/Bb/a^{t}a^t/Dd	×	CC/Bb/a^{t}a^t/Dd
	R:..............................		R:..............................
1ª ninhada:	CC/BB/a^{t}a^t/Dd	e	CC/Bb/a^{t}a^t/DD
	R:..............................		R:..............................
2ª ninhada:	CC/Bb/a^{t}a^t/dd	e	CC/bb/a^{t}a^t/Dd
	R:..............................		R:..............................
3ª ninhada:	CC/bb/a^{t}a^t/dd	e	CC/Bb/a^{t}a^t/Dd
	R:..............................		R:..............................

7. Vários locos gênicos, com diferentes números de alelos, interagem na determinação das cores de pelagem em cães. Quais genes podem ser identificados ao se olhar para um animal da raça Rotweiller (preto-e-tan)?

8. Vários locos gênicos, com diferentes números de alelos, interagem na determinação das cores de pelagem em cães. Quais genes podem ser identificados ao se olhar para um animal da raça Dálmata, com pintas marrons?

REFERÊNCIAS

1. LITTLE, C. C. **The Inheritance of Coat Color in Dogs**. New York: Howell Book House, 5. ed., 1973.
2. SCHMUTZ, S. M.; BERRYERE, T. G. Genes affecting coat colour and pattern in domestic dogs: a review. **Animal Genetics**, v. 38, p. 539-549, 2007.
3. CANDILLE, S. I.; KAELIN, C. B.; CATTANACH, B. M. et al. A β-defensin mutation causes black coat color in domestic dogs. **Science**, v. 318, p. 1418-1423, 2007.
4. SCHMUTZ, S.; BERRYERE, T. G. The genetics of cream coat color in dogs. **J. Hered.**, v. 98, n. 5, p. 544-548, 2007.
5. SPONENBERG, D. P. Inheritance of the harlequin color in Great Danes dogs. **J. Hered.**, v. 76, p. 224-225, 1985.
6. CADIEU, E. et al. Coat variation in the domestic dog is governed by variants in three genes. **Science**, v. 326, p. 150-153, 2009.
7. DREGER, D. L.; SCHMUTZ, S. M. A new mutation in MCIR explains a coat color phenotype in 2 "old" breeds: Saluki and Afgan Hound. **J. Hered.**, v. 101, n. 5, p. 644-649, 2010.
8. SANTSCHI, E. M.; PURDY, A. K.; VALBERG, S. J. et al. Endothelian receptor B polymorphism associated with lethal white foal syndrome in horses. **Mammalian Genome**, v. 9, p. 306-309, 1998.
9. FRIES R.; RUVINSKY, A. The genetics of cattle. **CABI Publishing**, 1999.
10. ADALSTEINSSON, S. et al. Brown coat color in icelandic cattle produced by the loci extension and agouti. **J. Hered.**, v. 86, n. 5, p. 395-398, 1995.
11. SCHMUTZ, S. M.; BERRYERE, T. C.; GOLDFINCH, A. TYRP1 and MC1R genotypes and their effects on coat color in dogs. **Mammalian Genome**, v. 13, p. 380-387, 2002.
12. LITTLE, C. C. **The Inheritance of Coat Colour in Dogs**. Ithaca (NY): Comstock, 1957.
13. SPONENBERG, D. P.; ROTHSCHILD, M. F. Genetics of coat colour and hair texture. In: RUVINSKY, A. **Genetics of the Dog**. New York: CABI press, 2001.
14. ROBINSON, R. Inheritance of coat colour in the Hovawart dog. **Genética**, v. 78, p. 121-123, 1989.
15. MCCABE, L.; GRIFFIN, L.; KINZER, A. et al. Overo lethal white foal syndrome: equine model on aganglionic megacolon (Hirschsprung disease). **Am. J. Med. Genet.**, v. 36, p. 336-340, 1990.
16. HINTZ, H. F.; VANVLECK, L. D. Lethal dominant roan in horses. **J. Hered.**, v. 70, p. 145-146, 1979.
17. CRAWFORD, R. D.; LOOMIS, G. Inheritance of short coat and long coat in St. Bernard dogs. **J. Hered.**, v. 69, p. 266-267, 1978.
18. OHNO, S. Conservation of the X-linkage group in toto by all eutherian mammals. In: WACHTEL, S. S. **Molecular Genetics of Sex Determination**. Academic Press Inc., California, 1994. p. 107-121.

Capítulo 4

Herança Quantitativa – Herdabilidade

Introdução

Ao terminar de estudar os conceitos discutidos neste capítulo, você deverá estar apto a resolver problemas, por exemplo, do tipo que se segue:

Com a intenção de ter animais mais altos, um criador escolhe como reprodutores seus 20 melhores animais (média de altura = 120 cm, quando a média de toda a sua população era de 105 cm). Você, como veterinário, sabe que a herdabilidade (sentido estrito) dessa característica, nessa raça, é igual a 0,2. O que você pode prever, para o criador, quanto à resposta à seleção (R) dessa característica?

Herança quantitativa

As características fenotípicas estudadas até agora eram do tipo "sim ou não", "tem ou não tem". Essas características qualitativas são determinadas por um ou alguns poucos pares de genes e sofrem pouca influência do ambiente. Por exemplo, animais albinos ou pigmentados, com ou sem chifres, com pelagem preta ou vermelha etc.

Mas existem características fenotípicas que são merísticas (podem ser contadas, por exemplo, número de ovos, de animais por leitegada) ou contínuas (que podem ser medidas, por exemplo, peso, produção de leite), dificultando a separação das diferentes classes fenotípicas que podem ser observadas em uma amostra populacional. Nesse caso, existe uma variação quase contínua entre os valores extremos. Por exemplo, ao analisar o ganho de peso, qualidade de carcaça, tamanho de leitegada, produção de ovos, de leite etc., serão observadas inúmeras classes fenotípicas entre os dois valores extremos. Essa variação fenotípica é resultante de uma herança quantitativa. Por estar geralmente associada a características econômicas, ela tem grande importância na agropecuária.

Como se explica a grande variabilidade das características quantitativas?

Sem dúvida, parte dessa variabilidade é devida à resposta dos genótipos às diferenças ambientais. Na realidade, não se herda um determinado peso ou uma determinada altura, e sim uma potencialidade que pode ser mais ou menos desenvolvida, no caso pela nutrição, mas, para cada indivíduo, dentro de determinados limites. A influência ambiental, entretanto, não é o único agente responsável pela grande variabilidade fenotípica. A participação do componente genético pode ser verificada quando se estudam gêmeos: diferenças ambientais produzem diferenças, por exemplo, no peso e na altura entre pares de gêmeos monozigóticos, que são menores do que as diferenças observadas entre pares de gêmeos dizigotos.

Características da herança quantitativa

- Envolver um número grande de locos (daí também ser chamada de *herança poligênica*) – o fenótipo é o resultado da somatória da contribuição de cada loco:
  - Se o peso dos bovinos fosse condicionado por um único par de genes A e A^1, ter-se-iam três genótipos possíveis: AA, AA^1 e A^1A^1; se fossem 2 locos, cada um com um par de alelos, ter-se-iam 9 genótipos possíveis; se fossem 3 locos, cada um com um par de alelos, 27 genótipos. Generalizando:
    - 1 loco, com 1 par de alelos = 3 genótipos diferentes = 3.
    - 2 locos, com 1 par de alelos cada = 9 genótipos diferentes = 3^2.
    - 3 locos, com 1 par de alelos cada = 27 genótipos diferentes = 3^3.
    - 4 locos, com 1 par de alelos cada = 81 genótipos diferentes = 3^4.
    - n locos, com 1 par de alelos cada = 3^n genótipos diferentes.

Quanto maior o número de locos envolvidos, maior será a variabilidade de genótipos e fenótipos e menor será a contribuição de cada loco.

- A expressão fenotípica das características quantitativas é muito influenciada pelo ambiente = *herança multifatorial*.

Todas as variantes fenotípicas, sejam normais ou patológicas, resultam da interação de fatores genéticos com o meio ambiente. Todavia, quando as tendências hereditárias são claramente preponderantes, como no caso de grupos sanguíneos e em doenças do tipo das distrofias musculares progressivas, simplifica-se a situação, considerando, na prática, tais fenótipos como inteiramente hereditários, embora deva existir sempre um resíduo do componente ambiental em sua origem. Por outro lado, taxam-se as doenças infecciosas e parasitárias de totalmente ambientais, embora seja cada vez mais evidente que a predisposição e a resistência a elas variam de um indivíduo para outro, não apenas pelo nível de imunização adquirida, mas também em decorrência do genótipo.

978-85-4120-004-2

A produção de leite ou de ovos, por exemplo, é altamente dependente da alimentação e das demais condições fornecidas aos animais. Uma mesma vaca pode apresentar diferenças nítidas de produção de leite caso receba, durante o período de lactação, uma alimentação variável. Existem também casos em que ocorre uma forte interação entre o componente hereditário do animal e o ambiente onde este se desenvolverá. Para algumas raças, por exemplo, raça *A*, o ambiente 1 pode ser adequado para o melhor ganho de peso, ao passo que, para a raça *B*, o melhor é o ambiente 2. Isso é bem exemplificado quando se considera o gado zebuíno (*Bos indicus*), que está mais bem adaptado às condições das regiões tropicais e semiáridas (doenças, parasitos, altas temperaturas etc.), ao passo que o gado europeu (*Bos taurus*) está mais adaptado às condições de zonas temperadas e frias. A criação de animais em condições opostas às quais eles estão adaptados geralmente resulta em queda de produção, aumento de mortalidade e de despesas de manejo, tornando algumas vezes impraticável ou antieconômica qualquer tentativa nesse sentido.

É importante salientar que aumentos, por exemplo, em ganho de peso, obtidos por melhoras no manejo não são incorporados ao material genético e, portanto, não podem ser transmitidos para as gerações seguintes. Também não tem sentido a discussão sobre qual é mais importante: se o ambiente ou o material genético. Não se pode, mediante condições ambientais, transformar em campeão um animal com péssimo material genético, sendo o oposto também verdadeiro. A tendência atual dos criadores é dar igual importância a ambos os componentes da variabilidade fenotípica.

Em resumo, existem características fenotípicas que são devidas a vários pares de alelos, espalhados por muitos locos cromossômicos, que exercem efeito integrado e cumulativo. Esses sistemas poligênicos podem, além disso, combinar seus efeitos com os de variados fatores ambientais, produzindo o *mecanismo multifatorial*.

- Efeito de limiar.

Cerca de 2 a 7 cães em cada 1.000 nascem com displasia de quadril ou com defeitos cardíacos congênitos. Ambas as anomalias ocorrem com frequência maior em cães de raça; em algumas, o tipo de malformação é característico. Por exemplo, os Poodles tendem a apresentar ducto arterioso persistente, ao passo que os Pastores Alemães têm arco aórtico persistente (Figura 4.1 e Tabela 4.1). O risco aumentado para a displasia de quadril é, em parte, correlacionado com o tamanho do animal adulto: os São Bernardos têm risco 50 vezes maior do que os Poodle toys, que, por sua vez, têm risco 2 vezes maior que os vira-latas.

Malformações congênitas como essas são claramente familiais e têm distribuição qualitativa – o indivíduo tem *ou* não tem o problema, porém sua transmissão não se encaixa nos padrões da herança mendeliana. Mais ainda, a gravidade do problema varia de indivíduo para indivíduo, na mesma família.

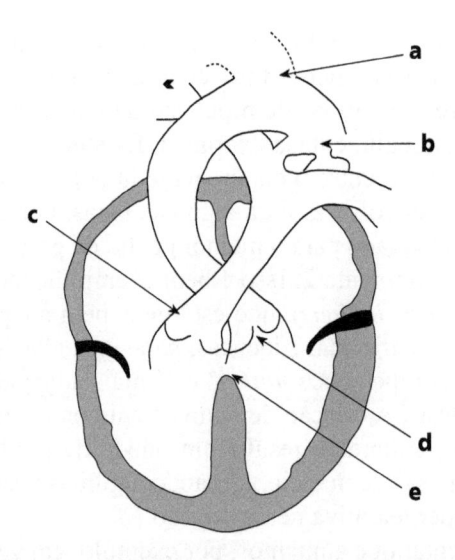

Figura 4.1 – Defeitos cardíacos congênitos, específicos de determinadas raças de cães. a = Pastor Alemão e Irish Setter; b = Poodle; c = Bulldog inglês; d = Boxer e Newfoundland; e = Keeshond[1].

Tabela 4.1 – Malformações cardíacas congênitas: predisposição específica em diferentes raças de cães[2]

Malformação	Raça
Ducto arterioso persistente	Poodle; Collie; Pomeranian; Shetland e Sheepdog
Estenose pulmonar	Bulldog inglês; Fox Terrier; Chihuahua; Beagle; Samoieda; Schnauzer miniatura
Estenose subaórtica	Pastor Alemão; Boxer; Newfoundland; Pointer Alemão de pelo curto
Arco aórtico persistente	Pastor Alemão; Irish Setter
Tetralogia de Fallot	Keeshound
Defeito do septo atrial	Samoieda
Defeito do septo ventricular	Bulldog inglês
Insuficiência da tricúspide	Dogue alemão; Weimaraner
Insuficiência mitral	Bulldog; Chihuahua; Dogue alemão

Esses casos são explicados pela herança poligênica, em que vários pares de genes participam determinando a *predisposição* para o aparecimento do defeito. Quanto a essa predisposição, os indivíduos da população distribuem-se segundo a curva normal, e existe um limiar nessa curva que separa os indivíduos sadios daqueles doentes (Figura 4.2, *A*). O indivíduo afetado é aquele que tem o genótipo para a predisposição alta; seus parentes próximos têm predisposição média mais alta que a da população e, entre eles, o defeito ocorre com maior frequência (Figura 4.2, *B*).

Em resumo, quando um determinado fenótipo distribui-se de maneira alternativa (normal *ou* afetado), mas a predisposição genética responsável por ele mostra gradação quantitativa contínua (pois é determinada por poligenes), deve existir um ponto-limite dessa predisposição a partir do qual o fenótipo se expressa. Esse fenômeno é chamado de "efeito limiar". Não se pode dizer, *a*

978-85-4120-004-2

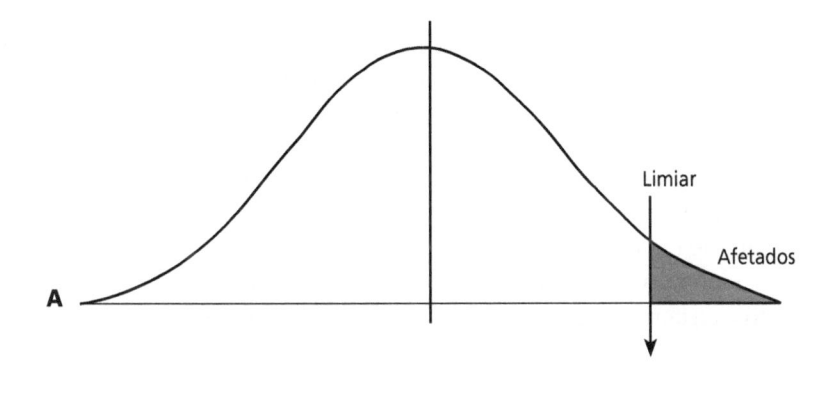

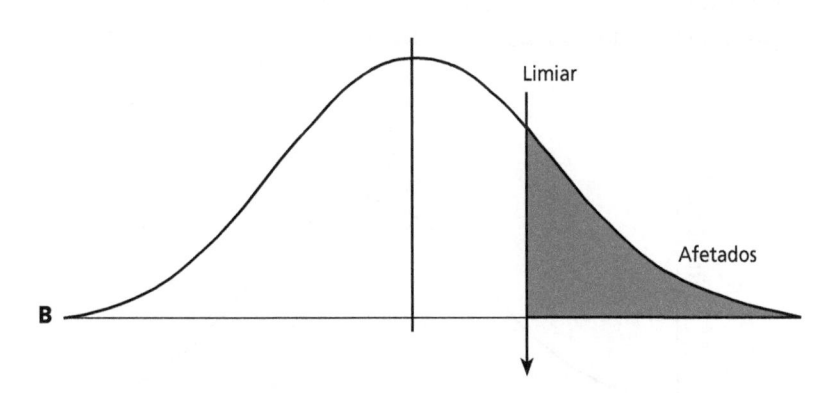

Figura 4.2 – (*A*) Curva normal de uma população, representativa dos diferentes genótipos para características com herança multifatorial e que se manifestam apenas quando o limiar é ultrapassado. (*B*) Curva normal de parentes de afetados por característica com herança multifatorial, com limiar.

priori, em que ponto da distribuição de predisposição situa-se um determinado indivíduo. Entretanto, se um casal tem descendentes afetados, ele deve ter contribuído com um número relativamente grande de genes para predisposição alta e, portanto, deve ser portador de um número de tais genes maior do que a média. Isso significa que esse casal tende a estar localizado, na curva, entre a média e o limiar. Desse modo, o risco de a descendência desse casal ser afetada é maior do que o da população.

Também é razoável supor que, para um caráter com limiar, um indivíduo com uma forma mais grave de defeito esteja mais perto da cauda da distribuição de predisposição do que um que tenha uma forma mais leve do defeito.

Na prática, as consequências da herança multifatorial são:

- Quanto mais gravemente afetado é um indivíduo, mais frequente e mais grave será o problema em seus parentes, incluindo descendentes.
- Entre os indivíduos normais, quanto menor for seu parentesco genético com um afetado e quanto mais parentes normais ele tiver, menos frequente e menos grave será a doença em seus descendentes.
- A herança quantitativa, ou poligênica, é difícil de ser estudada nos descendentes de um único casal, porque, para obter todos os genótipos possíveis, considerando apenas um loco com 2 alelos, do cruzamento de 2 heterozigotos, teríamos que observar, no mínimo, 3 indivíduos:

$$AA^1 \times AA^1$$
$$AA;\ AA^1;\ A^1A;\ A^1A^1$$

Considerando 2 locos, 3^2 indivíduos = 9 indivíduos.
Considerando 5 locos, 3^5 indivíduos = 243 indivíduos.
Considerando 10 locos, 3^{10} indivíduos = 59.049 indivíduos.
Logo, considerando n locos, 3^n indivíduos.

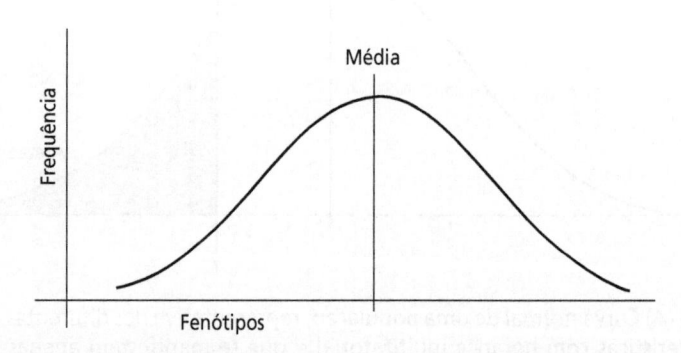

Figura 4.3 – Curva normal, representativa dos diferentes fenótipos observados em uma população, em relação às características com herança quantitativa.

Não sendo, pois, viável trabalhar com um casal, a saída é estudar descendentes de vários casais cujos fenótipos sejam semelhantes e analisar os resultados com métodos estatísticos.

O estudo de uma característica quantitativa em uma grande população geralmente revela que poucos indivíduos possuem os genótipos extremos e que são observados cada vez mais indivíduos com valores próximos ao valor da média daquela população. Esse tipo de distribuição simétrica em torno da média apresenta a forma de sino e é denominada *distribuição normal* (Figura 4.3).

Como calcular média, variância e desvio padrão

Média

Representada por $\bar{x} = \dfrac{\sum x}{N}$

Variância

Na herança quantitativa, o número de fenótipos diferentes é bem grande. Quando se observa um número grande de indivíduos, nota-se que alguns têm os fenótipos extremos, mas que a maioria será encontrada nos valores próximos à média.

Quando se observam populações diferentes, a mesma característica com distribuição normal pode ter comportamentos diferentes (Figura 4.4).

Notar que *A* e *C* têm a mesma média, mas *C* é bem mais variável que *A*. Já *A* e *B* têm médias diferentes, mas parecem ter a mesma variabilidade ou dispersão. Isso significa que, para definir adequadamente a distribuição de uma característica em uma população, deve-se saber a média e também a variabilidade. Essa variabilidade, ou dispersão em torno da média, pode ser medida pela *variância*:

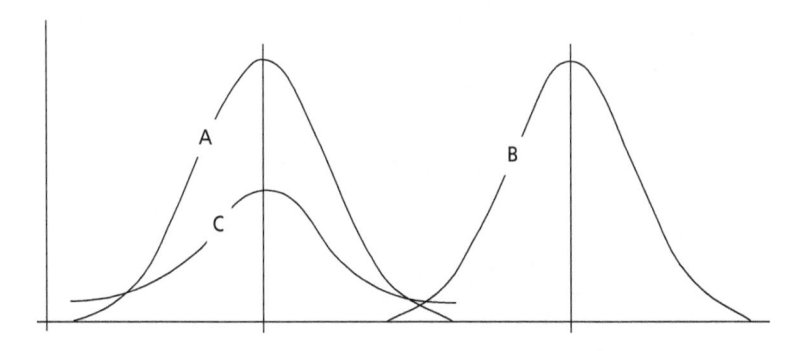

Figura 4.4 – Curvas normais obtidas de três populações diferentes: as populações *A* e *C* têm a mesma média, porém a dispersão em torno da média é bem maior em *C*; as populações *A* e *B* têm médias diferentes, mas a dispersão em torno da média parece ser a mesma.

$$V = \frac{\Sigma (x - x)^2}{n - 1}$$

A variância, no entanto, apresenta unidade de medida igual ao quadrado da unidade de medida dos dados (p. ex., a altura é medida em *cm*, a variância da altura é dada em cm^2). Extraindo-se a raiz quadrada da variância, converte-se o valor obtido para as mesmas unidades em que as medidas foram tomadas. A medida estatística assim obtida é o *desvio padrão*:

$$S = \sqrt{\frac{\Sigma (x - x)^2}{n - 1}}$$

Por exemplo:

De uma amostra de comprimento (em *cm*) de 10 cães, determine: *média* e *desvio padrão*:

x	(x – x)	(x – x)^2
104	+2	4
106	+4	16
103	+1	1
105	+3	9
100	–2	4
104	+2	4
108	+6	36
90	–12	144
101	–1	1
99	–3	9
$\Sigma x = 1.020$	$\Sigma (x - x) = 0$	$\Sigma (x - x)^2 = 228$

$$x = \frac{\Sigma x}{N} = \frac{1.020}{10} = 102$$

$$S = \sqrt{\frac{\Sigma (x - x)^2}{n - 1}} = \sqrt{\frac{228}{9}} = 5,03$$

A variância calculada anteriormente, para caracterizar a distribuição, é a *variância total* ou *fenotípica* = V_T. Quando o ambiente é sempre constante, toda variância observada é devida somente a variações *genotípicas* ou *hereditárias* = V_H. Por outro lado, quando os genótipos são todos iguais, por exemplo, em casos de gêmeos monozigóticos ou de plantas que se propagam vegetativamente, toda variância observada é devida a *fatores ambientais* = V_E. Nas situações normais, a V_T é o resultado da soma de V_H e V_E:

$$V_T = V_H + V_E$$

A herança quantitativa pressupõe genes aditivos, sem dominância, sem interação entre eles e sem efeito ambiental. Nessa situação, a média esperada entre os descendentes será sempre igual à média dos pais. No entanto, essas condições são ideais, porque, na verdade, entre os vários locos gênicos podem existir dominância, epistasia (interação entre locos diferentes) ou efeitos ambientais.

Ou seja, entre os vários locos gênicos responsáveis por uma característica quantitativa, as relações entre os genes podem ser:

- *Aditiva simples*: nesse tipo de ação, o efeito total de um conjunto de genes será igual à soma dos efeitos de cada gene. Por isso, não ocorrem grandes diferenças entre os fenótipos, mas sim muitas gradações entre os "tipos extremos". Na ação gênica aditiva, nenhum dos genes age como dominante ou recessivo – cada gene contribui para o valor do fenótipo com sua parcela, independentemente dos demais genes, alelos e não alelos.

Por exemplo: A_1 e B_1 = cada gene contribui com 30 unidades.
A_2 e B_2 = cada gene contribui com 5 unidades. Logo:

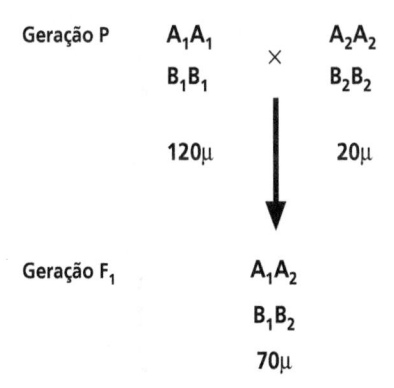

Geração P	A_1A_1 B_1B_1	$\times$	A_2A_2 B_2B_2
	120μ		20μ
Geração F₁		A_1A_2 B_1B_2 70μ	

Observação: Observar que, nesses casos, ao se cruzarem tipos semelhantes, podem-se obter descendentes mais extremos. Esse fenômeno se chama *transgressão*.

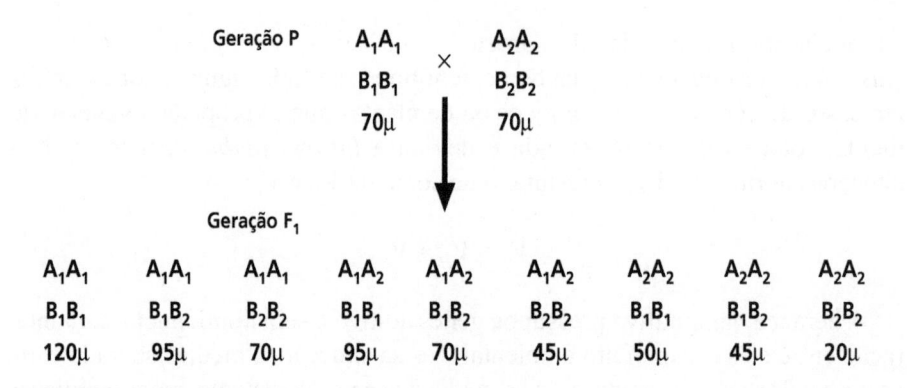

- *Aditiva* com *dominância*: nesse caso, existe uma relação de dominância entre os alelos de cada loco. Considerando-se um loco *A*, de uma característica quantitativa qualquer, no qual se encontra um par de alelos *A* e *a*, os seguintes genótipos serão possíveis:
AA, Aa e *aa*. *AA* e *Aa* terão contribuição igual para o fenótipo. O mesmo ocorre com o loco B, também envolvido com essa característica.

Por exemplo, *AA, Aa, BB* e *Bb* = cada *loco* contribui com 60 unidades.
aa e *bb* = cada *loco* contribui com 10 unidades. Logo:

978-85-4120-004-2

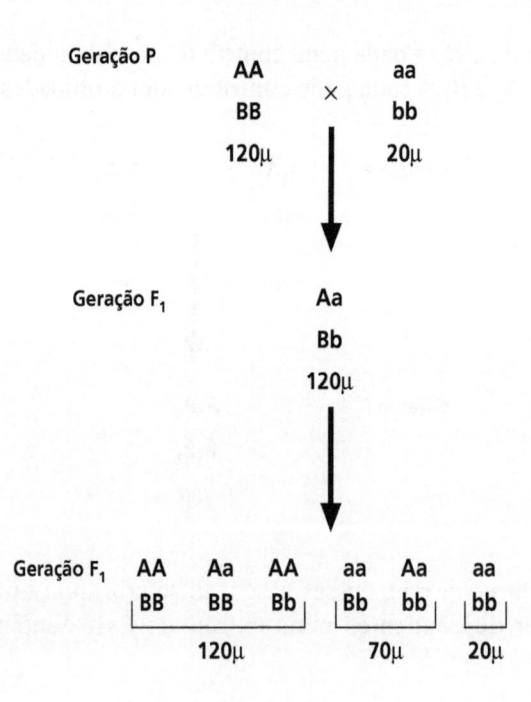

- *Aditiva* com *interação* entre os genes: pode ser a interação entre genes de locos diferentes – interação na qual dois ou mais locos contribuem para o mesmo fenótipo (incluindo *epistasia*) ou interação entre alelos do *mesmo loco* = *sobredominância* (ou *superdominância*) – o heterozigoto, em cada loco, é diferente dos homozigotos e é superior a eles.

Por exemplo, genótipos *AA* e *BB* = contribuem com 60 unidades, cada um.
Genótipos *aa* e *bb* = contribuem com 10 unidades, cada um.
Genótipos *Aa e Bb* = contribuem com 80 unidades, cada um.

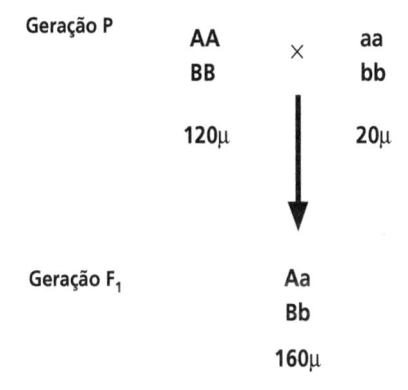

Como consequência desses possíveis relacionamentos entre os genes, a variância genotípica (V_H), na verdade, inclui:

- V_G: variância devida aos efeitos da ação aditiva simples dos genes.
- V_D: variância devida aos efeitos da ação aditiva com dominância entre os genes.
- V_I: variância devida aos efeitos da ação aditiva com interação entre os genes.

Em populações muito grandes, o efeito final, apesar da dominância e da epistasia, é que a distribuição total da progênie é semelhante à de seus pais (como seria esperado se não houvesse dominância e epistasia), já que, em cada geração, os pais extremos podem ter alguns descendentes mais extremos que eles, mas a maioria será menos extrema que eles. Isso significa que as progênies de pais extremos tendem a ser menos extremas que seus pais, ou seja, tendem a regredir para a média da população. Por outro lado, alguma progênie dos pais médios é extrema. Assim, a distribuição total da progênie é semelhante à dos pais (Figura 4.5).

Conhecendo a variância de uma determinada característica, em uma determinada população, é possível:

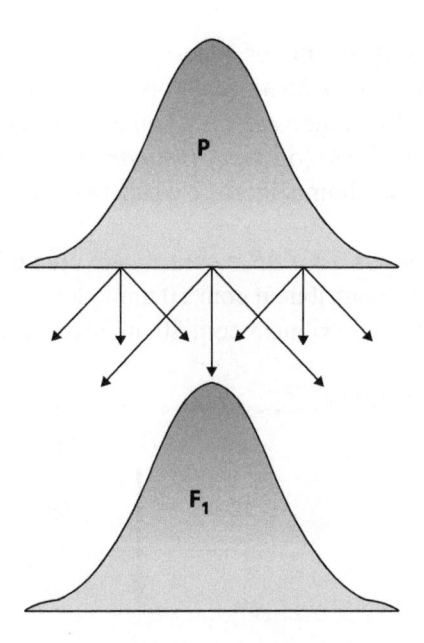

Figura 4.5 – Em relação às características com herança quantitativa (em populações grandes), a distribuição total da progênie (F_1) é semelhante à de seus pais, apesar das relações de dominância e de epistasia entre os genes.

1. Estimar o número de genes envolvidos na determinação da característica
Os coelhos da raça Flemish pesam, em média, 3.600 g e os da raça Himalaia, 1.875 g. O cruzamento entre animais dessas duas raças produz uma F_1 híbrida, com peso intermediário e com um desvio padrão de ± 162 g. A variabilidade da F_2 é maior – o desvio padrão é de ± 230 g.

a) Como estimar o número de pares de genes envolvidos na determinação do peso dos coelhos?

b) Como estimar a média da contribuição de cada alelo?

Se o ambiente não variar muito, o aumento da variância em F_2 deve ser devido a causas genéticas.

Com base nesse raciocínio, foi desenvolvida a seguinte fórmula:

$$N = \frac{D^2}{8\,(V_{F2} - V_{F1})}$$

Em que:

N = número de pares de genes envolvidos.

D = diferença entre as duas médias parentais.

Assim:

a) $N = \dfrac{(3.600 - 1.875)^2}{8\,(230^2 - 162^2)} = 13,95 = \pm 14$ pares de genes

b) Quando não se sabe a contribuição relativa dos genes, supõe-se, em uma supersimplificação, que os efeitos de cada um são iguais: $3.600 - 1.875 = 1.725$ g de variação, atribuídas a 14 pares de genes ou 28 alelos. Cada alelo, portanto, contribui com: $\dfrac{1.725 \text{ g}}{28} = 61,61$ g.

2. Calcular a "herdabilidade" da característica

No melhoramento genético animal, podem-se escolher os reprodutores pelo seu valor fenotípico ou pela *performance* da sua progênie, por exemplo. Para decidir qual é o método de seleção que será utilizado, a estimativa da variância fenotípica (V_T) e sua subdivisão em seus componentes genético (V_H) e ambiental (V_E), seguidos do cálculo da *herdabilidade* (h^2), são os primeiros passos para se decidir sobre o método de seleção a ser adotado no melhoramento de uma característica quantitativa.

A herdabilidade mede qual fração da variância total (V_T) de uma característica tem causa genética (V_H):

$$h^2 = \frac{V_H}{V_T}$$

A herdabilidade varia de 0 a 1. Quando uma característica tem herdabilidade igual a zero, isso significa que a variação da característica não tem origem genética (é só ambiental). Quando a característica tem herdabilidade igual a 1, a variação fenotípica só depende de variações genéticas. Quando a herdabilidade de uma característica é igual a 0,5, metade de sua variabilidade depende das variações genéticas e metade, de variações ambientais.

A estimativa da herdabilidade de uma característica pode ser definida de duas maneiras:

- *Herdabilidade, sentido amplo* $= h^2{}_A$: mede qual fração da variância de uma característica é devida ao genótipo (incluindo as relações de dominância, interação e o efeito aditivo):

$$h^2{}_A = \frac{V_H}{V_T}$$

É útil para definir o papel do ambiente e o da genética nas diferenças individuais.

- *Herdabilidade, sentido estrito (ou herdabilidade aditiva)* $= h^2{}_E$: mede qual é a fração da V_T que é devida à ação aditiva simples dos genes (V_G):

$$h^2_E = \frac{V_G}{V_T}$$

A herdabilidade é considerada *alta* quando $h^2_E > 0,5$; *média*, quando $h^2_E = 0,2$ a $0,5$; e *baixa*, quando $h^2_E < 0,2$.

Na prática do melhoramento genético, trabalha-se apenas com a variância determinada pelos efeitos aditivos dos genes (V_G), pois os componentes V_D e V_I são complicados pela segregação, em cada geração. Assim, a estimativa da variância fenotípica (V_T) e sua subdivisão em seus componentes genético (V_G) e ambiental (V_E), seguidos do cálculo da herdabilidade (h^2_E), são os primeiros passos para se decidir sobre o método de seleção a ser adotado no melhoramento de uma característica quantitativa. Quando a h^2_E é alta, podem-se escolher os reprodutores pelo seu valor fenotípico, mas, quando a h^2_E é baixa, escolhem-se os reprodutores pela *performance* da sua progênie, por exemplo (ver Capítulo 7).

Alguns exemplos de valores de herdabilidade conhecidos estão dispostos na Tabela 4.2.

Diferencial de seleção e resposta à seleção

Quando se afirma que a produção de leite em bovinos tem herdabilidade de 0,45, isso significa que a variação da característica na população depende em apenas 45% das variações dos genótipos e em 55% das variações ambientais. Em outras palavras, considerando-se a herdabilidade para essa característica igual a 0,45 e a média de variação da produção do rebanho de 400 ℓ, isso não quer dizer que 180 ℓ devem-se aos genes e 220 ℓ ao ambiente, mas sim que a variação entre os indivíduos, para a característica, tem 45% de probabilidade de ser decorrência genética e 55% consequência de outros fatores[4].

O objetivo dos programas de seleção é escolher os indivíduos que tenham os mais altos valores genotípicos. A herdabilidade indica a contribuição da variação dos valores genotípicos em relação à variância fenotípica.

Tabela 4.2 – Alguns exemplos de valores de herdabilidade conhecidos[3]

Característica	h^2_E
Produção anual de ovos, em galinhas	0,20
Peso corporal de perus (24ª semana)	0,60
Produção de leite, em bovinos	0,45
Peso da lã, em carneiros	0,40
Qualidade da lã, em carneiros	0,20
Espessura do toucinho, em suínos	0,50

Em uma população de animais, foi realizada uma mensuração do valor fenotípico em cada animal e, depois, calculada a V_T (variância total, ou fenotípica). Vinte por cento dos melhores animais serão selecionados como os progenitores da geração seguinte e os oitenta por cento restantes, descartados.

Supondo-se que a herdabilidade é 0, a V_G (variância devida aos efeitos aditivos dos genes) será 0. Se não há variação nos valores genotípicos ($V_G = 0$), todos os indivíduos têm o mesmo valor genotípico. Isso significa que qualquer um dos 20% melhores animais deve ter exatamente o mesmo valor genotípico que qualquer outro animal da população. Consequentemente, quando os membros dos 20% melhores são cruzados entre si, o valor genotípico médio de seus descendentes será exatamente igual ao valor genotípico de qualquer membro da população parental, antes da seleção. O resultado final é que a distribuição dos descendentes terá a mesma média que a distribuição dos parentais, antes da seleção (Figura 4.6). Nada da superioridade dos progenitores selecionados passará para seus descendentes.

No outro extremo, pode-se imaginar a herdabilidade 1, o que significa que a V_T é inteiramente devida à variação genotípica. Como as únicas diferenças entre os indivíduos são agora devidas às diferenças entre os valores genotípicos, os melhores 20% terão os 20% melhores valores genotípicos: a classificação pelo valor fenotípico será equivalente à classificação pelo valor genotípico. Nesse caso, a superioridade dos progenitores selecionados é devida somente à superioridade no valor genotípico e, por isso, espera-se que a média dos descendentes seja igual à média dos pais selecionados (Figura 4.6). Toda a superioridade dos progenitores passará para seus descendentes.

Na Figura 4.6, observam-se dois conceitos: o primeiro é o *diferencial de seleção* (*S*), que é a superioridade fenotípica dos progenitores selecionados, e que é igual à média dos pais menos a média de toda a população parental, de onde foram selecionados esses pais; o outro termo é a *resposta à seleção* (*R*). Supondo que não houve nem deterioração nem melhoras no ambiente, a resposta à seleção é igual à média dos descendentes menos a média de toda a população parental. Portanto, quando $h^2_E = 0$, $R = 0$, e quando $h^2_E = 1$, $R = S$. Na verdade, essas duas situações extremas são casos especiais da fórmula geral $R = h^2_E \times S$. Dessa afirmação, pode-se tirar outra definição de herdabilidade, que indica sua importância na determinação da resposta à seleção: a herdabilidade é a proporção da superioridade fenotípica dos pais que pode ser observada em seus descendentes. É claro, então, que é necessário conhecer a herdabilidade de uma característica caso se queira prever o quão rapidamente ela responderá à seleção.

Métodos para estimar a herdabilidade[5]

- *Variação dentro de linhagens isogênicas*: o método baseia-se em informações obtidas de indivíduos com patrimônios genéticos idênticos, ou seja, onde toda a variação é decorrência das influências do meio ambiente.

978-85-4120-004-2

População parental

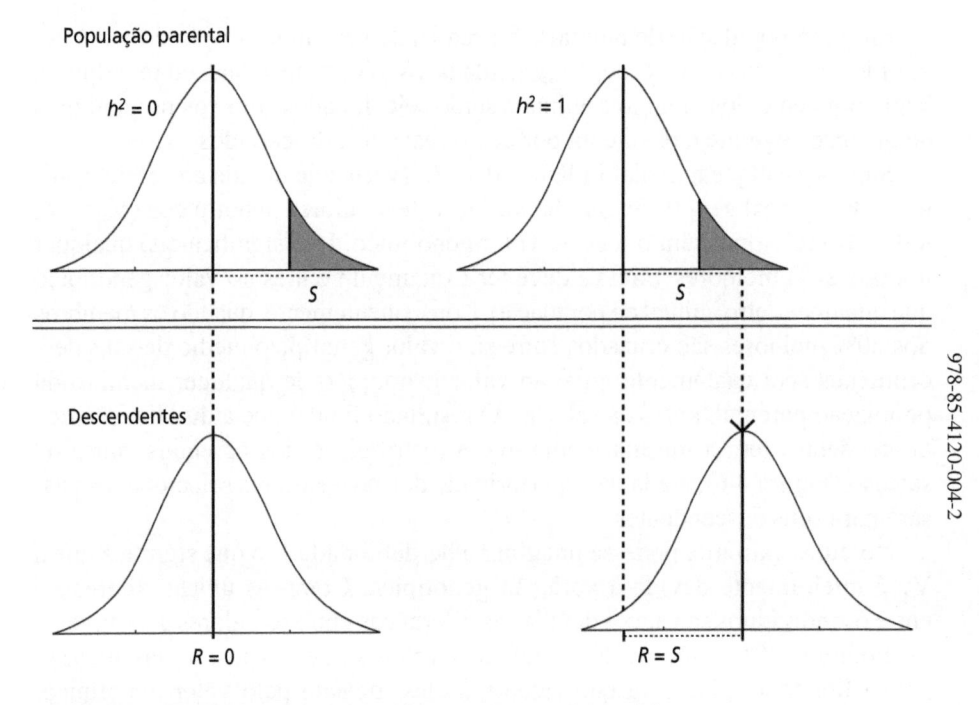

978-85-4120-004-2

Figura 4.6 – Diferencial de seleção (*S*) e resposta à seleção (*R*).

Essas variações, comparadas com as apresentadas por populações panmíticas, fornecerão a estimativa da herdabilidade. Por exemplo, em bovinos de corte e leite, os gêmeos monozigóticos podem ser usados para o cálculo da herdabilidade. A estimativa é obtida pela equação:

$$H = \frac{\text{(variância entrepar)} - \text{(variância intrapar)}}{\text{(variância entrepar)} + \text{(variância intrapar)}}$$

• *Semelhança entre parentes*: nesse caso, duas situações são possíveis.
 – Os dados obtidos referem-se aos valores fenotípicos de progênies de diferentes reprodutores (machos e fêmeas). Isto é, não se têm informações sobre os valores fenotípicos dos progenitores. Nesse caso, o processo empregado para estimar a herdabilidade envolve a decomposição da variação total e a análise de variância.
 – As informações sobre os valores fenotípicos são sobre os progenitores e suas respectivas progênies. Nesse caso, a herdabilidade pode ser estimada utilizando-se equações de regressão entre os valores das progênies e dos reprodutores.

Leitura complementar

Características comportamentais[6]

A produção de leite e ovos, o peso e a altura, por exemplo, são características fenotípicas que têm herança multifatorial. Isso quer dizer que são determinadas por inúmeros pares de genes que têm efeito integrado e cumulativo. Mais ainda, combinam sua ação com vários fatores ambientais. Além desses exemplos citados, muitas características comportamentais também são determinadas por mecanismo multifatorial.

Muitos dos problemas comportamentais relatados pelos criadores de cães, na verdade, não são patologias, mas apenas características naturais, mas que, na situação do animal doméstico, em que sua matilha é uma família humana, tornam-se indesejáveis.

Os problemas principais estão relacionados com dominância e com medo. Dominância e medo são características comportamentais destinadas a assegurar a sobrevivência do indivíduo e, portanto, da espécie. Elas se expressam de duas maneiras principais: competição por alimento e autoproteção.

Em uma visão um tanto simplificada da dominância, pode-se descrevê-la como a "lei da matilha": a força motriz que determina a hierarquia, que vai do cão principal até o inferior. Quando a hierarquia é estável, as brigas são raras e reina a paz ou, em termos biológicos, nesse sistema a energia é conservada. A situação dos membros da matilha é caracterizada por letras do alfabeto grego, indo do alfa (cão principal) até o ômega (cão inferior). Mas essa caracterização não corresponde totalmente à realidade, uma vez que, na posse de comida, mesmo o cão ômega rosna ameaçadoramente para o cão alfa, o qual, nessa situação, respeita o outro animal. Alguns pesquisadores acreditam que a matilha é controlada não de cima, e sim do meio, possivelmente pelas fêmeas da classe média. Esse arranjo é chamado de "hierarquia por subordinação". Esse tipo de organização ocorre, com certeza, em outros grupos de animais, como nos primatas. Quando os cientistas começaram a estudar o comportamento dos primatas, eles dirigiam a sua atenção ao membro mais flórido do grupo, ou seja, o macho maior e que vocalizava mais e que, portanto, parecia ser o líder do grupo. Observações mais recentes, no entanto, mostraram que, apesar de o macho "dominante" fazer muito barulho e espalhafato na tentativa de liderar o grupo, ele sempre olha furtivamente, por cima de seus ombros, para obter o reconhecimento dos membros do grupo que realmente tomam as decisões e que são as fêmeas da classe média. Se elas não demonstrarem aprovação para sua tentativa de iniciar uma ação, o macho, para não enfraquecer sua "autoridade", prefere então inspecionar as suas unhas ou dedicar atenção excepcional a alguma mosca imaginária, enquanto reorganiza rapidamente seus pensamentos, para ter uma ideia melhor e mais aceitável. Finalmente, quando a sua direção coincide com a inclinação das fêmeas, o grupo inteiro agirá, aparentemente como resultado da iniciativa do macho dominante. O macho credita a si próprio a ideia do plano, preservando assim seu autorrespeito, e as fêmeas conseguem o que querem. Alguns pesquisadores acreditam que as matilhas também são organizadas dessa maneira.

Os cães dominantes obedecem aos comandos de seus donos humanos apenas quando têm vontade. Mesmo quando obedecem a um comando, eles o fazem de maneira lenta. O comando "deita" para um cão dominante é o mais difícil de ser obedecido sem resistência ou revolta. Ele permanece alguns segundos olhando para o dono que o mandou deitar. O cão, bem devagar, dobra um cotovelo, depois o outro, deixando seu traseiro levantado. Então, por um instante, ele encosta seu peito no chão e imediatamente pula e sai correndo em voltas, esperando, feliz, algum tipo de elogio de seu dono. Ou, então, ele simplesmente fica olhando para o dono, como se este tivesse três cabeças. Se o dono começa a gritar, o cão ou se diverte muito ou rosna agressivamente.

A autoproteção manifesta-se quando o animal sente-se ameaçado por gestos ou posturas, como uma pessoa que se curva sobre ele e dá tapinhas na sua cabeça. A maioria dos cães não aprecia esses tapinhas na cabeça e também não gosta que arrepiem seus pelos. Os melhores lugares para acariciar um cão são o peito, em baixo do queixo e atrás das orelhas, e as ações que parecem ser mais apreciadas são coçar ou alisar a pelagem.

Os principais problemas comportamentais relatados pelos criadores de cães são descritos a seguir.

- Agressividade relacionada com personalidade dominante:
  - *Agressão a pessoas*: rosnar, mostrar os dentes e morder, especialmente membros da família ou pessoas conhecidas. Essa agressividade é desencadeada por competição (envolvendo comida, lugar de repouso ou o próprio dono); por desafios posturais (ser abraçado, acariciado na cabeça, puxado pela coleira, encarado, levantado ou escovado); por ser advertido ou disciplinado e, principalmente, quando o dono tenta obrigar o cão a fazer o que ele não quer.
  - *Agressão a outros cães*: o cão exibe posturas de dominação para outros cães (corpo ereto, tenso, cauda levantada, olhos fixos no outro animal).
  - *Defesa de território*: o cão é agressivo com estranhos em suas "propriedades", como casa, jardim, ruas próximas e carro.
- Medo:
  - *Ansiedade de separação*: o cão inseguro segue seu dono pela casa, aparenta ansiedade quando o dono prepara-se para sair e fica perturbado quando sozinho (late, chora, destrói objetos – especialmente portas, janelas e portais). Frequentemente o cão não se alimenta na ausência do dono, urina e defeca dentro de casa e exibe um ritual exuberante de boas-vindas. Em casos mais graves, o cão também torna-se ansioso à noite, quando seu dono vai dormir.

– *Medo de pessoas*: os cães que têm medo de pessoas apresentam, em geral, comportamento de se esconder de estranhos, quando jovens. Esse comportamento, com a idade, desenvolve-se em agressividade, principalmente contra estranhos (especialmente homens e crianças).

– *Medo de outros cães*: o cão demonstra agressividade, geralmente com a cauda abaixada.

Outros tipos de comportamento relatados são, no entanto, claramente patológicos:

- *Instinto predatório*: agressividade contra qualquer animal pequeno que se mova rapidamente, como ratos, esquilos, gatos e outros cães.
- *Compulsão/obsessão*: animais que "caçam" a própria cauda ou brincam com bolas ou outros objetos durante horas, a ponto de a obsessão/compulsão interferir nas suas atividades normais.
- *Alucinações*: animais que "caçam" luzes, sombras ou moscas imaginárias.

As alucinações e os comportamentos obsessivo-compulsivos podem estar relacionados com convulsões leves.

- *Granuloma por lambidas*: lambidas constantes em determinado local, em geral nas extremidades dos membros. As raças maiores (Labrador Retriever, Pastor Alemão, Dinamarquês e Doberman) são as mais afetadas. Os cães afetados costumam ser ansiosos e muito nervosos.

Solução do problema proposto no início do capítulo

$h^2{}_E = 0,2$.
$S = média\ dos\ pais - média\ da\ população\ parental = 120 - 105 = 15$.
$R = h^2{}_E \times S = 0,2 \times 15 = 3$.
$R\ é\ muito\ menor\ do\ que\ S = a\ resposta\ à\ seleção\ será\ muito\ ruim$.

Exercícios

1. Um agricultor que cultiva determinada espécie de planta em ambiente natural observou que suas plantas apresentavam altura média de $100 \pm 3,16$. Um outro agricultor cultiva a mesma espécie de planta, só que em estufa (onde as condições ambientais são perfeitamente controladas), e observa uma média de altura de $100 \pm 2,61$. Um terceiro agricultor também cultiva essa espécie de planta, só que utiliza a autofecundação em descendentes de

uma planta geneticamente homozigota, e observa uma média de altura de $100 \pm 1,79$. Qual é a herdabilidade (h^2_A) da característica "altura" nessa espécie de planta?

2. Os registros anuais de produção de lã, de uma amostra de 10 carneiros, originaram uma média de $10,2 \pm 0,503$ kg. Se a variância genética aditiva é de 0,20 e as variâncias genéticas de dominância e interação são 0, qual será a herdabilidade (h^2_E) da produção de lã nessa raça?

3. A seguir, estão relacionados os pesos, em centigramas, de uma amostra de sementes da variedade de feijão denominada "princesa". Ela é autofecundada e, portanto, essa variedade é uma linhagem pura: $19 - 31 - 18 - 24 - 27 - 28 - 25 - 30 - 29 - 22 - 29 - 26 - 23 - 20 - 24 - 21 - 25 - 29$. Calcule o componente ambiental (V_E) da variância.

4. Quando se divide o desvio padrão pela média, obtém-se um *coeficiente de variação*, que independe das unidades de medida. A média de peso da lã tosquiada de uma amostra de carneiros era $10,3 \pm 1,5$ libras. A qualidade da lã foi calculada estatisticamente (em uma escala de 0 a 10) em $5,1 \pm 0,7$ unidades. Qual dessas duas características é relativamente mais variável?

5. Duas linhagens de ratos foram testadas em relação à suscetibilidade a uma droga carcinogênica. A linhagem suscetível mostrou uma média de 75,4 nódulos de tumores nos pulmões, ao passo que a linhagem resistente não desenvolveu nenhum tumor. A F_1 do cruzamento dessas duas linhagens apresentou uma média de 12,5 nódulos, com desvio padrão de 5,3. A F_2 apresentou $10,0 \pm 9,2$ nódulos. Faça uma estimativa do número de pares de genes que contribuem para a suscetibilidade a tumores.

6. O estudo da variação do peso em duas populações diferentes de camundongos mostrou:

População *1*	(Linhagem isogênica)	= 80 g ± 1,79
População *2*	(Coletada na natureza)	= 120 g ± 3,16

Em seguida, foram realizados cruzamentos dos indivíduos da população *1* com os da população *2*. O peso médio da F_1 resultante era de 105 g ± 3,16. O cruzamento entre esses indivíduos da F_1 resultou em F_2 com peso médio de 100 g ± 4,53.

a) Qual é a herdabilidade (sentido amplo) do peso de camundongos?

b) Quantos pares de genes estariam envolvidos na determinação do peso desses camundongos?

7. Em qual dos fenótipos mencionados a seguir a genética é mais importante do que o ambiente na determinação da característica? Justifique.

Fenótipos	h^2_E
Produção de leite/bovinos	0,60
Tamanho da ninhada/porcos	0,30
Produção de ovos/galinhas	0,20
Idade da puberdade/ratos	0,15
Composição da lã/ovelhas	0,55
Quantidade de manchas brancas/gado Friesian	0,95
Peso do corpo/ovelhas	0,35

8. Como se explica que, em características como a displasia coxofemoral, por exemplo, o animal tem ou não o problema (qualitativo), mas, entre aqueles que têm o defeito, este pode ser mais ou menos grave?

9. Os registros anuais da produção de leite, de uma amostra de 100 vacas, originaram uma média de 30,2 ± 0,5 ℓ de leite. Se a variância genética aditiva é de 0,20 e as variâncias genéticas de dominância e de interação são 0, qual será a herdabilidade, em sentido estrito, da produção de leite nesse grupo de animais?

10. A variância total, relativa ao peso de uma população de suínos com 180 dias de vida, é de 350 lb². A variância devida aos efeitos da dominância é de 45 lb²; a ambiental, de 250 lb²; e aquela devida aos efeitos da interação, de 20 lb². Qual é a herdabilidade (em *sentido estrito*) dessa característica?

11. Foram plantadas duas variedades de trigo e anotados os tempos necessários para o florescimento. Os resultados obtidos foram:

Variedade A =	12 ± 2 dias
Variedade B =	30 ± 3 dias

Em seguida, foram feitos cruzamentos entre as linhagens A e B e analisadas 5.504 plantas de F_1, que floresceram em 15 dias ± 3 dias. Do cruzamento entre esses indivíduos de F_1, resultou uma F_2 em que as plantas floresceram em 14 dias ± 4 dias. Quantos pares de genes estariam envolvidos no tempo necessário para o florescimento do trigo?

REFERÊNCIAS

1. MULVIHILL, J. J. Congenital and genetic disease in domestic animals. **Science**, v. 176, p. 132-137, 1972.
2. PATTERSON, D. F. Congenital cardiac defect in different breed of dogs. **J. Small Anim. Pract.**, v. 12, p. 263-287, 1971.
3. BOWMAN, J. C. **Introdução ao Melhoramento Genético Animal.** EPU/EDUSP, 1981.
4. NICHOLAS, F. **Veterinary Genetics**. 2. ed., New York: Oxford University, 1996.
5. GIANNONI, M. A.; GIANNONI, M. L. **Genética e Melhoramento de Rebanhos nos Trópicos**. 2. ed., São Paulo: Nobel, 1987.
6. DODMAN, N. **The Dog who Loved Too Much:** tales, treatments, and the psychology of dogs. London: Bantam Books, 1996.

Capítulo 5

Endogamia – Exogamia – Heterose

Introdução

Ao terminar de estudar os conceitos discutidos neste capítulo, você deverá estar apto a resolver problemas, por exemplo, do tipo que se segue:

Um criador iniciou sua criação com um macho reprodutor excelente e duas fêmeas razoáveis, e continua utilizando esse mesmo reprodutor com fêmeas descendentes dele, na tentativa de aprimorar sua pequena criação. Mas suas tentativas têm resultado também no nascimento de grande número de animais com uma mesma doença letal. O que pode estar acontecendo? Você, como veterinário, o que aconselharia a esse criador para diminuir os nascimentos de animais com essa doença?

Endogamia

Endogamia, ou endocruzamento, é o cruzamento entre indivíduos mais estreitamente aparentados entre si do que a média da população a que pertencem. Quando os pais de um indivíduo possuem um ou mais ancestrais comuns, diz-se que eles são consanguíneos. Quando existe apenas um ancestral comum, diz-se que existe *"consanguinidade em linha"* ou *"reprodução em linha"* ou *linebreeding* (Figura 5.1, *A*).

Se existem vários ancestrais comuns, diz-se que existe *"consanguinidade"* ou *inbreeding* (Figura 5.1, *B*).

Efeito genético da endogamia

A forma mais extrema de endocruzamento é a *autofecundação*, que ocorre em algumas espécies animais, como lesmas e vermes, e é bastante comum em vegetais. Um indivíduo heterozigoto (*Aa*) autofecundado produzirá três tipos de descendentes (*AA*, *Aa* e *aa*) na proporção de 1:2:1. Assim, nessa geração, a frequência de heterozigotos é de 0,5. Se a autofecundação ocorrer novamente, os homozigotos darão origem a mais homozigotos, e os heterozigotos, mais uma

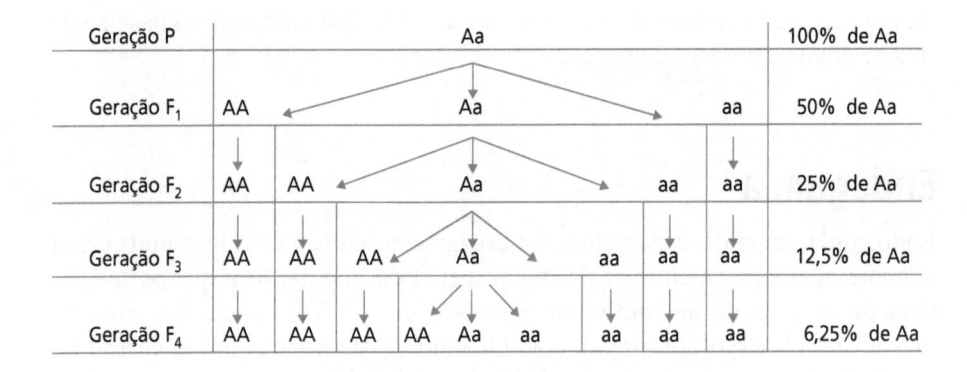

Figura 5.1 – (*A*) Heredograma representativo de *linebreeding* (apenas um ancestral comum). (*B*) Heredograma representativo de *inbreeding* (mais de um ancestral comum).

Geração P				Aa					100% de Aa
Geração F$_1$	AA			Aa				aa	50% de Aa
Geração F$_2$	AA	AA		Aa			aa	aa	25% de Aa
Geração F$_3$	AA	AA	AA	Aa		aa	aa	aa	12,5% de Aa
Geração F$_4$	AA	AA	AA	AA	Aa	aa	aa	aa	aa	6,25% de Aa

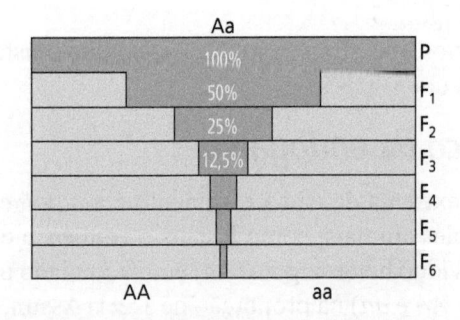

Figura 5.2 – No exemplo mais extremo de endogamia, a autofecundação, observa-se que, a cada geração, a frequência dos heterozigotos reduz-se à metade.

978-85-4120-004-2

978-85-4120-004-2

vez, originarão indivíduos *AA*, *Aa* e *aa* – nessa nova geração, a frequência de heterozigotos cai para 0,25. Em cada geração seguinte de autofecundação, a frequência dos heterozigotos é reduzida à metade (Figura 5.2). Na décima geração, a população será composta de 99,9% de indivíduos homozigotos. No endocruzamento entre irmãos, primos em 1º grau, primos em 2º grau etc., acontece o mesmo, só que mais lentamente. Em resumo: o efeito do endocruzamento é a diminuição da heterozigose e o aumento da homozigose.

Consequências fenotípicas do endocruzamento

- Os genes recessivos, tanto vantajosos como deletérios, se manifestarão com grande frequência.
- Como todos os seres vivos têm vários genes recessivos deletérios, o endocruzamento quase sempre resulta em perda do vigor.
- Também é possível selecionar indivíduos homozigotos fortes e vantajosos em algum aspecto particular.

Coeficiente de endocruzamento

Quando, por exemplo, dois animais têm um progenitor em comum:

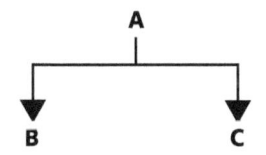

- A é o *"ancestral comum"* de B e C.
- B e C podem ter recebido cópias iguais de um mesmo gene de A, o que significa que B e C têm genes com *"origem comum"*.

Se B e C se cruzarem:

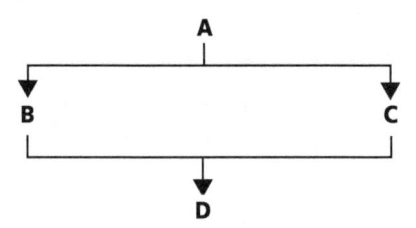

existe a probabilidade de que D receba dois genes iguais (*aa*) por "origem comum", que é o *coeficiente de endocruzamento"*, *F*. Como calcular *F*?

Exemplo 1

Como calcular o coeficiente de endocruzamento para um indivíduo filho de irmãos?

O que se quer saber é a probabilidade de o indivíduo, filho de irmãos, ser *aa* por *origem comum* dos genes.

Quando os pais de um indivíduo *aa* não são parentes, os dois alelos *a* vieram de ancestrais diferentes, ou seja, tiveram *origens distintas*. Por exemplo, um poderia ter vindo da bisavó materna e o outro, do tetravô paterno. Se a frequência do gene *a* na população é *q*, a probabilidade de esse indivíduo ser *aa* é, portanto, q^2. Mas, se os pais são consanguíneos, o indivíduo pode ser *aa* por dois mecanismos: por origens distintas, como no caso anterior; ou por origem comum, se os dois alelos *a* vieram de um mesmo gene *a* presente em algum ancestral comum aos pais desse indivíduo. A probabilidade de esse indivíduo ser *aa* por origem comum é ilustrada na Figura 5.3, *A* e é igual a:

$$(1/2)^2 \times (1/2)^2 = 1/16$$

O gene *a* está situado em um determinado cromossomo da avó. Esse cromossomo tem um homólogo, que possui também o loco para esse gene; por sua vez,

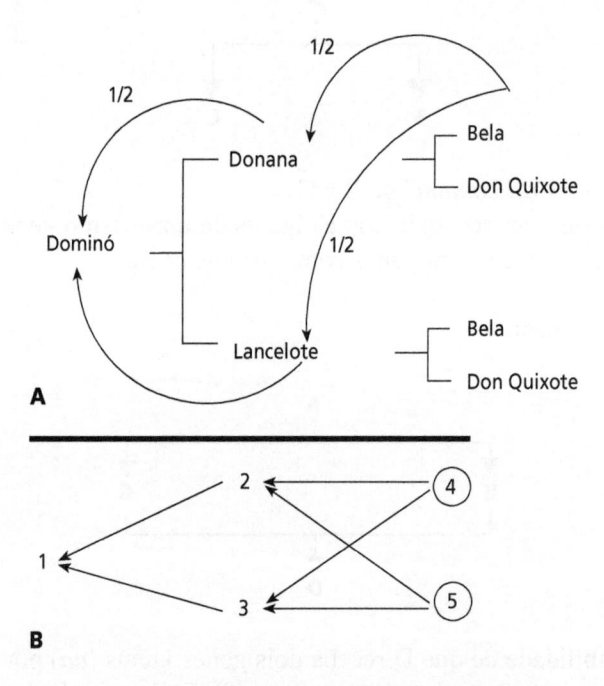

Figura 5.3 – Heredograma (*A*) e diagrama de setas (*B*) de dominó.

o avô também possui esse mesmo par de cromossomos homólogos, cada um com um loco para esse gene. Isso quer dizer que o gene *a*, que deu origem ao indivíduo *aa*, poderia estar situado em qualquer um desses 4 locos disponíveis, ou seja, em um cromossomo do avô, em seu homólogo, ou em um cromossomo da avó, ou no seu homólogo. Logo, a probabilidade de os dois alelos do indivíduo *aa* terem origem comum (*F*) é:

$$F = 1/16 + 1/16 + 1/16 + 1/16 = 1/4$$

O cálculo de *F* também pode ser feito por meio do *diagrama de setas* (Figura 5.3, *B*).

Os caminhos possíveis para o gene *a* chegar de 4 ou 5 (ancestrais comuns) até 1, *sem fazer zigue-zague e sem que um indivíduo apareça mais de uma vez no mesmo caminho*, são:

$$1\ 2\ 4\ 3\ 1 = (1/2)^3$$
$$1\ 2\ 5\ 3\ 1 = (1/2)^3$$
$$F = (1/2)^3 + (1/2)^3 = 1/4$$

Exemplo 2

Como calcular o coeficiente de endocruzamento para filhos de primos em 1º grau?

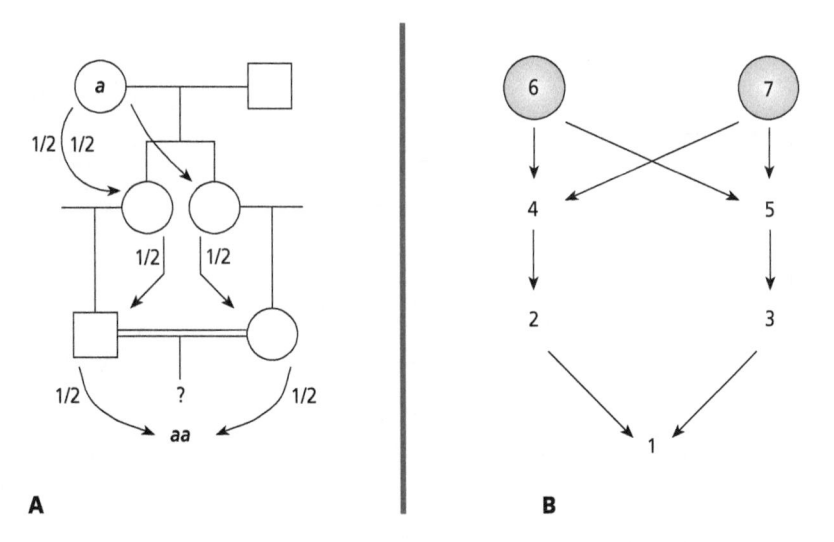

A   **B**

Figura 5.4 – Coeficiente de endocruzamento para filhos de primos em 1º grau. (*A*) Os caminhos que o gene deve percorrer para chegar ao propósito. (*B*) Diagrama de setas do heredograma em (*A*).

Ao observar a Figura 5.4, *A*, vê-se que:
$$(1/2)^3 \times (1/2)^3 = 1/64.\ F = 1/64 \times 4 = 4/64 = 1/16$$
O cálculo de *F* também pode ser feito por meio do diagrama de setas (Figura 5.4, *B*).

Os caminhos possíveis para o gene *a* chegar de 6 ou 7 (ancestrais comuns) até 1, *sem fazer zigue-zague e sem que um indivíduo apareça mais de uma vez no mesmo caminho*, são:
$$1\ 2\ 4\ 6\ 5\ 3\ 1 = (1/2)^5$$
$$1\ 2\ 4\ 7\ 5\ 3\ 1 = (1/2)^5$$
$$F = (1/2)^5 + (1/2)^5 = 1/32 + 1/32 = 2/32 = 1/16$$

Exemplo 3

Como calcular o coeficiente de endocruzamento (*F*) do animal *A* da Figura 5.5, *A*?

- Converter o heredograma para um diagrama de setas (Figura 5.5, *B*).
- Calcular o coeficiente de endocruzamento do ancestral *E* (F_A):

$$E\ G\ I\ H\ E = (1/2)^3$$
$$E\ G\ J\ H\ E = (1/2)^3$$
$$F_A = (1/2)^3 + (1/2)^3 = 1/4 = 0,25$$

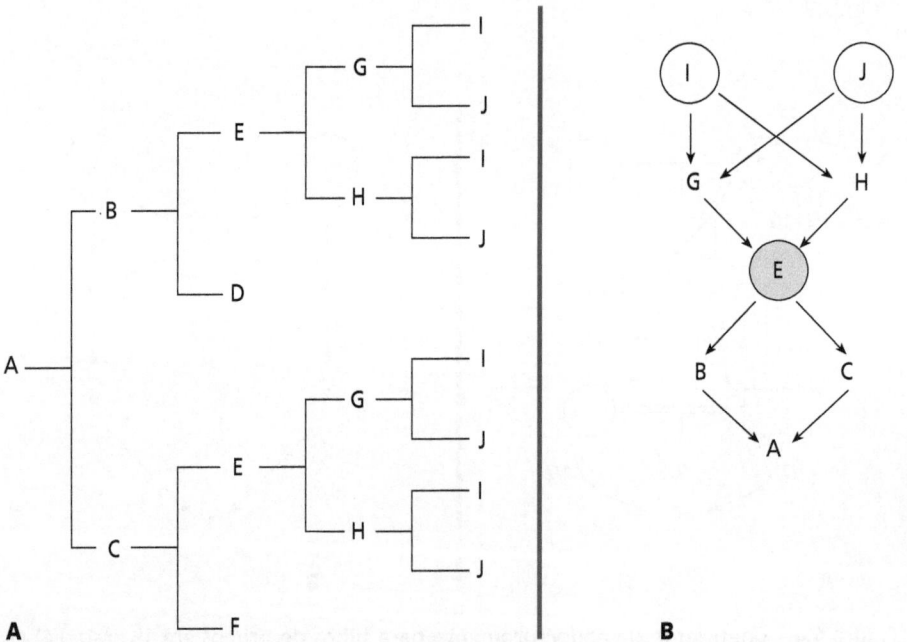

978-85-4120-004-2

Figura 5.5 – Heredograma (*A*) e diagrama de setas (*B*) do animal *A*.

- Calcular o coeficiente de endocruzamento do propósito (F_x):

$$F_x = \Sigma\, [(1/2)^n \times (1 + F_A)]$$

Em que:

n é o número de indivíduos (sem contar A), que vai de um progenitor até o ancestral comum e volta ao outro progenitor, e F_A é o coeficiente de endocruzamento do ancestral comum. Nesse caso:

$$A\ B\ E\ C\ A = (1/2)^3$$
$$F_x = (1/2)^3 \times (1 + 0{,}25) = 0{,}156$$

Programas de melhoramento animal que usavam a endogamia em um esforço para concentrar os genes de animais altamente qualificados dentro do rebanho, por exemplo, utilizando um touro de mérito especial sobre as fêmeas por duas, ou mesmo três, gerações (o touro era acasalado com suas filhas e netas), para que o rebanho tivesse alta proporção de genes desse animal. Os resultados, porém, não eram os esperados: genes recessivos deletérios, que existiam em heterozigose no touro, passavam a se manifestar, em homozigose, nos seus descendentes. Na Tabela 5.1, há alguns exemplos das consequências da homozigose para genes recessivos em animais domésticos.

Algumas linhagens, no entanto, podem apresentar homozigose de genes vantajosos para determinada característica. Atualmente a endogamia é usada para a obtenção dessas linhagens com alguma(s) característica(s) interessante(s), que será(ão) aproveitada(s) em cruzamentos (e não como populações puras para uso comercial), cuja finalidade é a comercialização do híbrido resultante. Esse processo é utilizado na criação de aves e suínos. O desenvolvimento de linhagens endogâmicas em animais domésticos, no entanto, é extremamente caro, trabalhoso e demorado: há necessidade de investimentos na pesquisa genética, que é dificultada porque esses animais, em sua maioria, produzem poucos filhos por parto, possuem períodos de gestação e intervalos entre as gerações relativamente longos, são de manutenção cara e a seleção deve ser bem rigorosa para eliminar os fenótipos indesejáveis. Além disso, a endogamia eleva as taxas de mortalidade pré e pós-natal.

Produção de linhagens endocruzadas

Por exemplo, em camundongos, pode-se começar com 20 casais, em que cada casal seja formado por primos duplos em 1º grau (4 avós em comum), logo, com $F = 1/8$.

Cada casal desses produz uma ninhada (total, 20 ninhadas).

De cada ninhada, escolhe-se um casal de irmãos que iniciará uma linhagem (total, 20 linhagens).

Tabela 5.1 – Alguns exemplos das consequências de genes recessivos em homozigose, em animais domésticos[1]

Animal	Fenótipo
Gatos	*Doença de Chédiak-Higashi*: albinismo oculocutâneo parcial; aumento da suscetibilidade a infecções e tendência a sangramentos. Os animais afetados apresentam plaquetas defeituosas; grânulos aumentados em leucócitos polimorfonucleares e monócitos e aumento de grãos de melanina nos pelos (AR)
Suínos	*Ausência de extremidades*: os leitões nascem vivos, sem os membros anteriores e posteriores (AR) *Fissura palatina*: os leitões não conseguem mamar (AR) *Hemofilia*: defeito na coagulação sanguínea (XR) *Hidrocefalia*: os leitões nascem mortos ou morrem em poucos dias (AR) *Paralisia*: afeta apenas os membros posteriores. Os leitões arrastam-se com a ajuda dos membros anteriores e morrem em poucos dias (AR)
Ovinos	*Nanismo*: animais anões, com boca de "papagaio" (AR) *Contratura muscular*: ao nascimento, os membros estão fixos, rígidos, em posições anormais e com um mínimo de movimento articular (AR) *Condrodisplasia*: membros anormalmente longos e curvos; curvatura da coluna vertebral (AR)
Bovinos	*Agnatia*: o maxilar inferior é bem mais curto que o superior. Descrito em gado Angus e Jersey (XR) *Amputação*: os membros anteriores terminam com o úmero, e os posteriores podem existir até os joelhos. Os afetados apresentam ainda hidrocefalia e palato fendido e morrem em alguns dias. Descrito em Friesian sueco (AR) *Prognatismo*: crânio largo, órbitas oculares grandes, testa larga e ossos nasais largos e chatos. Visão prejudicada à luz do dia (AR) *Hérnia cerebral*: por falha na ossificação dos frontais, fica uma abertura, por onde o tecido cerebral protrai. Os bezerros nascem mortos ou morrem em seguida. Descrito em Holstein-Friesian (AR) *Catarata congênita*: o cristalino é opaco. A córnea, com a idade, aumenta e fica distorcida (AR) *Hipoplasia gonadal*: se as duas gônadas são afetadas, o animal é estéril; se apenas uma o for, a fertilidade fica diminuída (AR) *Molares fundidos*: os pré-molares estão fundidos com a mandíbula, que é reduzida no comprimento e na largura, resultando na aparência de "boca de papagaio". Descrito em Shorthorns (AR) *Cauda em saca-rolha*: causada pela fusão de um, ou mais, par de vértebras coccigeais. Uns bezerros têm uma volta, outros duas (AR)
Equinos	*Ausência de membros anteriores* (AR) *Atresia do cólon*: fechamento do cólon ascendente. Descrita em Percheron (AR)
Cães	*Distrofia muscular*: os animais afetados têm um andar anormalmente rígido, em que os membros posteriores apresentam movimento semelhante ao dos coelhos, abdução das patas e adução dos joelhos e jarretes. O enfraquecimento muscular e a fraqueza são progressivos (XR)

De cada ninhada subsequente, um casal de irmãos será escolhido para produzir a geração seguinte.

Na maioria das linhagens, as ninhadas vão diminuindo de tamanho, até não ser mais possível obter um macho e uma fêmea. Nesse caso, a linhagem está extinta.

Após 6 gerações de camundongos, sobram, em média, apenas 3 linhagens (das 20 originais).

Por volta da 12ª geração, é provável que apenas uma linhagem exista ($F = 94\%$). Na 20ª geração, o F dessa linhagem será 99%.

As 19 linhagens que se extinguiram eram homozigotas para vários genes "ruins"; a que sobra é homozigota para genes "bons" (Figura 5.6).

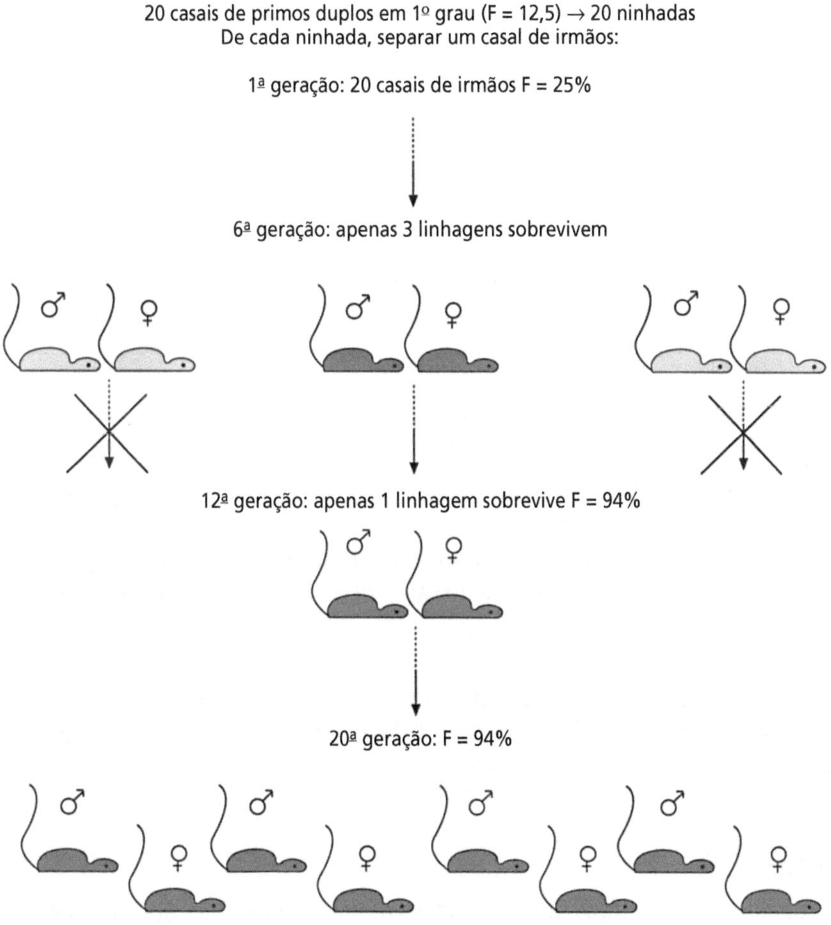

20 casais de primos duplos em 1º grau (F = 12,5) → 20 ninhadas
De cada ninhada, separar um casal de irmãos:

1ª geração: 20 casais de irmãos F = 25%

6ª geração: apenas 3 linhagens sobrevivem

12ª geração: apenas 1 linhagem sobrevive F = 94%

20ª geração: F = 94%

Figura 5.6 – Esquema da produção de linhagens endocruzadas: as 19 linhagens que se extinguiram eram homozigotas para vários genes deletérios; a que sobra, é homozigota para genes "bons".

Depressão endogâmica versus animais de zoológico e espécies em extinção

O endocruzamento diminui a heterozigose e aumenta a homozigose. Alguns genes recessivos patológicos mantêm-se nas populações por um equilíbrio entre mutação e seleção, e a maioria desses genes está "escondida" em heterozigose. Como o endocruzamento diminui a frequência da heterozigose, ele faz que esses genes "apareçam" nos homozigotos, isto é, ele aumentará a frequência de todos os defeitos genéticos que são causados por genes recessivos. Como muitos desses defeitos diminuem o desempenho produtivo e/ou reprodutivo dos animais, o endocruzamento geralmente ocasiona a diminuição do desempenho. Essa diminuição do desempenho, resultante de endocruzamentos, é chamada de *depressão endogâmica*.

Segundo o Ibama, havia, no Brasil, em 2003, 69 espécies de mamíferos ameaçadas de extinção, das quais 26 eram primatas. Os zoológicos e os centros de primatologia já conseguiram reproduzir em cativeiro algumas dessas espécies. O cuxiú e os uacaris, porém, só estão se multiplicando na Europa e nos EUA, aonde esses animais chegaram de maneira ilegal, pois a lei brasileira não permite a captura, e muito menos a exportação, deles. Algumas espécies, como o jacaré-de-papo-amarelo, o gavião-real, a surucucu e o veado-campeiro, que faziam parte da primeira "lista vermelha" divulgada pelo Ibama em 1989, não estão mais na lista atualizada, o que demonstra que, na última década, os esforços de proteção ambiental foram bem-sucedidos em áreas de preservação. A Tabela 5.2 apresenta a lista atualizada dos mamíferos em perigo de extinção.

A preocupação maior dos conservacionistas é com a preservação do meio ambiente, pois não adianta criar reservas no papel sem demarcá-las. Não está sequer demarcada a estação ecológica onde foram reproduzidos, pela primeira vez em cativeiro, o quase extinto mono-carvoeiro e o macaco-barrigudo. Esse último quase desapareceu por causa do sabor de sua carne (apreciada pelos índios) e sua inteligência, tão próxima à do homem, que as fêmeas gostam, inclusive, de usar enfeites, como colares e braceletes.

Na América do Sul, apenas duas espécies de mamíferos estão efetivamente extintas: o lobo-das-malvinas e a chinchila. O primeiro foi eliminado pelos ingleses e a segunda sobrevive apenas em cativeiro.

Exogamia

É o cruzamento entre indivíduos não aparentados (da mesma raça ou espécie ou, então, de raças ou espécies diferentes).

O cruzamento entre indivíduos de duas linhagens resultantes de endocruzamento origina o *híbrido*, cujo valor fenotípico médio é superior ao de seus pais.

Tabela 5.2 – Espécies já descritas de mamíferos da fauna brasileira, ameaçadas de extinção (ver a lista completa das espécies da fauna brasileira ameaçadas, na página do Ministério do Meio Ambiente (www.mma.gov.br)

I - Criticamente em perigo		
Nome popular	*Nome científico*	*Classificação*
Baleia-azul	*Balaenoptera musculus*	Balenopteridae, Cetacea
Cuíca-de-colete	*Caluromysiops irrupta*	Didelphidae, Didelphimorphia
Guariba-de-mãos	*Alouatta belzebul ululata*	Atelidae, Primates
Bugio, barbado	*A. guariba guariba*	
Muriqui	*Brachyteles hypoxanthus*	
Mico-leão-de-cara-preta	*Leontopithecus caissara*	Callitrichidae, Primates
Mico-leão-preto	*L. chrysopygus*	
Sagui-de-duas-cores	*Saguinus bicolor*	
Macaco-caiarara	*Cebus kaapori*	Cebidae, Primates
Macaco-prego-de-peito-amarelo	*C. xanthosternos*	
Guigó	*Callicebus barbarabrownae*	Pitheciidae, Primates
Guigó-de-coimbra-filho	*C. coimbrai*	
Rato-de-espinho	*Carterodon suicidens*	Echymidade, Rodentia
Rato-da-árvore	*Phyllomys unicolor*	
Rato-candango	*Juscelinomys candango*	Muridae, Rodentia
Rato-do-mato	*Kunsia fronto*	
	Wilfredomys cenax	
Peixe-boi-marinho	*Trichechus manatus*	Trichechidae, Sirenia

(continua)

Tabela 5.2 – Espécies já descritas de mamíferos da fauna brasileira, ameaçadas de extinção (ver a lista completa das espécies da fauna brasileira ameaçadas, na página do Ministério do Meio Ambiente (www.mma.gov.br) *(continuação)*

II - Em perigo

Nome popular	Nome científico	Classificação
Baleia-franca-do-sul	*Eubalaena australis*	Balaenidae, Cetacea
Baleia-fin	*Balaenoptera physalus*	
Toninha, cachimbo, boto-amarelo, franciscana	*Pontoporia blainvillei*	Pontoporidae, Cetacea
Coatá	*Ateles marginatus*	Atelidae, Primates
Muriqui, mono-carvoeiro	*Brahcyteles arachnoides*	
Sagui-da-serra	*Callithrix flaviceps*	Callitrichidae, Primates
Mico-leão-de-cara-dourada	*Leontopithecus chrysomelas*	
Mico-leão-dourado	*L. rosalia*	
Cuxiú-preto	*Chiropotes satanas*	Pitheciidade, Primates
Rato-da-árvore	*Phyllomis brasiliensis*	Echimyidae, Rodentia
	P. thomasi	

III - Vulneráveis

Nome popular	Nome científico	Classificação
Cervo-do-pantanal	*Blastocerus dichotomus*	Cervidae, Artiodactyla
Veado-bororó-do-sul	*Mazama nana*	
Lobo-guará	*Chrysocyon brachyurus*	Canidae, Carnivora
Cachorro-vinagre	*Speothus venaticus*	

978-85-4120-004-2

Tabela 5.2 – Espécies já descritas de mamíferos da fauna brasileira, ameaçadas de extinção (ver a lista completa das espécies da fauna brasileira ameaçadas, na página do Ministério do Meio Ambiente (www.mma.gov.br) *(continuação)*

III - Vulneráveis		
Nome popular	*Nome científico*	*Classificação*
Jaguatirica	*Leopardus pardalis mitis*	Felidae, Carnivora
Gato-do-mato	*Leopardus tigrinus*	
Gato-maracajá	*Leopardus wiedii*	
Gato-palheiro	*Oncifelis colocolo*	
Onça-pintada	*Panthera onca*	
Onça-parda, suçuarana, puma, onça-vermelha, leão-baio	*Puma concolor capricornensis*	
Onça-vermelha, suçuarana, onça-parda, puma	*Puma concolor greeni*	
Ariranha	*Pteronura brasiliensis*	Mustelidae, Carnivora
Baleia-sei, espadarte	*Balaenoptera borealis*	Balenopteridae, Cetacea
Baleia-jubarte, jubarte	*Megaptera novaeangliae*	
Cachalote	*Physeter macrocephalus*	Physeteridae, Cetacea
Morcego	*Lonchophylla bokermanni* *L. dekeyseri* *Platyrrhinus recifinus*	Phyllostomidae, Chiroptera
	Lasiurus ebenus *Myotis ruber*	Vespertilionidae, Chiroptera
Coatá, macaco-aranha	*Ateles belzebuth*	Atelidae, Primates

(continua)

Tabela 5.2 – Espécies já descritas de mamíferos da fauna brasileira, ameaçadas de extinção (ver a lista completa das espécies da fauna brasileira ameaçadas, na página do Ministério do Meio Ambiente (www.mma.gov.br) *(continuação)*

III - Vulneráveis		
Nome popular	*Nome científico*	*Classificação*
Sagui-da-serra-escuro	*Callithrix aurita*	Callitrichidae, Primates
Macaco-prego	*Cebus robustus*	Cebidae, Primates
Macaco-de cheiro	*Saimiri vanzolinii*	
Uacari-branco	*Cacajao calvus calvus*	Pitheciidae, Primates
Uacari-de-novaes	*C. calvus novaesi*	
Uacari-vermelho	*C. calvus rubicundos*	
Sauá, guigó	*Callicebus melanochir*	
Sauá, guigó	*C. personatus*	
Cuxiú	*Chiropotes utahicki*	
Rato-do-cacau	*Callistomys pictus*	Echimyidae, Rodentia
Ouriço-preto	*Chaetomys subspinosus*	Erethizontidae, Rodentia
Rato-do-mato-ferrugíneo	*Phaenomys ferrugineus*	Muridae, Rodentia
Rato-do-mato-vermelho	*Rhagomys rufescens*	
Tuco-tuco	*Ctenomys flamarioni*	Octodontidae, Rodentia
Peixe-boi-da-amazônia	*Trichechus inunguis*	Trichechidae, Sirenia
Preguiça-de-coleira	*Bradypus torquatus*	Bradypodidae, Xenarthra
Tatu-canastra	*Priodontes maximus*	Dasypodidae, Xenarthra
Tatu-bola	*Tolypeutes tricinctus*	
Tamanduá-bandeira	*Mymecophaga tridactyla*	

Esse fenômeno é chamado de *heterose*, a qual não ocorre para qualquer gene ou característica: na agricultura, pode-se melhorar o vigor do milho, do trigo, do sorgo e do tomate, por exemplo, e na pecuária, o de galinhas poedeiras, frangos de corte e suínos para carne.

Nas características com herança dominante, supõe-se que ocorra heterose porque os genes recessivos "ruins" ficariam "escondidos" no híbrido:

$$\text{P: } AA;\ bb:\ cc;\ DD;\ ee \times aa;\ BB;\ CC;\ dd;\ EE$$
$$F_1\text{: } Aa;\ Bb;\ Cc;\ Dd;\ Ee$$

Nas características em que ocorre interação entre diferentes locos, a combinação de genes do heterozigoto também pode mostrar-se vantajosa:

$$\text{P: } AABB \times aabb$$
$$F_1\text{: } AaBb$$

Nas características em que ocorre *superdominância* (ou sobredominância), isto é, em que existe *interação* no mesmo loco, o indivíduo *Aa* seria melhor que *AA* ou *aa*.

Nas características com herança quantitativa, não ocorre heterose, pois a F_1 tem um valor fenotípico médio igual à média dos pais. Nesses casos, porém, ela pode ser (e é) utilizada se o interesse não for, por exemplo, uma F_1 que produza mais leite que a geração parental, mas sim uma F_1 que produza bem leite (mesmo que um pouco menos que a mãe), mas que seja, também, tão resistente quanto o pai. Ou, como nas aves, cujo desenvolvimento de carcaça e número de ovos são características com correlação negativa. Nesse caso, a solução é fazer linhagem endocruzada para carcaça e linhagem endocruzada para ovos e cruzá-las para obter uma F_1 com ambas as características.

Observação: O *"pinto-avô"* – no esquema mais simples, pratica-se consanguinidade acentuada, utilizando o acasalamento de irmão × irmã durante, no mínimo, 4 gerações para obter linhagens com alto índice de homozigose. Normalmente um macho é acasalado com 6 a 12 irmãs, produzindo-se simultaneamente várias linhagens de aves. Sobre esse material, é aplicada intensa seleção, em que, de 10.000 aves iniciais, apenas 1.000 são aproveitadas. A seguir, essas linhagens são cruzadas; as que produzirem os melhores resultados, constituirão as linhagens de "bisavós", que serão conservados pelos seus criadores. Estes venderão apenas os pintos descendentes dos cruzamentos entre esses bisavós – são os pintos-"avós". O comprador adquire esses pintos-avós, cruza-os e obtém descendentes de duas linhagens: a masculina, com características selecionadas para corte; e a feminina, com características selecionadas para aves poedeiras. Do cruzamento entre essas duas linhagens, o criador obtém os híbridos, com características superiores aos pais (heterose), que serão, então, comercializados (Figura 5.7).

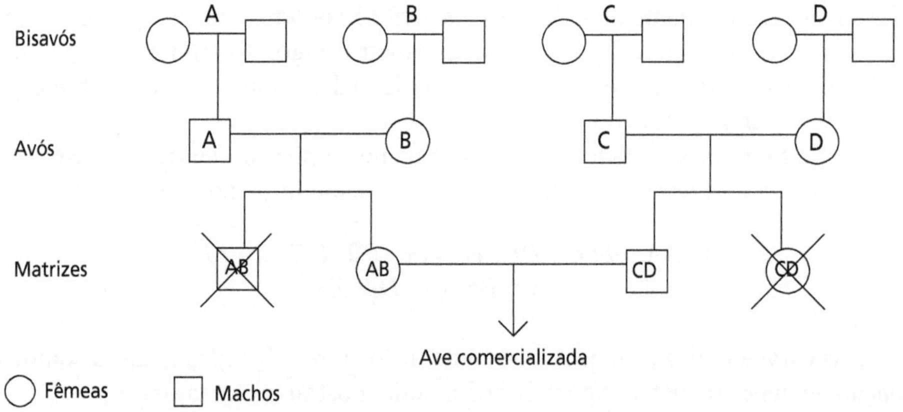

Figura 5.7 – Esquema da produção comercial de aves, com base em endogamia e heterose.

O pinto comercializado beneficia-se da heterose, ou seja, do cruzamento entre linhagens homozigotas. Mas o cruzamento entre esses pintos resulta em grande variabilidade, com declínio do valor heterótico e consequente redução do potencial econômico desses animais. Portanto, após a morte dos pintos-avós, é necessário comprar novos deles.

Heterose

Como a heterose não é uma condição comum a todas as características genéticas, é importante estimar o grau de heterose para cada caráter, para se conhecer aqueles que poderão ser melhorados pelos tipos de cruzamentos envolvendo sistemas heteróticos. Embora existam discussões entre criadores sobre a melhor maneira de estimar o valor heterótico de um caráter, a melhor estimativa parece ser mediante a comparação do valor obtido entre grupos de indivíduos cruzados com os valores das raças que deram origem a esses indivíduos. Tal cálculo pode ser realizado de acordo com a seguinte fórmula:

$$\text{Heterose } (\%) = \frac{\text{média dos descendentes } F_1 - \text{média dos pais}}{\text{Média dos pais}} \times 100$$

Por exemplo, suponha que, na raça A de suínos, a média de descendentes por barrigada seja 7, na raça B, = 8 e nos descendentes, = 9. A porcentagem de heterose seria de $(9 - 7,5/7,5) \times 100 = 20\%$.

A medida de heterose deve envolver os valores referentes a ambos os grupos de indivíduos utilizados nos cruzamentos, para evitar influências não genéticas.

978-85-4120-004-2

Por exemplo, um bezerro do cruzamento de uma fêmea Holstein (holandesa) e um touro Angus será, no desmame, mais pesado que um animal produzido pelo cruzamento oposto, por conta de a fêmea Holstein ser melhor produtora de leite que a Angus.

Lembrar que as características mais afetadas pela heterose são aquelas que mostram efeitos mais adversos quando os animais são mantidos em regime de endocruzamento.

Como aproveitar as vantagens da heterose

Outcrossing *ou "cruzamento" ou "exocruzamento"*

São cruzados animais não aparentados, mas pertencentes à mesma raça.

Esse sistema é o mais utilizado pela maioria dos criadores pelo fato de, além de provocar a melhora dos rebanhos, não alterar os padrões relativos à raça dos animais. Assim, um criador de suínos da raça Landrace que desejar aumentar o número de filhotes por barrigada utilizará um varrão também da raça Landrace. Ainda nesse caso, uma outra vantagem é que todos os animais do rebanho estarão ligados a um reprodutor famoso, possibilitando o aparecimento de animais com o potencial igual ou superior ao do reprodutor. Um outro tipo de aplicação do *outcrossing* é o "nivelamento" do rebanho. Nesse caso, o sêmen de um animal com ótima classificação é utilizado para inseminação de fêmeas de qualidade regular ou baixa. Uma das características do nivelamento é que o aumento por conta da heterose ocorre, principalmente, nos descendentes da primeira geração – diminuindo à medida que, nas gerações posteriores, ocorre a melhoria do rebanho.

Crossbreeding *ou* criss-cross *ou "mestiçagem"*

São cruzados animais de raças diferentes.

Uma das razões para se utilizar tal sistema de cruzamento é que ele possibilita obter vantagens da heterose nos casos em que isso não é possível, usando-se linhagens de uma mesma raça. O *crossbreeding* também é usado para combinar, em um único animal, as características desejáveis de duas raças ou mais. Por exemplo, nos trópicos, os zebuínos são cruzados com raças europeias no sentido de obter indivíduos com maior resistência ao calor e a doenças e também com ótima produção de carne ou leite.

O *crossbreeding* é usado atualmente no desenvolvimento de novas raças de animais domésticos. Os cruzamentos iniciais são seguidos de endocruzamento e seleção da característica desejada para a nova raça. Um exemplo é a raça Santa Gertrudis de bovino, desenvolvida a partir de cruzamentos entre animais Shorthorn e Zebu. No Brasil, procedimento semelhante foi utilizado para a raça Canchim, resultante do cruzamento entre animais Charolês e Nelore.

Alguns criadores acham que o método tem a desvantagem de que os descendentes não têm padrão de pelagem uniforme. Isso pode ser minimizado com a utilização de raças com padrões semelhantes de cores de pelagem.

O *crossbreeding* pode ser realizado com vários tipos de cruzamento:

CRUZAMENTO SIMPLES

São cruzadas duas ou mais raças, e o mestiço é explorado economicamente.

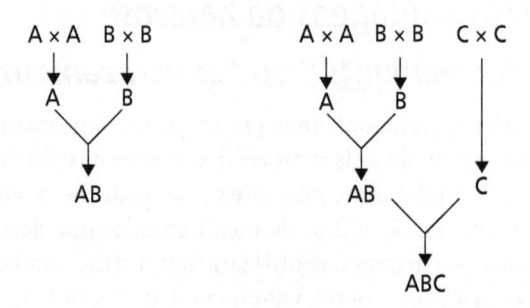

O cruzamento, por exemplo, de bovinos das raças Red-Poll e Zebu, produz mestiços que vivem bem em condições tropicais, cujas fêmeas são boas produtoras de leite e os machos têm bom peso na época do abate.

Esse sistema, no entanto, necessita de bastante planejamento; por exemplo, consideremos duas raças A e B, as quais queremos cruzar. A raça A possui excelente fertilidade e habilidade maternal, ao passo que a raça B é excelente na taxa de crescimento após o desmame e na quantidade e na qualidade da carcaça. É óbvio que a raça A deverá fornecer as fêmeas para serem inseminadas por machos B. Fêmeas da linhagem A e alguns reprodutores de B deverão ser continuamente produzidos por cruzamentos entre indivíduos de cada raça.

CRUZAMENTO CONTÍNUO (OU ABSORVENTE)

São cruzadas duas raças com a finalidade de uma delas praticamente absorver a outra. Os mestiços são cobertos, nas gerações sucessivas, sempre por indivíduos de uma das raças originais, até se chegar ao indivíduo "PC".

Em zootecnia, a expressão *"grau de sangue"* é bastante usada quando se trabalha com esse tipo de cruzamento e indica, no indivíduo mestiço, as frações provenientes de diferentes raças que compõem o seu patrimônio genético. Por exemplo, acasalando-se animais Nelore (N) e Charolês (C), o mestiço (M_1) será: $1/2N + 1/2C$. Isso quer dizer que o M_1 será "meio-sangue" Charolês-Nelore (ou vice-versa). Acasalando-se esse mestiço com um Nelore, o mestiço M_2 será: $1/2N + 1/2 (1/2C + 1/2N) = 1/2N + 1/4C + 1/4N = 3/4N + 1/4C$. Nesse caso, o M_2 tem 1/4 de sangue Charolês e 3/4 Nelore. E assim por diante. Se os cruzamentos continuarem sendo sempre feitos entre os mestiços e indivíduos Nelore, na 5ª geração os produtos apresentarão "grau de sangue" $31/32N + 1/32C$ e serão chamados de "Nelore PC".

Macho *Charolês* × Fêmea *Nelore*
↓
Fêmea M_1 × Macho *Nelore*
↓
Fêmea M_2 × Macho *Nelore*
↓
Fêmea M_3 × Macho *Nelore*

CRUZAMENTO ROTATÓRIO (OU ALTERNADO)

Duas ou mais raças são acasaladas alternativamente.

- *Cruzamento rotatório duplo*: as fêmeas mestiças resultantes do cruzamento de um macho Red-Poll com uma fêmea Zebu são cruzadas com machos Zebu. As mestiças M_2, por sua vez, são cruzadas com machos Red-Poll; as M_3, com machos Zebu e assim por diante:

Macho R × Fêmea Z
↓
Fêmea M_1 × Macho Z
↓
Fêmea M_2 × Macho R
↓
Fêmea M_3 × Macho Z

- *Cruzamento rotatório triplo*: é aquele que tem se mostrado extremamente favorável na criação de suínos. Por exemplo, o cruzamento entre as raças de suínos Duroc, Landrace e Wessex é feito da seguinte maneira:

Macho D × Fêmea L
↓
Fêmea M_1 × Macho W
↓
Fêmea M_2 × Macho L
↓
Fêmea M_3 × Macho D
↓
Fêmea M_4 × Macho W
↓
Fêmea M_5 × Macho L

Utilizando-se esse método, basta manter um macho *L*, um *W* e um *D* ótimos; a cada geração, os machos mestiços estão liberados para a comercialização.

Observação: Quando se cruzam animais de espécies diferentes (p. ex., o cavalo e o jumento), está se realizando uma *hibridação*, e os animais resultantes são chamados de *híbridos*.

Leitura complementar

Depressão endogâmica[2]

Lembrando que o endocruzamento afeta todos os genes do mesmo modo, fica evidente que ele aumentará a frequência de todos os defeitos genéticos que são causados por genes recessivos. Como muitos desses defeitos diminuem o desempenho produtivo e/ou reprodutivo dos animais, o endocruzamento geralmente provoca a diminuição do desempenho. Essa diminuição do desempenho, resultante de endocruzamentos, é a chamada "depressão endogâmica". Em geral, a depressão endogâmica ocorre em todos os locos onde o desempenho do heterozigoto é maior que a média dos dois homozigotos. Em outras palavras, a depressão endogâmica ocorre sempre que genes que melhoram o desempenho têm algum grau de relação de dominância. Quanto maior a diferença entre o desempenho dos heterozigotos e a média dos homozigotos, maior será a depressão endogâmica.

Nicholas comenta que, com os dados disponíveis, coletados em um estudo de 939 descendentes de 16 espécies diferentes de ungulados (mamíferos com cascos) em cativeiro, foi determinado que, pelo menos 380 (= 40%), tinham os progenitores aparentados e, por isso, eram endocruzados. Desses descendentes de endocruzamentos, 49% morreram antes dos 6 meses de idade. Em contraste, apenas 23% dos descendentes de casais não consanguíneos morreram nessa faixa de idade.

Esses números fornecem mais evidências sobre a importância da depressão endogâmica e ilustram os problemas observados quando da feitura de cruzamentos de animais em cativeiro. Entretanto, esses números não devem ser tomados como evidência de que o endocruzamento sempre resulta em diminuição da viabilidade e do desempenho reprodutivo. As populações atuais de gado bovino branco "Chillingham" e do cervídeo "Pére David", por exemplo, estão sobrevivendo e se reproduzindo muito bem, apesar de serem originados de um número muito pequeno de ancestrais e terem níveis muito altos de endocruzamento. O ponto que deve ser entendido, nesses casos e em outros semelhantes, é que as linhagens que sobrevivem correspondem à sobrevivente entre as 20 da experiência com camundongos, mencionada no Capítulo 5. Assim, para cada caso de Chillingham e Pére David, existirão muitas outras populações semelhantes atualmente extintas. Não existe dúvida de que o endocruzamento, em média, diminui a viabilidade e a capacidade reprodutiva. Essa conclusão geral fornece um aviso aos bem-intencionados conservacionistas que acreditam que seu dever está cumprido quando uma espécie que está em extinção na natureza consegue se reproduzir em cativeiro.

O condor da Califórnia, por exemplo, é uma espécie em extinção. A espécie estava, em julho de 1992, constituída por somente 6 animais, e mostra sinais de diminuir ainda mais no futuro. Lançou-se um "Plano de Salvamento do Condor", com o objetivo de capturar alguns dos pássaros restantes, para tentar reproduzi--los em cativeiro, livres dos perigos da natureza que estariam ameaçando a espécie. Se o Plano for bem-sucedido, a espécie, segundo os idealizadores, desaparecerá da natureza, mas não se extinguirá.

Mas quais são as chances de conseguir que o condor se reproduza em cativeiro e, se ele se reproduzir, quais serão as consequências a longo prazo? Infelizmente a probabilidade de que o animal se reproduza em cativeiro é muito pequena. Mesmo que isso possa ser bem-sucedido em pequena escala, as consequências a longo prazo não são muito favoráveis. Suponha, por exemplo, que, dentre os animais capturados, apenas um casal produza descendentes. Quando esse casal morrer e os descendentes estiverem prontos para reprodução, não haverá alternativa senão o cruzamento entre irmãos [coeficiente de endocruzamento (F) = 1/4]. Apesar de esse ser um exemplo extremo, ele indica que, se o condor da Califórnia se reproduzir em cativeiro, em escala limitada, o nível de endocruzamento aumentará rapidamente e, consequentemente, o desempenho reprodutivo declinará. Não importa o que for feito, portanto, provavelmente o condor da Califórnia está condenado. Isso não significa que não se deve tentar salvar o animal, mas, sim, que a salvação do condor não é simplesmente fazê-lo reproduzir-se em cativeiro.

Problemas semelhantes são conhecidos pelos conservacionistas do mundo inteiro. Existem muitas espécies e raças cuja população total consiste em alguns poucos animais. Tentativas valiosas são empreendidas para conservar essas espécies e raças nos zoológicos e outros centros. Com números muito pequenos de animais, no entanto, os problemas de depressão endogâmica de características como viabilidade e capacidade reprodutiva tornam-se muito importantes. Frequentemente muito pouco pode ser feito: na melhor das hipóteses, podem-se planejar os cruzamentos, de modo a diminuir o parentesco entre os casais. Para esse fim, a troca de animais entre diferentes zoológicos é sempre uma boa solução. Mas, em muitas situações, tais trocas são impossíveis ou muito caras. Não existem, infelizmente, soluções fáceis para os problemas da conservação de espécies, ou raças, raras ou em extinção.

Solução do problema proposto no início do capítulo

O macho reprodutor provavelmente era heterozigoto para um gene recessivo deletério, ou seja, vários descendentes dele também são heterozigotos para esse gene. Ao se realizar o retrocruzamento, começaram a aparecer indivíduos homozigotos recessivos com a doença.

O criador deve procurar realizar os cruzamentos entre indivíduos não aparentados, isto é, deve evitar a endogamia.

Exercícios

1. Imagine que você é proprietário de um animal que resultou de *imbreeding*. Represente o *pedigree* desse animal, mostrando, em 4 gerações, o que é *imbreeding*.

2. A produção de sementes (sacas por acre) e a altura da planta (em cm) foram medidas em três populações de milho:

	Produção de sementes	Altura da planta
Variedade 1	73,3	265
Variedade 2	25,0	193
Híbridos (F_1)	71,4	257

Qual das características estudadas apresentou maior porcentagem de heterose?

3.
a) Calcule o coeficiente de endocruzamento (F_x) do animal X:

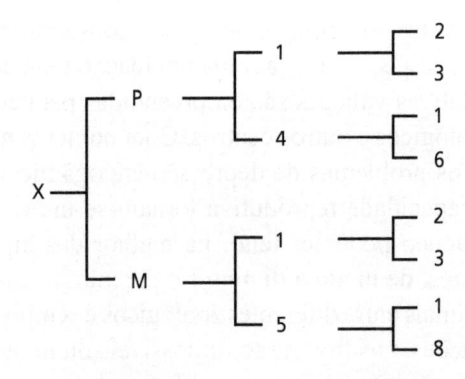

b) Se o animal nº 1 tivesse um $F_a = 0,25$, qual seria, então, o F_x do animal X?

4. Calcule o coeficiente de endocruzamento (F_x) do animal X:

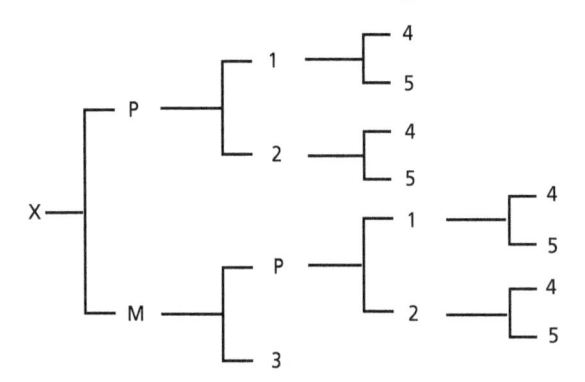

5. A seguir, estão os *pedigrees* de dois cães, *A* e *B*. O veterinário radiografou os dois e, em um deles, diagnosticou displasia coxofemoral. Mas o veterinário esqueceu-se de identificar as chapas de raios X. Calcule e analise os coeficientes de endocruzamento dos dois cães e ajude o veterinário respondendo: qual dos dois cães tem maior probabilidade de apresentar displasia coxofemoral? Por quê?

6.

a) Calcule o coeficiente de endocruzamento (F_x) do animal *Z*:

b) Se o animal *H* tivesse um $F_A = 0,25$, qual seria, então, o F_x do animal *Z*?

7. Um criador importou um casal de cavalos árabes para iniciar uma criação. Dos dois animais, ambos belíssimos, um era heterozigoto para um gene deletério recessivo. O criador cruzou esses animais várias vezes e obteve descendentes de F_1 ótimos, que ele pretende utilizar em cruzamentos no próprio haras. O que acontecerá com essa criação quando esses animais de F_1 forem cruzados entre si e em retrocruzamentos com seus progenitores? Justifique sua resposta.

8. Calcule o coeficiente de endocruzamento do animal X (F_x).

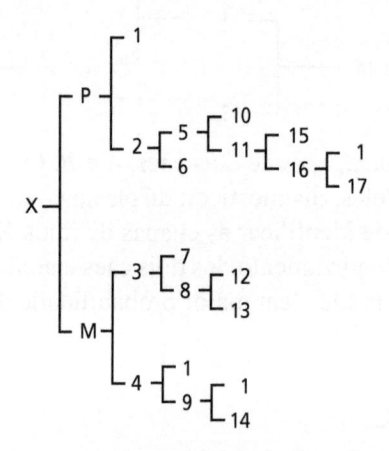

REFERÊNCIAS

1. LASLEY, J. F. **Genetics of Livestock Improvement**. 3. ed., New Jersey: Prentice-Hall, 1978.
2. NICHOLAS, F. W. **Veterinary Genetics**. 2. ed., New York: Oxford University Press, 1996.

Capítulo 6

Genes nas Populações: Teorema de Hardy-Weinberg

Introdução

Ao terminar de estudar os conceitos discutidos neste capítulo, você deverá estar apto a resolver problemas, por exemplo, do tipo que se segue:

Um gene autossômico dominante, letal em homozigose (os embriões não chegam a se formar), causa encurtamento dos membros em bovinos. Em uma determinada população, em cada 5.000 bezerros que nascem, 3 têm o defeito. Qual é a frequência do gene nessa população?

A maioria das doenças genéticas é rara e, consequentemente, não é causa de grande preocupação. Ocasionalmente, entretanto, uma anomalia ou doença genética atinge uma frequência alta entre os animais de um ou alguns criadores ou, às vezes, de toda uma raça.

As consequências econômicas de tal aumento na frequência são, às vezes, muito graves, e os criadores pedirão conselhos sobre como a doença pode ter sua frequência diminuída ou mesmo ser eliminada. Para poder dar conselhos úteis em casos como esse, é necessário saber mais do que os tipos de herança e os fatores que alteram a sua interpretação: deve-se também entender o modo como os genes comportam-se em uma manada, rebanho, canil ou gatil, ou mesmo em toda uma raça. Para isso, é necessário ter noções sobre a genética de populações.

Um conjunto de organismos que se reproduz sexualmente e ao acaso, e que ocupa limites geográficos bem-definidos, constitui uma "população mendeliana".

Observação: Tendo em vista que a criação de animais domésticos está, em grande parte, sob controle da espécie humana, que decide os cruzamentos, pode-se pensar que o conceito de cruzamento ao acaso é altamente irrelevante em animais domésticos. Entretanto, ao decidir quais animais cruzar, o homem baseia sua escolha em um número relativamente pequeno de características que são mensuráveis ou, pelo menos, facilmente visíveis, como produção de leite, peso de lã, cor de pelagem ou aspectos da conformação. Mas, nesses casos, o cruzamento ainda é ao acaso em relação, por exemplo, aos grupos sanguíneos que, geralmente, não são conhecidos. Para muitas doenças genéticas, com herança recessiva simples, o cruzamento entre os que sobrevivem até a idade reprodutiva também é ao acaso, uma vez que o heterozigoto tem o mesmo fenótipo que o homozigoto dominante.

As populações mendelianas têm duas qualidades importantes: seu "conjunto gênico" (gene *pool*) e suas "frequências gênicas".

Frequências genotípicas e gênicas

Nas ovelhas, existem duas formas diferentes de hemoglobina (Hb^A e Hb^B), que são produtos de dois genes diferentes, A_1 e A_2, de um loco autossômico, sem dominância.

Como existem dois alelos diferentes, três genótipos diferentes são possíveis – A_1A_1, A_1A_2 e A_2A_2. Os animais A_1A_1 têm hemoglobina Hb^A, os A_2A_2, Hb^B, e os A_1A_2, hemoglobinas Hb^A e Hb^B. Suponha que foram tomadas amostras de sangue de 100 ovelhas e que, após eletroforese para determinar o tipo de hemoglobina de cada ovelha, descobriu-se que 70 eram A_1A_1, 20, A_1A_2, e 10, A_2A_2. Com essa informação, é possível calcular as proporções de cada genótipo na amostra. Essas proporções são chamadas de *frequências genotípicas*, que são: A_1A_1= 70/100; A_1A_2= 20/100 e A_2A_2 = 10/100. Também é possível calcular as proporções de cada alelo ou gene na amostra, isto é, as *frequências gênicas*: se n_1, n_2 e n_3 são os números de indivíduos da população que, respectivamente, têm os genótipos A_1A_1, A_1A_2 e A_2A_2, então as frequências dos genes são:

$$\text{Freqüência do alelo } A_1 = p = \frac{2n_1 + n_2}{2N} = \frac{n_1 + 1/2n_2}{N}$$

$$\text{Freqüência do alelo } A_2 = q = \frac{2n_3 + n_2}{2N} = \frac{n_3 + 1/2n_2}{N}$$

A soma das frequências p (de A_1) e q (de A_2) é sempre igual a 1.

No exemplo das ovelhas, 100 ovelhas significam 200 genes nesse loco. A frequência do gene A_1, nessa população, é:

$$\text{Indivíduos } A_1A_1 = 70 = 140 \text{ genes } A_1$$
$$+$$
$$\text{Indivíduos } A_1A_2 = 20 = \underline{20 \text{ genes } A_1}$$
$$\textit{Total} \qquad 160 \text{ genes } A_1$$

Frequência de $A_1 = p = 160/200 = 0,8$ ou 80%.

A frequência do gene A_2, nessa população, é: p (de A_1) + q (de A_2) = 1. Logo, $0,8 + q = 1$ e $q = 0,2$ ou 20%.

Teorema de Hardy-Weinberg

Quando os cruzamentos entre os membros de uma população grande (mais de 1.000 indivíduos) são completamente ao acaso, isto é, quando cada espermatozoide do conjunto gênico pode se unir a qualquer óvulo, então as frequências genotípicas esperadas para os zigotos podem ser previstas, com base no conhecimento das frequências dos alelos no conjunto gênico da população parental.

Se p é a frequência do gene A_1 na população parental e q é a do gene A_2, as combinações possíveis serão:

	Óvulos	A_1	A_2
		(p)	(q)
S	A_1	A_1A_1	A_1A_2
P	(p)	(p²)	(pq)
T	A_2	A_2A_1	A_2A_2
Z	(q)	(qp)	(q²)

As frequências genotípicas esperadas para os zigotos são:

- *Genótipos*: $A_1A_1 + A_1A_2 + A_2A_2 = 1$.
- *Frequência*: $p^2 + 2pq + q^2 = 1$.

Essa fórmula $- p^2 + 2pq + q^2 -$, que expressa as expectativas genotípicas para a progênie, com base nas frequências gaméticas (alélicas) do conjunto gênico parental, é a formula de *Hardy-Weinberg*. Esses autores concluíram que, em uma população que está em equilíbrio genético (ou seja, não sofre influência de mutações, migrações e seleção e onde os cruzamentos são ao acaso), as frequências gênicas e genotípicas permanecem constantes, de geração para geração.

Embora a fórmula de Hardy-Weinberg refira-se a populações ideais, teóricas, ela pode ser útil na prática para o que se segue.

Analisar as frequências gênicas

Suponha que estamos realizando um trabalho de seleção em duas populações diferentes de ovelhas e queremos testar os resultados desse trabalho, ou seja, se houve alteração na frequência de determinado gene.

População 1

Constituída por 100 ovelhas, das quais *observamos* que 64 são A_1A_1; 32 são A_1A_2 e 4 são A_2A_2.

Calculamos a frequência p, do gene A_1, que é:

$$64 \text{ animais } A_1A_1 = 128 \text{ genes } A_1$$
$$+$$
$$32 \text{ animais } A_1A_2 = \underline{32 \text{ genes } A_1}$$
$$160 \text{ genes } A_1$$
$$P = 160 \text{ genes}/200 \text{ locos} = 0,8$$
$$\text{e, como } p + q = 1, q = 0,2$$

Utilizando a fórmula de Hardy-Weinberg, determinam-se as frequências *esperadas* (teóricas), se a população estiver em equilíbrio genético:

$$A_1A_1 = p^2 = (0,8)^2 = 0,64$$
$$A_1A_2 = 2pq = 2 \times 0,8 \times 0,2 = 0,32$$
$$A_2A_2 = q^2 = (0,2)^2 = 0,04$$

Em resumo, a situação dessa população 1 é:

Genótipos	Frequências esperadas	Nº de genótipos esperados	Nº de genótipos observados
A_1A_1	0,64	64	64
A_1A_2	0,32	32	32
A_2A_2	0,04	4	4

Ou seja, a população está em equilíbrio genético e não houve alteração nas frequências gênicas.

População 2

Seria aquela discutida no início do capítulo, constituída por 100 ovelhas, das quais *observamos* que 70 são A_1A_1; 20 são A_1A_2 e 10 são A_2A_2, e que, calculando a frequência p, do gene A_1, achamos p = 0,8 e, portanto, q = 0,2.

Utilizando a fórmula de Hardy-Weinberg, determinam-se as frequências *esperadas* (teóricas), se a população estiver em equilíbrio genético:

$$A_1A_1 = p^2 = (0,8)^2 = 0,64$$
$$A_1A_2 = 2pq = 2 \times 0,8 \times 0,2 = 0,32$$
$$A_2A_2 = q^2 = (0,2)^2 = 0,04$$

978-85-4120-004-2

Em resumo, a situação dessa população 2 é:

Genótipos	Frequências esperadas	Nº de genótipos esperados	Nº de genótipos observados
A_1A_1	0,64	64	70
A_1A_2	0,32	32	20
A_2A_2	0,04	4	10

Nesse caso, os números *observados* são diferentes daqueles *esperados*. Esse resultado pode refletir alguma flutuação casual ou significar que o equilíbrio genético da população foi alterado, por exemplo, pela seleção que estamos realizando. Para testar se as diferenças são casuais ou não, podem-se submeter os números esperados e os obtidos a um teste estatístico de χ^2, por exemplo, para detectar se a população está de acordo com as previsões de equilíbrio.

Genótipos	Nºˢ observados	Nºˢ esperados	(O – E)	(O – E)²	(O – E)²/E
A_1A_1	70	64	+6	36	0,5625
A_1A_2	20	32	–12	144	4,5
A_2A_2	10	4	+6	36	9
					$14,0625 = \chi^2$

Na tabela seguinte[1], que fornece as probabilidades do χ^2, observe que esse valor de χ^2 (14,0625) indica que os desvios observados são significativos, isto é, *não são devidos ao acaso*. Ou seja, alguma alteração nas frequências gênicas deve ter ocorrido como consequência da seleção que estamos fazendo.

Graus de liberdade	Probabilidades de as diferenças serem casuais						
	0,95	0,70	0,50	0,30	0,10	0,05	0,01
1	0,004	0,15	0,46	1,07	2,71	3,84	6,64
2	0,10	0,71	1,39	2,41	4,61	5,99	9,21
3	0,35	1,42	2,37	3,67	6,25	7,82	11,35
4	0,71	2,20	3,36	4,88	7,78	9,49	13,28
5	1,15	3,00	4,35	6,06	9,24	11,07	15,09
6	1,64	3,83	5,35	7,23	10,65	12,59	16,81
7	2,17	4,67	6,35	8,38	12,02	14,07	18,48
8	2,73	5,53	7,34	9,52	13,36	15,51	20,09
9	3,33	6,39	8,34	10,66	14,68	16,92	21,67
10	3,94	7,27	9,34	11,78	15,99	18,31	23,21

978-85-4120-004-2

Calcular as frequências gênicas

Em casos de locos autossômicos com dois alelos

COM DOMINÂNCIA

Se 75% dos indivíduos de uma população têm o fenótipo dominante para determinada característica, qual é a frequência dos genes desse loco?

R: Se 75% têm fenótipo dominante ($AA + Aa$), 25% têm o fenótipo recessivo (aa).

$$aa = q^2 = 0,25 \therefore q = \sqrt{0,25} = 0,5 \text{ se } p + q = 1,$$
$$p = 1 - q = 1 - 0,5 = 0,5$$

SEM DOMINÂNCIA

Ao se estudar uma população de 6.000 ovelhas, observou-se que 1.800 possuíam hemoglobina A, 3.000, Hb^A e Hb^B e 1.200, Hb^B. Quais as frequências dos alelos A_1 e A_2?

R: Indivíduos $A_1A_1 = 1.800/6.000 = p^2 \therefore p = \sqrt{\dfrac{1.800}{6.000}} = 0,55$

$p + q = 1 \therefore 0,55 + q = 1 \therefore q = 0,45$

Em casos de locos autossômicos com alelos múltiplos

Em cavalos, os genes do *loco* A controlam a distribuição de pelos pretos nos animais que têm o gene *B* (Capítulo 3). O loco A pode ser ocupado pelos alelos A, a e a^t, que têm relação de dominância entre si. Assim, os animais $A\_$ têm os pelos pretos restritos à cauda, à crina e aos membros – são os "baios"; os animais $a\_$ são inteiramente pretos e os a^ta^t, pretos com descoloração amarelada no focinho e nos flancos – os "marrons-focas".

Em uma população de 196 cavalos, observou-se, em relação aos fenótipos determinados pelo loco A, que: 34 eram baios; 144, pretos; e 18, marrons-focas. Quais são as frequências dos genes A, a e a^t nessa população?

Admita que p = frequência do alelo A; q = frequência do alelo a e r = frequência do alelo a^t. Desse modo, tem-se:

Fenótipos	Genótipos	Frequências genotípicas
Baio	AA	p^2
$34/196 = 0,173$	Aa	$2pq$
	Aa^t	$2pr$
Pretos	aa	q^2
$144/196 = 0,735$	aa^t	$2qr$
Marrom-foca	a^ta^t	r^2
$18/196 = 0,092$		

- $r^2 = 0,092 \therefore r = \sqrt{0,092} = 0,30$
- As frequências dos fenótipos *preto (P)* e *marrom-foca (MF)* são dadas por:
  $P + MF = q^2 + 2qr + r^2 \therefore P + MF = (q + r)^2 \therefore$

$$\sqrt{P + MF} = q + r \therefore \sqrt{0,735 + 0,092} = q + r$$

$$\sqrt{0,827} = q + r \therefore 0,90 = q + r \therefore 0,90 = q + 0,30 \therefore q = 0,60$$

Como $p + q + r = 1$, $p + 0,60 + 0,30 = 1$ e $p = 0,10$

Em casos de locos ligados ao cromossomo X

Em uma população de 1.000 cães da raça Cocker Spaniel, 500 eram do sexo masculino e, destes, 20 eram hemofílicos. Quais as frequências do gene para hemofilia e de seu alelo normal?

No sexo homogamético, as frequências são calculadas do mesmo modo que para os genes autossômicos. No sexo heterogamético (aquele que tem apenas um cromossomo X), as frequências genotípicas são iguais às frequências gênicas:

Sexo homogamético	Sexo heterogamético
Genótipos: HH Hh hh	Genótipos: H h
Frequências: p^2 $2pq$ q^2	Frequências: p q

Cães hemofílicos: $X^hY = 20/500 = 0,04 = q$
$p + q = 1 \therefore p + 0,04 = 1 \therefore p = 0,96$

Leitura complementar

Efeito do fundador[2]

As características deletérias, ou mesmo letais, podem atingir frequências altas em determinadas populações, por causa do "efeito do fundador", que é a alteração da frequência gênica que geralmente ocorre quando uma população nova é fundada com um pequeno número de indivíduos.

O caso mais extremo de efeito do fundador em animais domésticos pode ser ilustrado se imaginarmos que apenas um macho e uma fêmea são escolhidos para iniciar uma nova população. Considere um único loco com dois alelos, *A* e *a*. Independentemente da frequência que *A* apresentava na população de onde os pais foram escolhidos, a frequência gênica neles (os pais) deve ser 0,0 (se ambos forem homozigotos para *a*); 0,25 (se um dos pais for *Aa* e o outro, *aa*); 0,50 (se os pais são *Aa* e *Aa*, ou *AA* e *aa*); 0,75 (*AA* e *Aa*) e 1,00 (se ambos os pais forem *AA*). Suponha que a frequência de *A* era, digamos, 0,1 na população da qual os pais foram escolhidos, e que os pais, escolhidos ao acaso, sejam AA e Aa. Nesse caso, a frequência gênica alterou-se de 0,1 para 0,75, alteração que é bem grande e inteiramente devida ao acaso ou amostragem. Uma vez que a frequência gênica nos pais é, agora, de 0,75, segue-se que a frequência gênica nos descendentes desses pais será também de 0,75 (a não ser que seleção, mutação ou migração causem alterações subsequentes). Mesmo que o tamanho da população aumente rapidamente para vários milhares, a frequência gênica permanecerá 0,75 na ausência de seleção, mutação ou migração. Assim, uma população que é fundada por apenas um macho e uma fêmea pode ter um conjunto de frequências gênicas muito diferente daquelas onde os pais fundadores foram escolhidos.

O efeito do fundador é um caso especial de um fenômeno mais geral – a oscilação genética –, que diz respeito a alterações na frequência gênica, devidas inteiramente ao acaso. Essas alterações resultam da amostragem de um número finito de genes, que é inevitável em qualquer população finita. Como essas alterações na frequência gênica são inteiramente devidas ao acaso, sua direção é casual e está completamente fora do controle da espécie humana. Como todas as populações são finitas, segue-se que a oscilação genética ocorre em todas as populações. Entretanto, quanto menor o tamanho da população, maior a magnitude da oscilação genética.

Para aprofundar o conceito geral de oscilação genética, precisa-se de uma definição especial de tamanho da população: algumas populações de animais domésticos são suficientemente grandes (centenas de casais) para que a oscilação genética seja desprezível, ao passo que outras são suficientemente pequenas (menos de 10 casais) para que a oscilação genética seja extremamente importante.

Nicholas[2] discute a imunodeficiência combinada em potros Árabes. Um determinado haras de criação de cavalos árabes, na Austrália, foi fundado pela importação de dois garanhões da Inglaterra. Não existem estimativas da frequência do gene recessivo para imunodeficiência combinada na Inglaterra, mas é provável que seja menor que 0,1. Infelizmente, ambos os reprodutores que fundaram o haras australiano eram heterozigotos para esse gene. Assim, a frequência do gene nos dois machos que fundaram o haras era 0,5. O resultado foi uma frequência inaceitavelmente alta de imunodeficiência combinada nesse haras, em um nível muitíssimo mais alto que o observado na Inglaterra, de onde vieram os garanhões.

Na prática, frequentemente é muito difícil distinguir um aumento de frequência gênica inteiramente devido ao acaso de outro devido à vantagem do heterozigoto. Em muitos casos, os únicos dados disponíveis apenas indicam que um reprodutor particularmente na moda (que, por isso, aparece no *pedigree* de muitos animais) era portador de um gene recessivo indesejável. Em alguns casos, o gene pode ter surgido por mutação nas gônadas de um dos progenitores do reprodutor. Este pode, então, ter sido usado extensivamente ao longo de toda a sua vida, sem ter jamais originado um descendente afetado. Somente quando seus filhos, que frequentemente são também muito populares, são cruzados com fêmeas também descendentes do reprodutor original é que o efeito começa a aparecer. O defeito logo aparece com frequência alarmantemente alta em algumas criações, especialmente naquelas que se concentraram na linhagem famosa, originada pelo reprodutor em questão. O que é difícil determinar é se esse reprodutor tornou-se tão popular por causa de alguma vantagem conferida a ele pelo gene que, em homozigose, era deletério ou se foi apenas azar que um reprodutor tão bom tivesse, por acaso, um gene defeituoso. Em qualquer dos casos, o resultado final é uma frequência muito alta de um defeito, em uma determinada criação e, frequentemente, na raça como um todo. Exemplos como esse são observados com bastante frequência em todas as espécies de animais domésticos. É também verificado na espécie humana, sendo o exemplo clássico o da rainha Vitória, que deve ter recebido de um de seus pais a mutação nova do gene da hemofilia, recessivo ligado ao X. Sua família relativamente grande (9 filhos) casou-se com membros de várias outras famílias reais europeias, nas quais eles introduziram o gene da hemofilia.

Em relação à oscilação genética e ao efeito do fundador, deve-se considerar que existe uma chance igual de que um gene indesejável possa diminuir de frequência devido ao acaso: algumas populações foram fundadas por indivíduos que não tinham o gene indesejável que estava presente na população original. No entanto, essa nova população não ficará livre desse gene indesejável para sempre, uma vez que a mutação provavelmente o introduzirá em algum ponto, no futuro.

Relações filogenéticas, evolução e diversidade genética do cão doméstico[3]

As diferenças em tamanho e conformação entre as raças de cães domésticos (*Canis familiaris*) são bem maiores do que as entre as várias espécies da família Canidae. As diferenças em comportamento e fisiologia também são substanciais. Por que os cães são tão diferentes? A seleção artificial parece ter sido uma força poderosa no rápido desenvolvimento das várias formas, cores e comportamentos dos cães. Entretanto, a diversidade apresentada após a domesticação é consequência da variabilidade genética existente. Assim, era fundamental que a população fundadora apresentasse grande variabilidade genética. Se os cães foram fundados por alguns poucos canídeos selvagens, a maior parte da variabilidade atual seria devida a mutações que ocorreram após sua provável origem, 14.000 anos atrás. Em contraste, se os cães originaram-se de uma grande população de canídeos selvagens e também continuaram a se cruzar com eles ao longo de sua história evolutiva, então o influxo de variação genética vindo da população selvagem pode ser uma razão importante na explicação do porquê de os cães serem tão diferentes entre si.

Origem do cão

As famílias de carnívoros modernas originaram-se há 40 a 50 milhões de anos. Os dados de hibridação de DNA confirmam que os Carnivora dividem-se em duas superfamílias: Canoidea e Feloidea. A primeira inclui o cão (Canidae), o jaritataca (Mephitidae), a doninha/fuinha (Mustelidae), o *raccoon* ($\cong$ ao guaxinim) (Procyonidae), o urso (Ursidae) e três famílias de mamíferos marinhos (Phocidae, Otariidae e Odobenidae). Os Feloidea incluem o gato (Felidae), a civeta (Viverridae) e a hiena (Hyaenidae). Assumindo uma taxa constante de evolução, os canídeos divergiram dos outros carnívoros há mais de 50 milhões de anos, no começo do Eoceno. Essa divergência é a primeira dentro da superfamília Canoidea. No entanto, os canídeos atuais irradiaram de um ancestral comum mais recentemente, há cerca de 10 milhões de anos. A divergência precoce entre os canídeos e as outras famílias de Canoidea foi confirmada por estudos de DNA mitocondrial.

Todas as espécies do gênero *Canis* formam um grupo monofilético que também inclui o *dhole* ou cão selvagem asiático (*Cuon alpinus*). Esse resultado sugere que o *dhole* deveria ser incluído no gênero *Canis*.

Todas as espécies *Canis*, bem como o *dhole* e o cão selvagem africano, têm o mesmo número de cromossomos (2n = 78), e a hibridização é possível entre todos eles. A análise filogenética dos 736 pb do gene do citocromo b mostrou que apenas os lobos cinzentos são ancestrais diretos dos cães domésticos. Os coiotes e os lobos da Etiópia são os canídeos mais proximamente aparentados aos lobos e aos cães, mas têm valores de divergência de sequências maiores que 4%, ao contrário do valor entre cães e lobos, que é de cerca de 1,8%.

Em um cruzamento entre machos de chacais dourados e cadelas, o DNAmt do chacal não estaria presente nos descendentes. Para confirmar os achados mencionados anteriormente, os autores do presente trabalho estudaram marcadores nucleares (aloenzimas e microssatélites), que confirmaram os achados em DNAmt.

Os resultados obtidos também indicaram que os lobos foram domesticados em vários locais e épocas diferentes ou, então, que houve um evento de domesticação seguido de vários episódios de mistura entre cães e lobos. Qualquer que tenha sido o caso, os resultados indicam que os cães tiveram origens distintas, envolvendo mais de uma população de lobos.

Existem pelo menos duas explicações para a grande variabilidade das raças caninas:

- *Primeira*: a maioria das raças tem origem recente, e os seus fundadores vieram de grupos de cães bastante misturados e com cruzamentos ao acaso. Por milhares de anos, os cães foram transportados com os homens para companhia ou comércio. Somente com o advento recente das práticas de cruzamentos planejados é que as raças tornaram-se conjuntos gênicos fechados e chegaram à uniformização fenotípica.

- *Segunda*: os criadores, ocasionalmente, realizam mestiçagem (*outcross*) com seus cães de raça pura, para evitar os efeitos deletérios associados ao endocruzamento ou, então, para eliminar defeitos genéticos específicos.

Em conclusão, o cão doméstico é uma espécie com grande variabilidade genética que provavelmente originou-se de um estoque fundador muito grande e, possivelmente, derivado de populações de lobos existentes em diferentes lugares e em diferentes épocas. A diversidade genética entre as raças é geralmente grande e reflete a origem a partir de um estoque fundador com alta variabilidade genética, seguida de cruzamentos ocasionais entre as raças e entre cães e lobos. O isolamento entre as raças, no entanto, já é suficiente para que algumas apresentem frequências gênicas diferentes.

Solução do problema proposto no início do capítulo

$3/5.000 = Ee = 2pq$

$4.997/5.000 = ee = q^2$

$q = \sqrt{4.997 / 5.000} = 0,999$

$p + q = 1 \therefore p + 0,999 = \therefore p = 0,001\ ou\ 0,1\%$

Exercícios

1. Em um plantel constituído por 100 bovinos, verificou-se que 9 indivíduos tinham chifres (genótipo *mm*) e 91 eram mochos. Quais as frequências de heterozigotos e homozigotos dominantes nessa amostra?
2. Em bovinos, existem dois alelos, Z e z, que determinam dois tipos sanguíneos, o Z e o z. Em um rebanho de 200 animais da raça holandesa, existem 18 animais com pelagem vermelha (recessiva). Se, nesse rebanho mencionado, a frequência do gene Z fosse 0,6, qual seria então a frequência de animais com pelagem preta, heterozigotos e com grupo sanguíneo Z?
3. Os macacos apresentam seis fenótipos possíveis para as enzimas fosfatases ácidas: A, B, C, AB, AC e BC. Em uma população desses animais, foram observados 134 A, 1 B, 11 AB e 33 AC. Sabendo que esses fenótipos são condicionados por 3 alelos codominantes (*A, B* e *C*), quais são as frequências esperadas para cada um dos fenótipos possíveis condicionados por homozigose dos alelos em questão nessa população de macacos?
4. Em bovinos, um gene mutante, autossômico recessivo, faz que os bezerros homozigotos nasçam com os pré-molares inclusos na mandíbula, que é reduzida em comprimento e largura, dando ao animal a aparência de "boca de papagaio". Esses bezerros morrem na primeira semana após o nascimento.

Estudos realizados em 1987 mostraram que 2 em cada 200 animais apresentavam a característica molares inclusos. Qual é a frequência de indivíduos heterozigotos naquele ano?

5. A cor da plumagem das corujas-do-campo está sob o controle de uma série de alelos múltiplos: G^r (vermelho) > g^i (intermediário) > g (cinza). As frequências desses genes são: $G^r = 0,1$; $g^i = 0,6$ e $g = 0,3$, em uma determinada população, em que os cruzamentos são ao acaso. Quais as frequências de indivíduos vermelhos, intermediários e cinzas nessa população?

6. De 6.000 bovinos escolhidos ao acaso em uma população que estava em equilíbrio de Hardy-Weinberg, 516 eram brancos, 2.856, vermelhos e 2.628, ruões. Esses achados condizem com a hipótese de que o ruão é heterozigoto? Por quê?

7. Em uma população de ratos selvagens, verifica-se a seguinte distribuição de genótipos para os alelos S e s, localizados no cromossomo X:

	ss	sS	SS	s (+Y)	S (+Y)
Machos	–	–	–	32	40
Fêmeas	17	22	26	–	–

Quais são as frequências de s e de S?

8. Uma população de moscas apresenta dois genes alelos A^1 e A^2, cujas frequências são, respectivamente, $p_a = 0,9$ e $q_a = 0,1$. Uma fêmea A^1A^2 que havia sido fecundada por um macho A^2A^2 migrou sozinha para uma ilha na qual não existia essa espécie de mosca. Nessa ilha, a fêmea teve uma prole, que foi o início de uma nova população. Qual é, agora, a frequência dos genes A^1 (p_b) e A^2 (q_b) nessa prole, ou seja, nessa nova população?

9. Na Inglaterra, a frequência de nascimento de potros com *imunodeficiência combinada*, isto é, recessivos para o gene *i*, é de 1/100. Qual é a frequência, nessa população, de indivíduos heterozigotos para a *imunodeficiência combinada*?

10. Em um plantel com 1.200 bovinos da raça holandesa, 48 apresentam pelagem "vermelha-e-branca" e os demais, pelagem "preta-e-branca". Sabendo-se que a pelagem "vermelha-e-branca" é devida ao gene recessivo *b* e que os cruzamentos nessa população são ao acaso, responda:
a) Qual é a frequência do gene *B* nesse plantel?
b) Qual é a probabilidade de nascer um descendente "vermelho-e-branco" de um casal, tomado ao acaso, de animais "preto-e-branco" dessa população?

11. Os bovinos que possuem o gene M (dominante) apresentam chifres. Em um determinado rebanho, em que os cruzamentos são ao acaso e a frequência do gene *M* é de 0,7, que proporção dos animais com chifres é constituída por animais homozigotos?

12. Na população de cães Cocker Spaniel dos EUA, em 1972, 65% dos cães machos eram hemofílicos (herança recessiva, ligada ao X). Qual era a frequência de animais heterozigotos nessa população?

13. Em ovinos, o gene H_1 (autossômico) determina ausência de chifres. Seu alelo H_2 permite a presença de chifres. O gene H_1 funciona como recessivo nos carneiros e como dominante nas ovelhas. Em uma determinada população de ovinos (que está em equilíbrio de Hardy-Weinberg), 4% dos carneiros não têm chifres. Qual é a porcentagem de ovelhas que não têm chifres?

REFERÊNCIAS

1. VIEIRA, S. **Introdução à Biotecnologia**. 2. ed., Rio de Janeiro: Campus, 1983. p. 260.
2. NICHOLAS, F. W. **Veterinary Genetics**. 2. ed., New York: Oxford University, 1996.
3. VILÀ, C.; MALDONADO, J. E.; WAYNE, R. K. Phylogenetic relationships, evolution, and genetic diversity of the domestic dog. **J. Hered.**, v. 90, n. 1, p. 71-77, 1999.

Capítulo 7

Seleção e Mutação

Introdução

Ao terminar de estudar os conceitos discutidos neste capítulo, você deverá estar apto a resolver problemas, por exemplo, do tipo que se segue:

Um criador que morava próximo à casa onde ocorreu o acidente com Césio, em 1987, em Goiânia, tinha uma pequena criação de cães. Um ano após o acidente com o material radioativo, nasceram, em uma ninhada de seis, dois cãezinhos que vieram a apresentar atrofia progressiva de retina (herança autossômica recessiva). Você, como veterinário consultado, acredita, como o criador, que a atrofia progressiva de retina dos dois animais possa ter sido consequência do acidente?

Seleção

Para alterar a estabilidade genética de uma população, é necessária a influência de forças capazes de alterar as frequências gênicas. Essas forças são cruzamentos preferenciais, migração, seleção e mutação.

A seleção pode ser natural ou artificial. A seleção natural atua na população, de tal modo que os animais que tenham vantagens em determinado ambiente deixam descendência maior que outros; assim, a tendência é existirem cada vez mais genes desses indivíduos na população.

A seleção artificial é aquela em que os indivíduos que vão se reproduzir são escolhidos pelo homem, com base em características que ele julga importantes.

Desde que os primeiros animais foram domesticados, os homens vêm tentando alterar as populações animais, por meio de seleção artificial. A enorme variedade de raças e linhagens de animais domésticos que existem hoje em dia é o testemunho da eficiência dessa seleção. Apesar das muitas alterações já ocorridas como resultado da seleção artificial, ainda há necessidade de muito melhoramento, especialmente na produção de leite, ovos, lã, carne e outros produtos animais. Há também uma demanda contínua para cavalos mais velozes ou melhores saltadores e para cães-guia mais inteligentes.

Para se estabelecer um programa de seleção, o primeiro passo é definir o objetivo desse programa: se o que se quer são animais de maior porte, é preciso decidir se se quer os animais mais pesados, ou mais altos, ou mais compridos, ou mais gordos, ou com mais ossos, ou com mais músculos. Uma vez estabelecido o objetivo, o próximo passo é determinar as mensurações que serão feitas nos indivíduos da população: a mensuração pode ser direta – se o objetivo for animais mais pesados, é só pesá-los; ou indireta – se o objetivo for animais com maior produção de carne magra, caso em que seria preciso abater o animal para determinar a composição corporal, usa-se um método indireto, por exemplo, a associação do peso do animal com dados sobre a cobertura adiposa do músculo grande dorsal (observável em animais vivos com a ajuda de ultrassonografia).

Em seguida, é preciso determinar a herdabilidade da característica que se pretende trabalhar (ver Capítulo 4) e, logo após, escolher o tipo de seleção que será utilizada.

Tipos de seleção

Seleção individual (ou massal ou pelo desempenho)

É a seleção que se baseia em características fenotípicas, morfológicas ou fisiológicas dos indivíduos. O processo consiste em medir ou testar o desempenho de indivíduos que poderão vir a ser os escolhidos para a reprodução e selecionar aqueles que mais se aproximam do objetivo visado. Esse tipo de seleção é indicado para características com herdabilidade média a alta (0,20 a 1,00), pois, nesses casos, como a variação fenotípica é quase toda devida à variação genética, o fenótipo representa o genótipo, e a seleção pode ser feita diretamente.

Seleção pela genealogia (ou pedigree)

Nesse caso, o animal é escolhido pela análise do valor fenotípico de seus ancestrais (pais e avós). Esse tipo de seleção é útil para características observadas apenas em um sexo (produção de leite) ou que têm manifestação tardia (peso, tamanho de ninhada). Também é recomendada para características com herdabilidade baixa (< 0,20), em que as informações referentes não só aos animais, como também aos seus ancestrais, podem melhorar a precisão da seleção.

Seleção pela família

Nesse caso, trabalham-se com informações referentes aos parentes colaterais dos indivíduos em análise (irmãos, meios-irmãos e primos). Esse tipo de seleção é indicado para características com herdabilidade baixa (< 0,20). Nesses casos, a média do desempenho de irmãos e primos é melhor indicador do que o próprio indivíduo. Por exemplo, para características com herdabilidade de 0,10, será

978-85-4120-004-2

preciso considerar os dados de 30 meios-irmãos, ou de 5 irmãos, para que a seleção familiar seja mais eficiente que aquela feita com base apenas em informações sobre o indivíduo.

Seleção pela progênie

Nesse caso, a seleção baseia-se no valor fenotípico médio dos descendentes dos reprodutores em estudo. Usa-se a seleção pela progênie quando a herdabilidade da característica é baixa (< 0,20); quando se pode obter um número expressivo de descendentes em pouco tempo (espécies com gestação não muito longa com vários filhos por parto) e também para detecção de genes recessivos detrimentais. Para realizar o teste, escolhem-se dois ou três reprodutores que são cruzados com várias fêmeas (quanto mais, melhor). Com base no desempenho das progênies desses cruzamentos, escolhe-se o "pai ideal" para todo o rebanho. Os filhos desse "pai ideal" serão a geração seguinte dos pais em potencial.

Observação: Quando a característica que queremos trabalhar tem herança dominante, a seleção é fácil – basta separar o animal que tem o gene dominante. Quando a característica tem herança recessiva, a seleção torna-se um processo muito lento. Por exemplo, os criadores de gado Holstein estão selecionando os animais de pelagem preta. Atualmente ainda nascem 1/100 vermelhos; cruzando apenas os pretos, na próxima geração ainda nascerão 1/121 vermelhos e, em 10 gerações de seleção, a frequência ao nascimento será de 1/400 vermelhos. Quando a característica tem herança quantitativa, ou poligênica, a seleção é difícil, pois os tipos extremos são raros e, por isso, temos que trabalhar com os "melhores", em vez dos "ótimos" – como consequência, as mudanças ocorrerão muito lentamente.

Seleção molecular

Com o avanço dos estudos sobre o genoma funcional (sequenciamento genético e análise funcional dos genes) dos animais de produção, os programas de seleção basear-se-ão cada vez mais no melhoramento molecular, que é mais exato e rápido do que os métodos tradicionais de seleção discutidos, nos quais é preciso esperar algumas gerações para se chegar aos resultados desejados. Na seleção molecular, os animais candidatos terão seus genomas examinados e serão escolhidos como reprodutores os animais que tiverem os genes desejados.

Seleção versus extinção de raças e espécies

A FAO adverte que "está desaparecendo da face da Terra, a um ritmo alarmante, a rica diversidade de gado criada pacientemente por várias gerações de agricultores e adaptada às necessidades do homem durante séculos". Essa extinção é agravada pela intensa criação industrial centralizada somente nas raças altamente produtivas, para obter melhores ganhos. O levantamento considerou sete espécies de animais domésticos: mulas, búfalos, bovinos, cabras, cavalos, porcos e ovelhas[1].

O famoso queijo parmesão, produzido no Norte da Itália, dificilmente deixará de ser fabricado algum dia. Mas, certamente, perderá a qualidade se os bovinos da raça *reggina* se extinguirem. É com seu leite – de alta qualidade – que se fabrica esse queijo. Na Europa, o gado *reggina* consta da lista de 274 espécies em extinção, conforme o inventário mundial sobre a diversidade animal, da FAO.

Na América do Norte, 30 raças produtivas estão em perigo, como o porco da Ilha de Ossabow e a ovelha imperial, capaz de se reproduzir durante o ano todo. No Canadá são 5, entre as quais o porco *berkshire* e a ovelha *saint croix*. O motivo da extinção de espécies úteis ao homem é a contínua seleção genética, que intensifica determinadas características, tornando os indivíduos selecionados muito especializados em algumas atividades em detrimento de outras, a fim de satisfazer as exigências alimentares de cada região.

No Brasil, segundo a FAO, os animais domésticos que estão desaparecendo rapidamente são o porco-canastra, bastante resistente, e o bovino crioulo lageano, cuja fêmea tem alta fertilidade.

Mutação

A transmissão da informação genética de geração para geração é perfeitamente fiel, mas, às vezes, ocorrem erros, ou modificações, no material genético. Essas modificações, ou erros, são chamadas de *mutações*. A mutação é a fonte básica de toda a variabilidade genética. A recombinação apenas rearranja a variabilidade em novas combinações. A seleção (natural ou artificial) simplesmente preserva as combinações mais bem adaptadas às condições ambientais existentes ou às desejadas pela espécie humana. Sem a mutação, todos os genes existiriam apenas em uma forma, sem alelos alternativos.

A mutação também pode ocorrer no nível dos cromossomos, tanto pela alteração do seu número quanto da sua estrutura (ver Capítulo 8). Um exemplo de mutação cromossômica é a síndrome de Down, causada, na espécie humana e nos chimpanzés, pela presença de um cromossomo inteiro a mais (cromossomo nº 21 na espécie humana e cromossomo nº 22 no chimpanzé).

As mutações gênicas podem ser:

- *Por substituição (ou mutação de ponto)*: alteração em um único par de bases, pela substituição de um par de bases por outro. A frequência desses erros é muito baixa, da ordem de 10^{-8} a 10^{-9}. A troca pode resultar em outro trio que codifica o mesmo aminoácido – nesse caso, a mutação é "silenciosa". Calcula-se que 20 a 25% de todas as substituições sejam desse tipo. Em cerca de 70 a 75% dos casos, no entanto, a troca de uma base resulta em um trio que codifica um aminoácido diferente do original – é uma mutação *"com sentido errado"*. Um erro desse tipo pode ser copiado no RNAm correspondente e, assim, alterar a sequência de aminoácidos de uma proteína, que pode vir a ter suas propriedades alteradas, como consequência de sua estrutura alterada. Por exemplo, em uma proteína formada por 4 cadeias, com 140 aminoácidos cada, a troca de, por exemplo, um ácido glutâmico por uma valina em uma dessas cadeias pode originar uma proteína defeituosa, que poderá trazer consequências para o fenótipo. Para haver essa troca de aminoácidos, houve uma alteração na mensagem (RNAm) e, portanto, do DNA. Um exemplo de mutação com sentido errado é dado pela mutação que resulta na hemofilia B, em cães: uma substituição de A por G no nucleotídio 1.477 do gene do fator IX, que resulta na substituição de um ácido glutâmico por uma glicina, na posição 379 do fator IX. Em 2 a 4% das trocas de bases, o resultado é uma mutação "sem sentido" – o trio de bases passa a ser de terminação (UAA ou UAG), que resulta na formação de um polipeptídio incompleto, provavelmente com perda de sua atividade biológica. Um exemplo de mutação sem sentido é aquela que resulta na citrulinemia em bovinos (ver Capítulo 11).

• *Deleção, inserção ou duplicação de bases*: quando múltiplos de três, resultam na deleção, na inserção ou na duplicação de aminoácidos na proteína codificada. Quando não são múltiplos de três, ocorre alteração na leitura, e o resultado é uma proteína sem função biológica.

• *Dinâmica ou instável*: consiste na repetição de sequências de três bases – amplificação ou expansão de trios.

Nem sempre a alteração de uma proteína resulta em um fenótipo anormal – muitas proteínas podem existir em duas ou mais formas normais, relativamente comuns. Essa situação chama-se *polimorfismo*.

A incorporação de nucleotídios errados, na fase de duplicação, bem como erros de transcrição ou mesmo quebras no DNA, está sempre ocorrendo ao acaso. As células têm mecanismos de "reparo de DNA": um conjunto de enzimas que atuam em sequência para remover bases erradas, inserir as corretas e reunir extremidades quebradas. Os vários mecanismos de reparo dependem, todos, da existência de duas cópias da informação genética, uma em cada cadeia da dupla hélice de DNA (Figura 7.1). Quando esses mecanismos de reparo falham, aí sim a informação genética fica alterada, isto é, mutada.

As mutações podem ser letais, resultando na morte dos indivíduos que as recebem. Uma mutação que resulta em esterilidade é, geneticamente, tão letal quanto aquela que causa a morte.

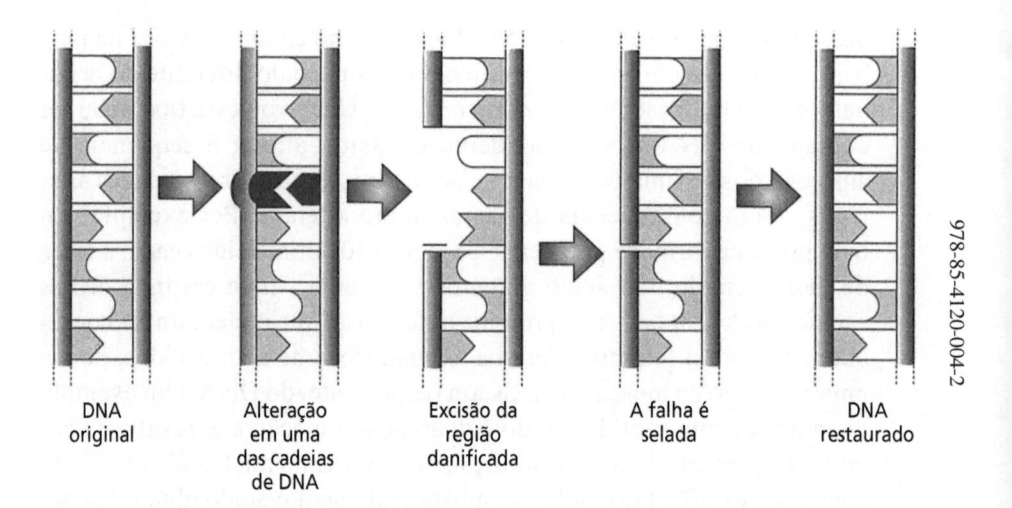

DNA original | Alteração em uma das cadeias de DNA | Excisão da região danificada | A falha é selada | DNA restaurado

Figura 7.1 – Esquema das reações fundamentais para o reparo do DNA. A reação de restauro é realizada em dois passos: a DNA polimerase preenche o vazio deixado pela excisão do DNA alterado e a DNA ligase sela a falha na cadeia reparada, isto é, refaz a ligação de fosfodiéster[2].

As mutações podem ser dominantes ou recessivas. Essas últimas só serão reconhecidas quando estiverem presentes em homozigose; logo, a maioria das mutações recessivas em organismos diploides não será reconhecida na época de sua ocorrência (uma vez que estarão presentes em heterozigose). As mutações recessivas ligadas ao sexo são exceção, uma vez que elas se expressam nos hemizigotos (machos de mamíferos e fêmeas de aves).

As mutações podem ser *espontâneas* ou *induzidas*. Espontâneas são aquelas que ocorrem ao acaso. Em todos os organismos estudados, verificou-se que cada gene tem uma *taxa de mutação* característica, isto é, em cada n cópias, uma sairá errada, por acaso. A maioria dos locos gênicos apresenta uma taxa de mutação de 10^{-5} a 10^{-6}, ou seja, uma mutação em 100.000 a uma mutação em 1.000.000. Por exemplo, em bovinos, estima-se que a taxa de mutação do gene responsável pela formação de chifres, para o gene responsável pela condição mocha, seja da ordem de 1:20.000. Isso quer dizer que, em cada 20.000 genes para chifres, um sofre mutação.

A taxa de mutação para genes dominantes pode ser medida de maneira direta, por exemplo: em bovinos, existe um gene autossômico dominante que causa encurtamento dos membros. Em cada 100.000 bezerros nascidos consecutivamente, 12 são afetados. Destes, 10 também têm um progenitor afetado. Assim, 2 bezerros afetados equivalem a 2 genes dominantes mutados, em 100.000 bezerros, ou em 200.000 locos. Logo, 2 genes/200.000 locos = 1 gene/100.000 locos, ou seja, 1×10^{-6}. Essa é a taxa de mutação desse gene.

A taxa de mutação para genes recessivos é bem mais complicada para ser medida, uma vez que é muito difícil saber se o gene em questão é uma mutação nova ou se foi herdado de um progenitor heterozigoto. Considerando-se que a frequência de genes recessivos é, em geral, baixa, mas que a frequência de mutações é muito mais baixa ainda, a probabilidade maior, quando aparece o gene mutante recessivo, é de que ele tenha sido herdado.

Em cada população, existem fatores que atuam no sentido de favorecer a permanência de genes mutantes. O primeiro deles são as taxas de mutação altas. Outro fator que pode favorecer um gene mutante é a seleção a favor de indivíduos heterozigotos: nos trabalhos de melhoramento animal, muitas vezes o homem é o responsável pelo favorecimento dos indivíduos heterozigotos e, desse modo, mantém altas as frequências dos genes mutantes recessivos na população. A escolha feita pelo homem nem sempre traz vantagens sob o ponto de vista da seleção natural: muitas vezes ele prefere favorecer genes que são vantajosos somente em condições artificiais de criação. Esse é o caso do albinismo em coelhos, que produz pele muito boa para comercialização, mas que induz, nas condições de vida da natureza, menor vigor e maior exposição aos predadores. Mais dramático é o caso dos perus, criados para comercialização: o enorme peito, adquirido após seleção artificial, é excelente para o comércio, porém impede, fisicamente, que os machos consigam cruzar; nesses animais, a reprodução só ocorre com inseminação artificial.

As mutações também podem ser induzidas por alguns agentes ambientais, como radiação ionizante penetrante e nêutrons de reatores nucleares, entre os agentes físicos, e gás mostarda, formaldeído e ácido nitroso, entre os químicos. Esses *agentes mutagênicos*, na verdade, elevam a frequência dos fenômenos que ocorrem naturalmente, ou seja, aumentam a taxa de mutações espontâneas.

Os agentes mutagênicos produzem mutações apenas nas células em que atuam diretamente sobre o núcleo: a radiação ultravioleta, por exemplo, não causa mutações nos gametas de muitos organismos, porque não pode penetrar até eles.

Em geral, os agentes mutagênicos não são específicos para determinado loco, ou grupo de locos, mas alguns interagem preferencialmente com determinadas bases, prejudicando assim os genes mais ricos nessas bases. Por exemplo, a luz ultravioleta é absorvida com maior facilidade pelas pirimidinas (timina e citosina), e essa absorção rompe ligações nessas bases, fazendo que elas se unam duas a duas, formando dímeros, o que impede o seu pareamento normal com as purinas (Figura 7.2).

Mutagênicos químicos

Com a finalidade de melhorar a qualidade de vida, a ciência e a indústria vêm cada vez mais introduzindo o uso de compostos químicos, como remédios, pesticidas, aromatizantes, corantes, conservantes etc. Os benefícios do uso deles

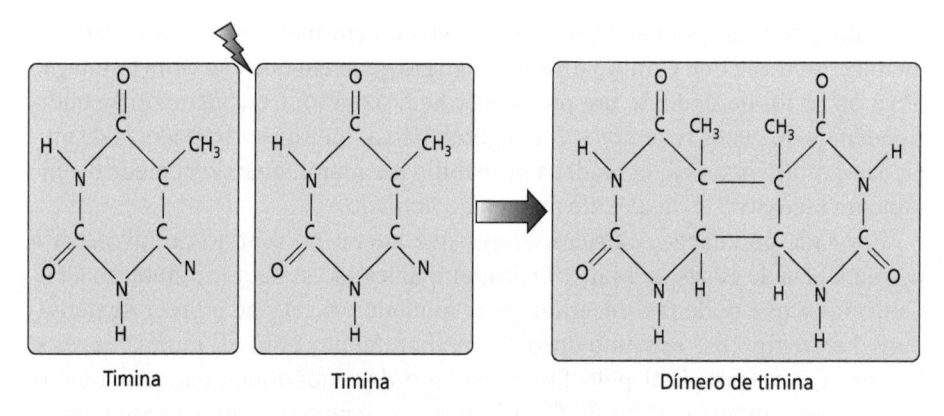

Timina   Timina   Dímero de timina

Figura 7.2 – Formação dos dímeros de timina, sob ação dos raios ultravioleta.

são evidentes, porém não são os únicos efeitos desses compostos químicos: algumas dessas substâncias podem causar mutações no material genético que, ocorrendo nas células somáticas, poderão resultar em câncer, e nas células germinativas, serem transmitidas às gerações futuras (Tabela 7.1).

Esses mutagênicos químicos podem agir sobre o material genético de várias maneiras:

- Quebrando o DNA (peróxidos).
- A acridina, o brometo de etídio e a proflavina, por exemplo, intercalam-se entre as bases e destorcem a estrutura do DNA. Essa alteração é compensada pela adição ou eliminação de bases, o que, por sua vez, pode resultar em modificação no quadro de leitura.
- Tomando o lugar da base correta e, assim, alterando o pareamento no ciclo de duplicação seguinte (análogos estruturais). Um exemplo é dado pela 5-BrdU, que, sendo um análogo estrutural da timina, ocupa o lugar desta durante a duplicação do DNA. A 5-BrdU pareia-se, porém, com a guanina (e não com adenina, como faz a timina), o que resulta na substituição do par de bases "T-A" por um par "C-G".
- Causando a desaminação oxidativa de adenina, citosina e guanina. Um exemplo desse último tipo é a ação do ácido nitroso, que transforma a adenina em hipoxantina, que se pareia com a citosina. Isso causa uma alteração na sequência de bases do DNA, o que ocasionará alteração na sequência de bases do RNA e resultará em uma proteína modificada (Figura 7.3).
- Compostos que podem adicionar grupos alquila (etila ou metila) em várias posições das bases do DNA. O sulfonato de etilmetano, por exemplo, age diretamente sobre a guanina, adicionando grupos metila, o que resulta no enfraquecimento da ligação desoxirribose e origina uma falha na cadeia de DNA.

Tabela 7.1 – Alguns exemplos de agentes mutagênicos químicos

Agentes	Estrutura
I. Alquilantes (transferem grupos alquila (CH₃; CH₃CH₂ etc.) para as bases de DNA	

Gás mostarda

$Cl-CH_2-CH_2-S-CH_2-CH_2-Cl$

Mostarda de nitrogênio

$$CH_3$$
$$|$$
$$Cl-CH_2-CH_2-N-CH_2-CH_2-Cl$$

Sulfonato de etilmetano

$CH_3-CH_2-O-SO_2-CH_3$

II. Análogos estruturais das bases do DNA (tomam o lugar das bases normais)

5-Bromouracil

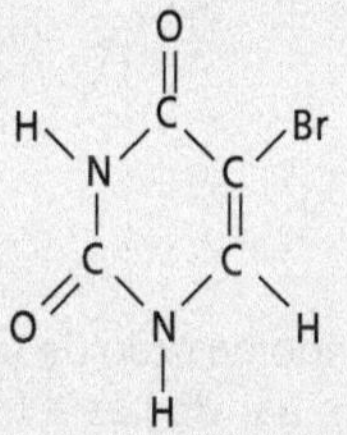

2-Aminopurina

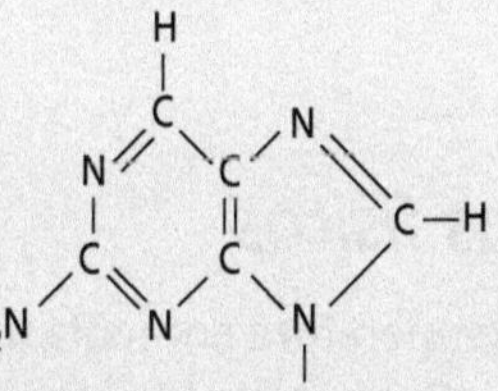

III. Acridinas (ligam-se ao DNA, aumentando a probabilidade de erros durante a duplicação)

Proflavina

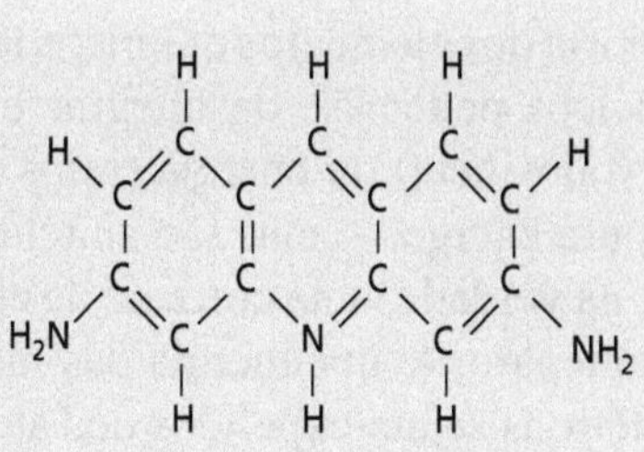

IV. Desaminadores (desaminam adenina, guanina e citosina)

Ácido nitroso

HNO_2

978-85-4120-004-2

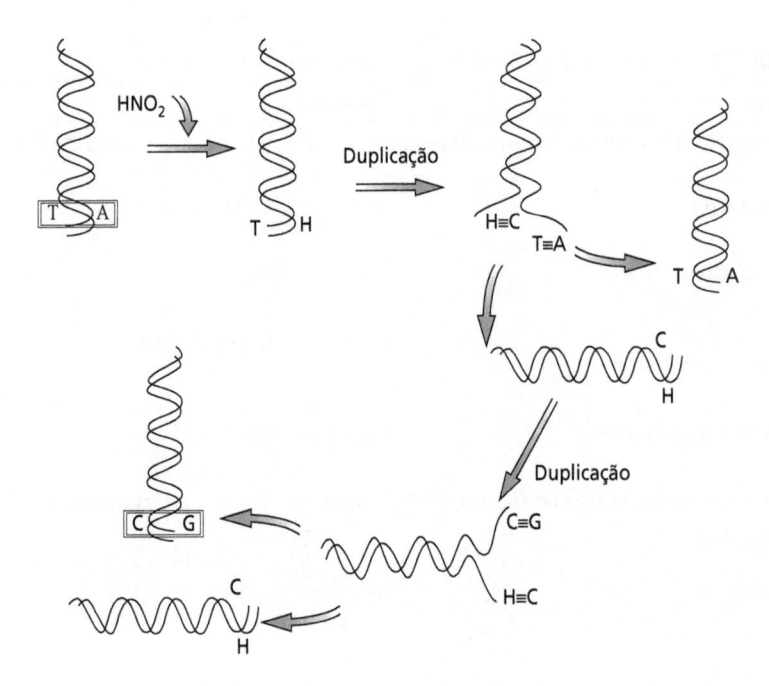

Figura 7.3 – Esquema do modo de ação de um mutagênico químico (ácido nitroso): após duas gerações celulares, um par de bases (adenina e timina) do DNA é substituído por outro (citosina e guanina).

Mutagênicos físicos

O aumento da temperatura aumenta a energia, o que causa a quebra das ligações entre os átomos. Por essa capacidade de alterar moléculas, a temperatura é um agente mutagênico cuja ação é discutida principalmente em relação às células germinativas dos machos de mamíferos: os testículos não têm um isolamento térmico tão eficiente quanto o dos ovários.

A maioria dos elementos químicos tem núcleos estáveis. Mas existem alguns cujos núcleos podem se desintegrar e emitir prótons e nêutrons (raios alfa), elétrons (raios beta) ou energia (raios gama). Os raios X são semelhantes aos gama – pura energia –, mas são sintéticos, isto é, são produzidos pelo homem. Eles são, na verdade, uma corrente de elétrons em alta velocidade, interceptados por um anteparo. A alta energia das radiações ionizantes (raios gama e X) faz que os elétrons sejam expelidos dos átomos com os quais elas se chocam, produzindo átomos ionizados com elétrons não pareados (radicais livres). Os radicais livres (principalmente da água) são altamente reativos quimicamente e reagem com as moléculas da célula, incluindo o DNA. Parte do DNA danificado é reparada, mas, se o reparo é imperfeito, o resultado é uma mutação.

Uma célula, ao ser irradiada, absorve energia da radiação, o que ocasiona várias reações químicas, que podem resultar em dano irreversível, morte ou, se a célula sobreviver, mutações no material genético.

As células que estão se dividindo ativamente são mais sensíveis às radiações ionizantes. Por esse motivo, tumores que não podem ser retirados são expostos à radiação, para que as células cancerosas sejam mortas.

Quanto às mutações, é importante repetir que, se forem em células somáticas, estas podem acabar sendo substituídas por outras, e o problema chega ao fim. Ou, então, se transforma em câncer. Se forem em células germinativas, as mutações poderão ser transmitidas.

Os raios X e a maioria das outras formas de radiação ionizante são quantificados em *unidades roentgen* (r). Uma unidade roentgen é a quantidade de radiação ionizante que produz uma unidade eletrostática de carga em 1 cm^3 de volume. A unidade roentgen não envolve tempo: a mesma dose pode ser obtida por uma baixa intensidade de irradiação, durante um longo período, ou por uma alta intensidade de irradiação, durante um curto período de tempo. Usam-se também as unidades rad (unidade da dose absorvida), semelhantes ao r e ao rem (*roentgen equivalent man*), que mede a eficiência biológica em relação ao homem.

Doses agudas de 400 r ou mais no corpo todo são frequentemente fatais. Doses de mais ou menos 100 r causam "doença da radiação", sendo os tecidos de crescimento constante os mais afetados: ocorrem perda de pelos e de unhas, hemorragias, anemias, ulcerações, febre, náuseas e vômitos. Como efeito retardado da exposição à radiação, pode surgir catarata. Outros efeitos são mais demorados, levando anos para se manifestar (como câncer, especialmente as leucemias).

A dose genética é aquela recebida pelas gônadas: por exemplo, em uma radiografia de dente, o dente recebe 0,1 r e as gônadas, 0,0008 r. Não existe nenhuma dose inofensiva, pois basta um íon para alterar o DNA. A frequência das mutações de ponto, ou gênicas, é diretamente proporcional à dose de radiação. Essa relação linear entre taxa de mutação e dose de radiação significa que, mesmo níveis muito baixos de radiação, têm a probabilidade, baixa, mas real, de induzir mutações. Não existe, portanto, dose inofensiva, em termos genéticos.

Os raios ultravioleta da luz do sol têm muito pouca energia e não penetram nos tecidos o suficiente para expor as gônadas ou as células germinativas dos organismos superiores a seus efeitos mutagênicos. A luz ultravioleta é mutagênica para organismos unicelulares e também para as células superficiais dos organismos multicelulares, como as da pele, por exemplo.

No caso das bombas atômicas (Hiroshima e Nagasaki, em 1945), a explosão é produzida pela fissão do urânio ou do plutônio, sendo acompanhada de intensa emissão de radiação. Na hora da explosão da bomba, as mortes são causadas pelo deslocamento de ar, pelo calor, por radiação de altíssima energia, incêndios e desabamentos. Como efeito secundário, surge a doença da radiação. Esta também pode ser causada por acidentes com material radioativo, como em Chernobyl (1986 a 1987) e em Goiânia (1987). As doses elevadas de radiação destroem as hemácias, o que resulta em anemia; os leucócitos, o que afeta o sistema imunológico; e as plaquetas, o que causa hemorragias. Também destroem as células da mucosa bucal e das paredes dos intestinos e do estômago, causando diarreias e vômitos.

Após estudos exaustivos da descendência de indivíduos irradiados para fins terapêuticos, expostos profissionalmente a radiações ionizantes, que habitam regiões com alto nível de radiação natural e das vítimas da bomba norte-americana no Japão, não se conseguiu chegar a qualquer resultado estatisticamente significativo quanto ao aumento, na descendência, de mutações gênicas (dominantes e recessivas), de malformações, abortos e de natimortos.

As mutações podem ocorrer tanto em células somáticas como nas germinativas. Uma mutação que ocorra em célula germinativa poderá ser descoberta quanto essa célula (ou suas descendentes) se tornar gameta e, assim, transmitir a mutação para a geração seguinte. As mutações em células somáticas não têm importância genética, mas podem resultar em alterações que originam vários tipos de câncer.

Mutações e câncer

A maioria dos agentes mutagênicos, como radiações ionizantes, luz ultravioleta e produtos químicos, também é carcinogênica, isto é, indutora de câncer. A correlação entre mutagenicidade e carcinogenicidade é maior que 90%.

O tumor maligno, ou câncer, não é uma única doença: na verdade, são várias doenças diferentes, dependendo do local no organismo, do tipo de tecido e do grau de malignidade (capacidade de se espalhar). Mas todos os tipos de câncer têm em comum o descontrole das divisões celulares e o fato desse descontrole resultar de mutações, ou seja, de alterações no DNA.

Quando as células se multiplicam de maneira anormal, pode resultar um tumor benigno, que cresce até determinado tamanho e para (ou até mesmo regride), por exemplo, pólipos e verrugas; ou então um tumor maligno, que apresenta crescimento ilimitado, capacidade de se infiltrar e destruir tecidos normais e também de se espalhar por todo o organismo (metástases). Os tumores malignos existem em todas as espécies animais, de formigas até baleias, e também nas vegetais.

Existem cânceres cuja causa é claramente ambiental, isto é, a mutação somática que os origina é induzida por agentes mutagênicos, por exemplo, corantes como a anilina (câncer de bexiga); o cloreto de polivinil (angiossarcoma de fígado); o asbesto (pulmão); a radiação ionizante (leucemias) e os vírus. Os vírus oncogênicos são aqueles que possuem genes que induzem divisão celular (*oncogenes virais*) e que são transcritos na célula hospedeira. Esses vírus

Tabela 7.2 – Alguns exemplos de vírus oncogênicos e de seus hospedeiros naturais. Nem todos esses vírus são tumorigênicos em seus hospedeiros naturais – causam câncer apenas em animais de laboratório ou em células em cultura[3]

Vírus de DNA		Vírus de RNA	
Vírus	*Hospedeiro*	*Vírus*	*Hospedeiro*
Poliomavírus		do *sarcoma de Rous* (RSV)	Galinhas
SV40	Macacos	da *leucose aviária* (ALV)	Galinhas
Polioma	Camundongo	do *sarcoma símio* (SSV)	Macacos
Papilomavírus		do *sarcoma murino* (MSV)	Camundongos
BPV	Bovinos e outros		
Adenovírus	Vários animais		

podem ser de DNA ou de RNA (Tabela 7.2). Após a infecção, ocorre a integração do DNA viral ao genoma da célula infectada. No caso dos vírus de RNA (os *retrovírus*), o RNA viral sintetiza DNA, com a ajuda da transcriptase reversa. Esse DNA expressa-se na célula hospedeira. Na Tabela 7.3, estão alguns exemplos de vírus que podem causar câncer em animais.

Outros cânceres são familiais, isto é, existem vários casos entre parentes biológicos (do mesmo tipo ou de tipos diferentes) ou, em outras palavras, os

Tabela 7.3 – Exemplos de vírus que podem induzir neoplasias malignas em animais

Animal	Vírus da(o)	Família	Tipo de câncer
Bovino	Leucose bovina	*Retroviridae*	Leucose*
	Papilomavírus bovino IV		Carcinoma** intestinal e de vias urinárias
Gato	Leucose felina	*Retroviridae*	Leucose
	Sarcoma felino		Sarcoma***
Galinha	Leucose aviária	*Retroviridae*	Leucose e nefroblastoma****
	Sarcoma de Rous		Sarcoma
	Doença de Marek	*Herpesviridae*	Linfoma*****

* *Leucose* = equivalente à leucemia.

** *Carcinoma* = tumor formado por células epiteliais.

*** *Sarcoma* = tumor constituído de tecido semelhante ao conjuntivo embrionário – pode ocorrer em ossos, músculos e cartilagens.

**** *Nefroblastoma* = tumor originado das células blásticas (não diferenciadas) dos rins.

***** *Linfoma* = câncer do tecido linfático.

978-85-4120-004-2

indivíduos biologicamente aparentados de um afetado têm predisposição maior ao câncer do que a população geral (principalmente no caso de cânceres de mama e de intestinos).

Existem ainda cânceres herdados de maneira mendeliana, como é o caso do retinoblastoma na espécie humana.

Em qualquer desses casos, o início do câncer são mutações que ocorrem em uma célula e que afetam dois tipos de genes: os *antioncogenes* (também chamados de genes supressores de tumor) e os *proto-oncogenes*.

- *Antioncogenes*: são genes supressores de tumor, cuja função normal é evitar o crescimento descontrolado das células. Quando um deles sofre uma mutação, ou é deletado, pode-se ter início à formação de um tumor. Um antioncogene já bastante estudado é o p53, responsável por vários cânceres, principalmente os de bexiga, mamas e pulmão. A p53 (proteína de "53 quilodáltons", uma referência ao seu peso molecular) normal tem várias funções cruciais, dependendo das circunstâncias na célula. Ela pode iniciar um processo de apoptose, agir como ativadora ou repressora da transcrição (ligando ou desligando genes), controlar a progressão da fase G_1 para a fase S do ciclo celular e promover o reparo de DNA danificado. Muitas das mutações conhecidas na p53 interferem na sua ligação ao DNA e, assim, na sua função.
- *Proto-oncogenes*: são genes normais, que estimulam o crescimento e a diferenciação celulares. Um destes codifica uma proteína chamada *Ras*. A proteína *Ras* é uma guanosina trifosfatase localizada logo abaixo da membrana celular. Quando um receptor na superfície celular liga-se a um fator de crescimento, a *Ras* é ativada e inicia uma cascata de reações que causam a divisão da célula. Quando o proto-oncogene sofre uma mutação, transforma-se em um *oncogene*, que então passa a estimular o crescimento maligno. A forma oncogene codifica uma proteína que inicia a cascata de divisão celular, mesmo quando o fator de crescimento não está ligado ao receptor da superfície celular. Os proto-oncogenes podem ser transformados em oncogenes por processo:
  - *Mutação por inserção*: quando um retrovírus integra-se no genoma de uma célula hospedeira próximo a um proto-oncogene, sequências promotoras do genoma viral podem induzir o funcionamento incontrolável do proto-oncogene da célula hospedeira, ou seja, ele se transforma em um oncogene.
    - *Amplificação gênica*: trocas entre cromátides irmãs, desiguais, podem resultar em inúmeras cópias do proto-oncogene = oncogenes produzindo grandes quantidades do seu produto (neuroblastomas e carcinomas de pulmão e mamas).
  - *Mutação de ponto*: carcinomas de pâncreas.

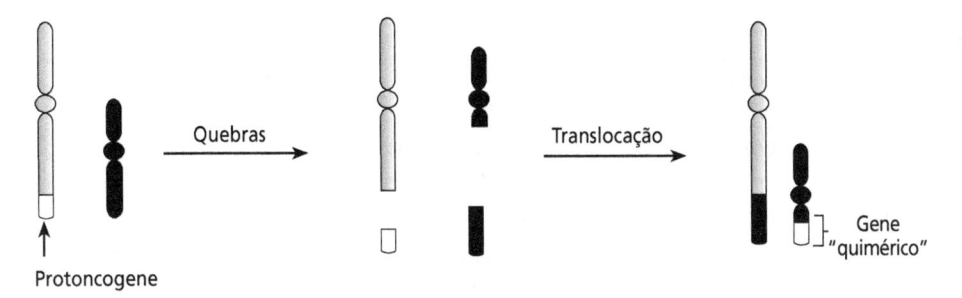

Figura 7.4 – Transformação de um proto-oncogene em um oncogene por "efeito de posição", após uma translocação.

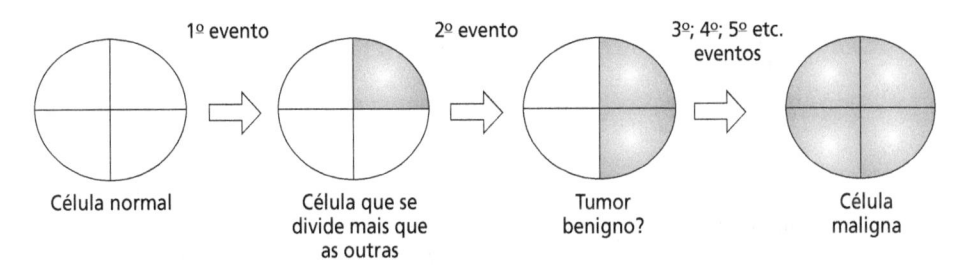

Figura 7.5 – O início de qualquer câncer é o resultado de uma série de coincidências que levam à mutação somática.

- *Efeito de posição*: como resultado de translocação, um proto-oncogene pode ficar sob o controle de uma sequência promotora de outro cromossomo ou o seu produto integrar-se ao produto de outro gene (do outro cromossomo), formando uma proteína "quimérica". Isso acontece porque a justaposição de dois genes específicos, um de cada cromossomo, dá origem a um RNAm anormal, que, por sua vez, produz proteínas anormais (Figura 7.4).

Se bastasse apenas uma mutação, o câncer seria muito mais frequente. Na verdade, são necessários vários eventos ou "coincidências" (Figura 7.5).

Teratogênese

Teratógeno é qualquer agente capaz de produzir uma malformação em um feto em gestação. A maioria dos teratógenos conhecida são agentes infecciosos ou drogas. Alguns exemplos estão na Tabela 7.4.

O teratógeno mais conhecido é a talidomida, que ganhou fama quando se descobriu que ela causa grandes malformações nos membros (focomelia) em crianças

Tabela 7.4 – Alguns exemplos de teratógenos[4,5]

Agente	Exemplos	Fenótipos resultantes	Espécie afetada
Vírus	Rubéola	Malformações cardíacas, surdez e catarata	Humana
Drogas	Talidomida	Focomelia	Humana
	Mercúrio	"Doença de Minamata" (paralisia cerebral)	Humanos, peixes, gatos, porcos e pássaros
	Ciclopamina, ciclosporina e jervina (verificados em *Veratrum californicum*)	Cebocefalia	Ovinos
	Anagirina (alcaloide de quinolizidina)	Artrogripose; palato fendido	Bovinos, equinos, suínos, caprinos e ovinos
	Amodendrina	Palato fendido; defeitos esqueléticos	Bovinos, equinos, suínos, caprinos e ovinos
	Conicina	Palato fendido; defeitos esqueléticos	Bovinos, equinos, suínos, caprinos e ovinos
	Coniceína	Palato fendido; defeitos esqueléticos	Bovinos, equinos, suínos, caprinos e ovinos
	Anabasina (alcaloide de piperidina)	Palato fendido; defeitos esqueléticos	Bovinos, equinos, suínos, caprinos e ovinos

978-85-4120-004-2

cujas mães tenham feito uso da droga durante o início da gravidez. Durante um curto período, no começo dos anos 1960, quando essa droga foi usada como tranquilizante e anti-hemético, todas as mães que a receberam em um estágio específico do início da gravidez produziram bebês com algum grau de focomelia. Logo, a suscetibilidade a teratogênese em relação à talidomida é uma característica da espécie humana, não apresentada pelos animais experimentais nos quais a droga foi testada.

Evidências experimentais e de observação demonstram que muitas perdas atribuídas a abortos, morte fetal e defeitos congênitos em bovinos, equinos, suínos, caprinos e ovinos são induzidas por plantas ingeridas pelas mães, durante a gravidez.

O efeito, no feto, de plantas tóxicas ingeridas pela mãe durante a gravidez pode trazer consequências economicamente importantes para a indústria pecuária. A importância da toxicidade e da teratogênese das plantas reside na presença delas nos pastos e na dificuldade consequente de controlar a exposição dos animais. Muitas anomalias congênitas que têm causa genética (palato fendido, defeitos de contratura e craniofaciais) podem, algumas vezes, ser causadas por plantas venenosas. Dentre essas plantas, muitas são dos gêneros *Lupinus, Conium* e *Nicotiana*, e os agentes teratogênicos são, provavelmente, os alcaloides de quinolizidina e piperidina.

Lupinus laxiflorus, L. caudatus, L. sericeus e *L. nootkatensis* têm o alcaloide de quinolizidina *anagirina*, que pode causar artrogripose, curvatura espinal e palato fendido. *Lupinus formosus* tem o alcaloide de piperidina *amodendrina*, que pode causar defeitos esqueléticos e palato fendido. No Brasil, as plantas do gênero *Lupinus* só são observadas em regiões muito altas, principalmente em Minas Gerais, e parecem não ter a anagirina.

Conium maculatum (cicuta) apresenta os alcaloides de piperidina *conicina* e *coniceína*. Eles podem causar defeitos de contratura e palato fendido. O gênero existe no Brasil e apresenta a conicina e a coniceína.

A ingestão de talos de *Nicotiana* (tabaco) pode ocasionar defeitos esqueléticos, principalmente de membros anteriores. O agente teratogênico parece ser o alcaloide de piperidina *anabasina*. O gênero existe no Brasil.

Especula-se que os alcaloides de *Conium, Lupinus* e *Nicotiana* induzam defeitos esqueléticos e palato fendido como consequência de ocasionarem a redução dos movimentos fetais, à semelhança do que ocorre com a presença de algum sedativo forte, agente bloqueador neuromuscular ou anestésico. Esse mecanismo de ação apoia-se nas observações com ultrassom, que correlacionam a redução na atividade fetal com defeitos de contratura e palato fendido em ovinos e caprinos. Uma conclusão importante dessas observações é a de que a inibição dos movimentos fetais, por qualquer agente, pode ser a causa de indução de defeitos congênitos nos mamíferos.

Segundo Panter e Keeler[5], os períodos da gestação em que os fetos são suscetíveis a esses teratógenos são:

- *Suínos*: 30 a 41 dias de gestação, para palato fendido; 40 a 53 dias de gestação, para defeitos dos membros anteriores e coluna; e 50 a 63 dias de gestação, para membros posteriores.
- *Bovinos*: 40 a 70 dias de gestação, para defeitos de membros, coluna e palato fendido.

- *Ovinos*: 30 a 60 dias de gestação, para defeitos de coluna, membros e palato fendido.
- *Caprinos*: 35 a 41 dias de gestação, para palato fendido; e 30 a 60 dias de gestação, para palato fendido e defeitos de membros.

Leitura complementar

Família Canidae

É um grupo com 34 espécies, que variam em tamanho e proporções, desde os cachorros-vinagre (gordos e baixos, semelhantes aos Dachshunds) até o pernalta lobo-guará, uma espécie algumas vezes também chamada de raposa-perna-de--pau. Essa diversidade morfológica é acompanhada da diversidade de sua história natural: os canídeos habitam florestas temperadas e tropicais, savanas, tundras e desertos pelo mundo todo. Além disso, os canídeos têm um apetite bastante vasto: muitos incluem uma proporção substancial de vegetais e insetos em sua dieta. No passado, a abordagem dos estudos sobre as relações evolutivas dos canídeos era apenas morfológica, mas atualmente a utilização de técnicas moleculares e bioquímicas permite conclusões mais precisas sobre esses relacionamentos filogenéticos.

A ordem Carnivora inclui os felinos, a hiena, o urso, a fuinha (ou doninha), a foca, o mangusto, o gato-de-algália (civeta) e os canídeos. Estes divergiram das outras famílias de carnívoros há aproximadamente 50 a 60 milhões de anos. Os resultados de estudos bioquímicos, bem como de análises de cromossomos, sugeriram várias divisões filogenéticas entre os canídeos:

- Os *canídeos tipo lobo*, que incluem os cães domésticos, as espécies selvagens pequenas (5 a 10 kg), como o chacal-dourado, o chacal-listrado e o chacal-negro, e as espécies grandes (12 a 30 kg), como o chacal da Etiópia, o lobo-cinzento, o coiote, o lobo-vermelho, o cão selvagem asiático e o cão selvagem africano.
- Os *canídeos da América do Sul*, que incluem o cachorro-vinagre, o lobo--guará, a raposinha-do-campo e o cachorro-do-mato.
- Os *canídeos tipo raposa-vermelha*, que incluem a raposa-da-pradaria norte-americana, a raposa-vermelha, o feneco, a raposa-do-deserto sul-africano e a raposa-do-ártico.
- Gênero monotípico, que inclui a raposa "com orelhas de morcego", o cão-chinês e a raposa-prateada (Figura 7.6 e Tabela 7.5).

Os *canídeos tipo lobo* são um grupo aparentado, cujos cromossomos são estáveis em número e morfologia (2n = 78).

978-85-4120-004-2

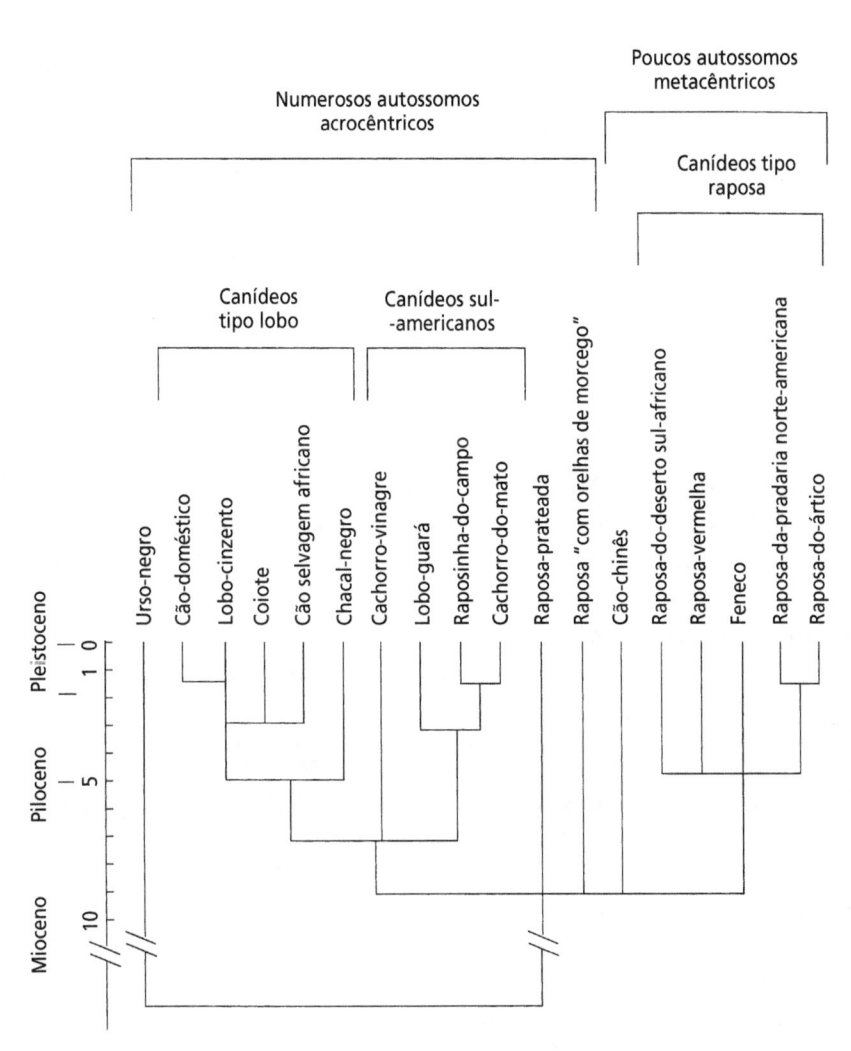

Figura 7.6 – Árvore evolutiva da família Canidae, com base na morfologia cromossômica e na distância genética de alozimas.

Tabela 7.5 – Distribuição e número de cromossomos da família Canidae[6]

Espécie	Nome comum	Distribuição geográfica	N° diploide
Canídeos tipo-lobo			
Canis aureus	Chacal-dourado	Velho Mundo	78
Canis adustus	Chacal-listado	África subsaariana	78
Canis mesomelas	Chacal-negro	África subsaariana	78
Canis simensis	Chacal da Etiópia	Etiópia	78
Canis lupos	Lobo comum (cinzento)	Holártico	78
Canis latrans	Coiote	América do Norte	78
Canis rufus	Lobo-vermelho	Sul dos EUA	78
Cuon alpinus	Cão selvagem asiático	Ásia	78
Lycaon pictus	Cão selvagem africano	África subsaariana	78
Canídeos da América do Sul			
Speothos venaticus	Cachorro-vinagre	América do Sul	74
Lycalopex vetulus	Raposinha-do-campo	América do Sul	74
Cerdocyon thous	Cachorro-do-mato	América do Sul	74
Chrysocyon brachyurus	Lobo-guará	América do Sul	76
Canídeos tipo raposa-vermelha			
Vulpes velox	Raposa-da-pradaria norte-americana	Oeste dos EUA	50
Vulpes vulpes	Raposa-vermelha	Velho e Novo Mundos	36
Vulpes chama	Raposa-do-deserto sul-africano	Sul da África	?
Alopex lagopus	Raposa-do-ártico	Holártico	50
Fennecus zerda	Feneco	Saara	64
Gênero monotípico			
Otocyon megalotis	Raposa com "orelhas de morcego"	África subsaariana	72
Urocyon cinereoargenteus	Raposa-prateada	América do Norte	66
Nycteruetes procyonoides	Cão-chinês	Japão; China	42

978-85-4120-004-2

Os restos mais antigos do cão doméstico datam de 10 a 15 mil anos; a diversidade desses restos sugere eventos múltiplos de domesticação, em lugares e épocas diferentes. Os cães devem ser derivados de várias populações ancestrais diferentes de lobos-cinzentos.

Seleção artificial e cães domésticos[6,7]

Cruzamentos seletivos canídeos resultaram no surgimento de uma grande variedade de raças. Estas foram escolhidas para executar tarefas específicas, como caçar, perseguir, guardar ou apenas servir como animais de estimação. Os cruzamentos seletivos produziram, em muitos casos, extremos anatômicos e fisiológicos, como o *greyhound*, cujo coração é maior do que o de qualquer outra raça canina. Assim, várias peculiaridades anatômicas e fisiológicas foram desenvolvidas em cada raça, para que elas pudessem realizar adequadamente as tarefas para as quais foram criadas. É difícil traçar a linha divisória entre o extremo da normalidade e o da anormalidade.

Foram descritas várias anomalias com provável origem genética, especialmente nas raças mais populares de cães miniatura (Poodle, Yorkshire etc.), em Terriers, no Cocker Spaniel, no Boxer, no Boston Terrier e em alguns dos cães maiores, como os Retrievers e os Pastores Alemães (Tabela 7.6). É possível que essas anomalias ocorram com mais frequência quando do aumento da popularidade da raça: com cruzamentos mais frequentes, para atender à demanda, aumenta-se a frequência do aparecimento das anomalias hereditárias.

As anomalias esqueléticas parecem ser os defeitos hereditários mais comuns. Entretanto, como essas anomalias são mais facilmente identificáveis que outros defeitos, como doenças metabólicas, por exemplo, elas provavelmente são mais frequentemente descritas. A anomalia esquelética mais importante é a displasia de quadril, anomalia hereditária bastante frequente entre os Pastores Alemães.

Em várias anomalias, o tipo de herança não é conhecido. Várias delas foram classificadas apenas como congênitas e, infelizmente, ainda não foram estudadas geneticamente, uma vez que é provável que muitas delas sejam, de fato, herdadas.

Os cruzamentos seletivos resultaram em um amplo espectro de raças caninas morfologicamente diferentes. Os acondroplásicos Basset Hound e Dachshund, o acromegálico Dinamarquês (Dogue alemão) e os Poodles miniaturas demonstram a capacidade do homem de influenciar, por seleção, a conformação do cão.

O cruzamento seletivo para determinadas conformações (p. ex., traseiro caído nos Pastores Alemães) pode resultar no aparecimento de deformações dos ossos longos (p. ex., luxação da patela) e de suas superfícies articulares, que influenciarão a capacidade do esqueleto de suportar o animal.

Tabela 7.6 – Anomalias com origem genética, descritas em cães[7]

Anomalias	Raças
Esqueléticas	
Retrognatia	Cocker Spaniel
Acondroplasia	Dachshund
Prognatia	Poodle; Scottish Terrier; Bulldog; Basset e Beagle
Otocefalia	Beagle
Displasia de quadril	Pastor Alemão; Poodle; Labrador Retriever
Luxação de disco vertebral	Dachshund
Displasia de cotovelo	Pastor Alemão; Labrador Retriever; Cocker Spaniel
Osteogênese imperfeita	Terriers
Endócrinas e metabólicas	
Hemofilia	Cocker Spaniel
Cistos hipofisários	Boston Terrier; Boxer
Gota	Fox Terrier
Diabetes	Dachshund
Dos órgãos dos sentidos	
Catarata	Pastor Alemão; Poodle
Surdez	Dálmata; Bull Terrier
Glaucoma	Fox Terrier
Microftalmia	Nos homozigotos para os fenótipos "merle" e "harlequin"
Atrofia progressiva de retina	Irish Setter; Poodle
Hipoplasia de nervo óptico	Collie
Luxação do cristalino	Fox Terrier
Urogenitais	
Criptorquidismo	Cocker Spaniel
Pedras renais	Beagle; Dálmata
Do SNC	
Epilepsia	Poodle; Keeshound
Hidrocefalia	Bulldog
Tetania	Scottish Terrier
Tremores	Airedale
Hipoplasia cerebelar	Airedale
Ataxia (desmielinização da medula)	Fox terrier (pelo liso)

(continua)

Tabela 7.6 – Anomalias com origem genética, descritas em cães[7] *(continuação)*

Anomalias	Raças
De comportamento	
Agressividade	Cocker Spaniel; Poodle; Pastor Alemão; Welsh Corgi
Predisposição para doenças	
Cinomose	Bull Terrier; Blood Hound; Basset Hound
Gastroenterite por *E. coli*	Basenjis
Cistos dermoides na córnea	São Bernardo; Newfoundland
Melanoma	Raças com pelagem vermelha, *tan* ou preta
Osteossarcoma	Irish Wolfhound
Neoplasias de hipófise	Boston Terriers

Solução do problema proposto no início do capítulo

Não. Duas mutações, no mesmo loco, em dois indivíduos diferentes (pai + mãe), na mesma época, são eventos que têm probabilidade conjunta muitíssimo menor do que a probabilidade de o gene recessivo para a atrofia progressiva de retina já existir entre os animais da criação.

Exercícios

1. Em um rebanho de carneiros, todos normais, nasceu um único animal com pernas curtas. Como se pode testar se ele foi resultado de uma mutação dominante? Ou de um efeito de teratogênicos? E de mutação recessiva?
2. Em quais casos estaria indicada a seleção:
   a) Individual?
   b) Pelo *pedigree*?
   c) Pela família?
3. Ao se estudar a qualidade e o peso da lã em carneiros, foram obtidos os seguintes valores de variância:

	Peso	Qualidade
Variância de interação	20,00	151,8
Variância aditiva	127,51	128,6
Variância dominante	51,79	150,0
Variância ambiental	32,10	107,3
Variância genética	199,30	430,4

Se você pretende realizar um trabalho de seleção com base nos fenótipos dos animais, qual dessas duas características apresentará resultados mais rápidos? Por quê?

4. Ao longo de um mesmo ano, 3 touros leiteiros foram acasalados, cada um com 4 vacas:

- As quatro vacas, acasaladas com o touro *A*, apresentavam média de produção de gordura no leite de 605 kg. As quatro vacas descendentes desses cruzamentos apresentaram média de produção de gordura no leite de 607 kg.
- As quatro vacas, acasaladas com o touro *B*, apresentavam média de produção de gordura no leite de 607 kg. As quatro vacas descendentes desses cruzamentos apresentaram média de produção de gordura no leite de 597 kg.
- As quatro vacas, acasaladas com o touro *C*, apresentavam média de produção de gordura no leite de 603 kg. As quatro vacas descendentes desses cruzamentos apresentaram média de produção de gordura no leite de 617 kg.

Ao final do processo, o produtor escolheu como reprodutor de seu rebanho o touro *B*.

a) Qual era o objetivo do produtor ao realizar a seleção descrita?

b) Que tipo de seleção foi realizado? Explique sua resposta.

5. Um determinado composto análogo estrutural da base *citosina* pode se incorporar ao DNA. Esse composto, no entanto, faz pontes de hidrogênio com a *adenina*. Esse composto pode ser mutagênico? Por quê?

REFERÊNCIAS

1. O Estado de São Paulo, 29/12/1993.
2. ALBERTS, B. et al. **Molecular Biology of the Cell**. New York: Garland, 1983.
3. VILLA, L. L.; BRENTANI, R. R. Vírus e câncer. In: COSTA, S. O. P. **Genética Molecular e de Microrganismos**. São Paulo: Manole, 1987.
4. MULVIHILL, J. J. Congenital and genetic disease in domestic animals. **Science**, v. 176, p. 132-137, 1972.
5. PANTER, K. E.; KEELER, R. F. Quinolozodine and piperidine alkaloid teratogens from poisonous plants and their mechanism of action in animals. **Vet. Clin. North Am. Food Anim. Pract.**, v. 9, n. 1, p. 33-40, 1993.
6. WAYNE, R. K. Molecular evolution of the dog family. **TIG**, v. 9, n. 6, p. 218-224, 1993.
7. FOX, M. W. Diseases of possible hereditary origin in the dog. **J. Hered.**, v. 6, n. 4, p. 169-176, 1965.

Capítulo 8

Mutação Cromossômica

Introdução

Ao terminar de estudar os conceitos discutidos neste capítulo, você deverá estar apto a resolver problemas, por exemplo, do tipo que se segue:

Em um animal doador de sêmen da raça Red Poll, foi diagnosticada uma translocação entre os cromossomos nº 21 e nº 29 [cariótipo = 59,XY,t(1;29)]. Quais são as consequências para o rebanho bovino brasileiro se for permitido que esse animal continue a fornecer sêmen?

Cromossomos

Bactérias e vírus são *procariotos* (não têm núcleo). Neles, a informação genética está contida em uma pequena molécula circular de ácido nucleico puro (DNA ou RNA), responsável pela produção de 2.000 a 3.000 proteínas diferentes.

Nos *eucariotos*, organismos que já apresentam núcleo celular, a quantidade de informação genética necessária é muito maior, resultando, portanto, em aumento na quantidade de ácido nucleico (DNA). Nesses organismos, o DNA está associado a proteínas, formando as estruturas celulares chamadas de *cromossomos*. Estes podem variar de:

- *Tamanho*: o tamanho dos cromossomos varia muito em diferentes organismos; observam-se cromossomos que medem desde frações de micra até aqueles com mais de 30 micra.
- *Número*: é constante nos indivíduos da mesma espécie, mas variável entre espécies diferentes. Na Tabela 8.1, estão alguns exemplos de números cromossômicos de diferentes espécies.
- *Morfologia*: na intérfase, os cromossomos estão desespiralizados para poder transcrever (G_1) e duplicar (S). Ao se iniciar a mitose, os cromossomos espiralizam-se progressivamente até atingir o máximo de condensação possível na metáfase. Um cromossomo metafásico típico é formado por dois braços que são separados por uma constrição primária, o *centrômero*.

Tabela 8.1 – Alguns exemplos dos números diploides de cromossomos de animais

Espécie	2n
Gatos	38
Porcos	38
Coelhos	44
Chimpanzés, orangotangos e gorilas	48
Carneiros	54
Cabras	60
Bovinos	60
Cavalos	64
Cães	78
Galinhas	78
Patos	80
Perus	82

Esse cromossomo ainda não se dividiu, portanto tem duas *cromátides*. Alguns cromossomos apresentam uma *constrição secundária*, que pode estar no meio de um braço ou na sua extremidade, caso em que dá origem aos *satélites* (Figura 8.1).

A posição do centrômero caracteriza um cromossomo como metacêntrico (centrômero no meio), acrocêntrico (centrômero na extremidade) ou submetacêntrico (centrômero em posição intermediária entre as duas anteriores) (Figura 8.2).

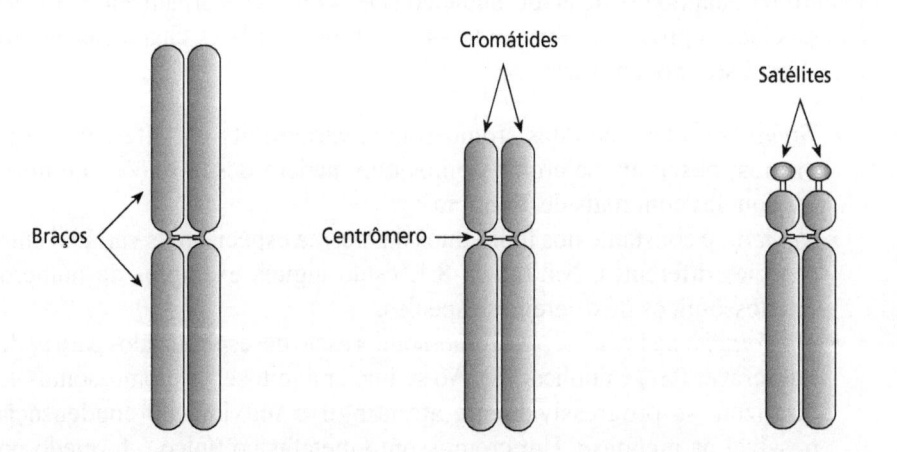

978-85-4120-004-2

Figura 8.1 – Características morfológicas dos cromossomos metafásicos.

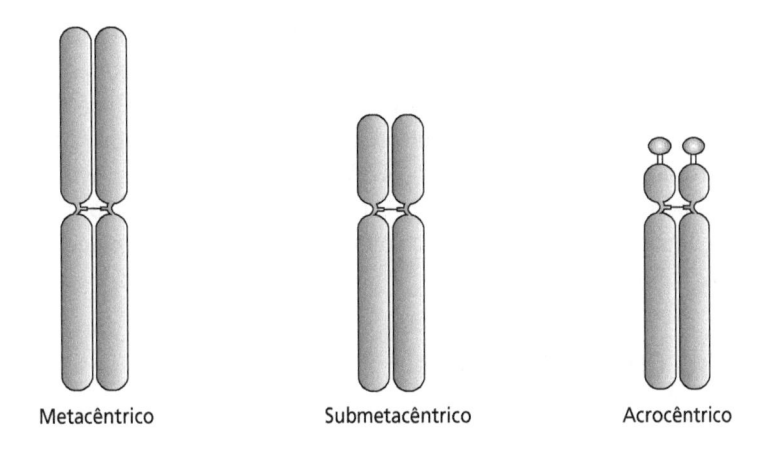

| Metacêntrico | Submetacêntrico | Acrocêntrico |

Figura 8.2 – A posição do centrômero permite classificar os cromossomos metafásicos em três tipos.

Como se estudam os cromossomos

Para estudar os cromossomos de um indivíduo, precisa-se compará-los com um padrão da sua espécie, no qual estão reunidos o número e as variações de tamanho e a forma dos cromossomos, características de cada espécie.

As células mais comumente utilizadas para o estudo dos cromossomos de mamíferos são os linfócitos do sangue periférico, por conta da facilidade para a coleta desse material.

O sangue é coletado com uma seringa que contenha anticoagulante, a heparina, e deixado à temperatura ambiente para que as hemácias sedimentem. O plasma com linfócitos é, então, acrescentado ao meio de cultura, que contém os nucleotídios, os aminoácidos, as vitaminas e os sais minerais necessários à sobrevivência das células, e mais a fitoemaglutinina, agente mitogênico que estimulará os linfócitos a entrarem em divisão. Após cerca de 70 h em cultura, na temperatura do corpo do animal em estudo, é grande o número de células em mitose.

A fase do ciclo mitótico em que os cromossomos apresentam o melhor grau de contração para serem observados ao microscópio é a metáfase. Para interromper o processo de divisão nessa etapa, utiliza-se a colchicina, que, ao impedir a formação do fuso, bloqueia as células na metáfase.

As células são, então, separadas do meio de cultura por centrifugação e tratadas com uma solução hipotônica. Essa solução penetra na célula e provoca o aumento de seu volume, o que permite que os cromossomos espalhem-se e, assim, possam ser mais bem visualizados. Após hipotonização, o material é fixado com uma solução de metanol e ácido acético. Em seguida, pingam-se algumas gotas de suspensão de células em fixador sobre a lâmina, que é deixada ao ar para que seque.

978-85-4120-004-2

Para corar os cromossomos, usa-se, em geral, o corante de Giemsa. Após esse tipo de coloração, os cromossomos, cada um com duas cromátides unidas pelo centrômero, são visualizados como na Figura 8.3 e podem ser distinguidos pelo tamanho e pela posição do centrômero. Esse tipo de análise permite classificar os cromossomos dos bovinos (*Bos taurus*), por exemplo, em 29 pares de autossomos acrocêntricos e um par de cromossomos sexuais. O cromossomo X é submetacêntrico; o Y, acrocêntrico (na raça Nelore) ou submetacêntrico (nas outras raças) (Figura 8.4).

Mutação cromossômica

As mutações, ou aberrações cromossômicas, são alterações no número ou na estrutura dos cromossomos.

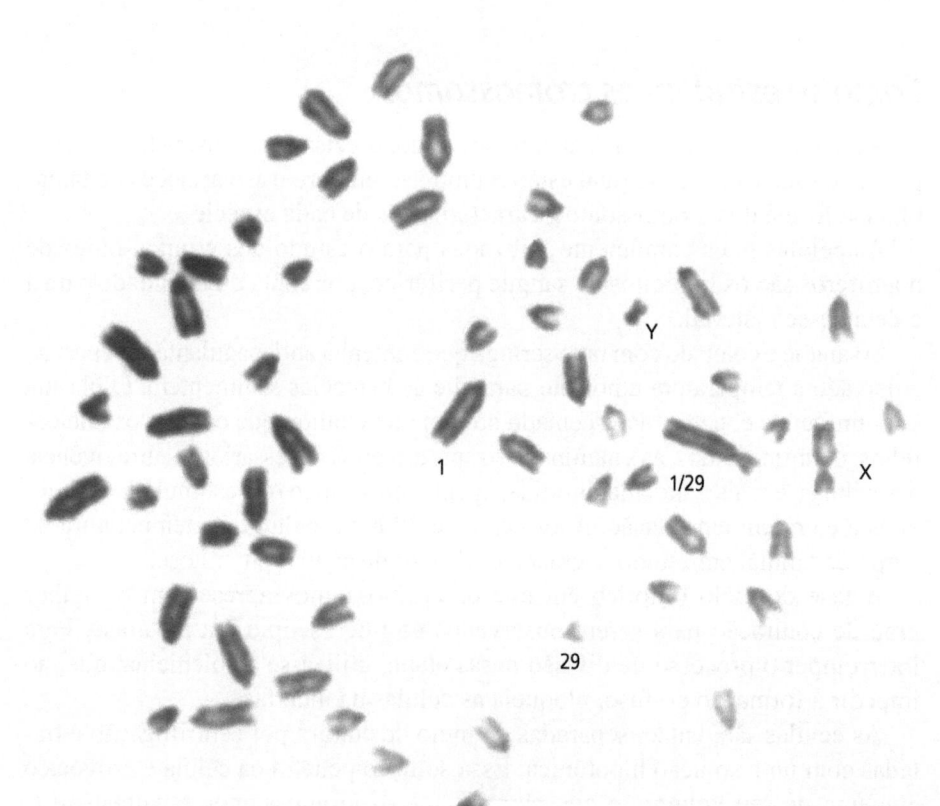

Figura 8.3 – Fotografia dos cromossomos metafásicos de um bovino (portador equilibrado de translocação 1/29).

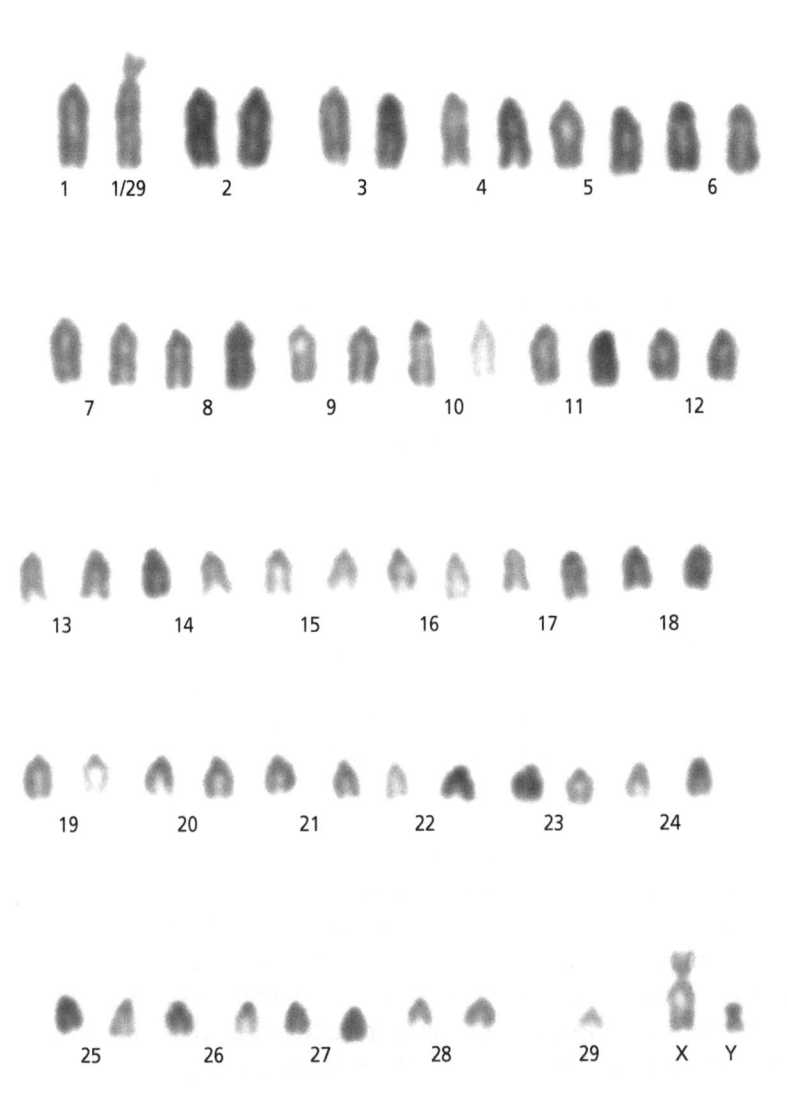

Figura 8.4 – Classificação dos cromossomos metafásicos de um bovino com cariótipo 59, XY, t (1/29), por tamanho e posição do centrômero.

Mutações ou aberrações cromossômicas numéricas

Qualquer número de cromossomos que seja múltiplo exato do número haploide (*n*) de cromossomos é um número *euploide*. Números cromossômicos como 3*n*, 4*n*, que são múltiplos exatos de *n*, mas que são maiores que 2*n*, são chamados de *poliploides*. Eles resultam, provavelmente, de falhas em uma das divisões de maturação do óvulo ou espermatozoide ou de falha na primeira divisão do zigoto. Animais com duas linhagens celulares, uma normal e a outra poliploide,

978-85-4120-004-2

foram observados em algumas linhagens endocruzadas de gado Hereford e em bezerros Charoleses nascidos com anomalias do SNC. No Brasil, em um total de 3.243 bovinos cariotipados, foram detectados 4 animais da raça Guzerá com esse tipo de mosaicismo*.

Ao contrário dos mamíferos, várias espécies de peixes existem como polipoides. Os peixes triploides são estéreis, porém com viabilidade e crescimento muito bons. Já os peixes tetraploides também são viáveis e férteis.

Qualquer número que não seja múltiplo exato de *n* é chamado de *aneuploide*. Os aneuploides podem ser trissômicos, que têm um número de cromossomos igual a $2n + 1$. Isso quer dizer que existem 3 membros de determinado cromossomo. Os aneuploides também podem ser monossômicos, que têm um número de cromossomos igual a $2n - 1$, ou seja, apenas um cromossomo de determinado par. A causa principal da aneuploidia é a não disjunção. Se o indivíduo apresenta um número aneuploide de cromossomos em todas as suas células, a não disjunção deve ter ocorrido em uma das meioses que deram origem aos gametas que os formaram. No entanto, se o indivíduo é um mosaico, isto é, apresenta células com números cromossômicos diferentes, a não disjunção deve ter ocorrido nas primeiras divisões mitóticas do zigoto.

Em bovinos, já foram descritos alguns casos de aneuploidias, como uma bezerra de 1 mês de idade que apresentava hérnia umbilical associada a braquignatia inferior e que tinha cariótipo 61,XX,+22, isto é, uma trissomia do cromossomo nº 22[1].

Já foi descrita também uma fêmea de chimpanzé que apresentava trissomia do cromossomo nº 22 (cariótipo 49,XX,+22) e características clínicas que incluíam: peso baixo ao nascimento; ausência do reflexo de Moro; pregas epicânticas; hiperflexibilidade das articulações; hipotonia muscular; sindactilia parcial; clinodactilia; pescoço curto com excesso de pele e retardo no crescimento e no desenvolvimento neurológico e postural[2]. Essa trissomia, correspondente tanto fenotípica como cariotipicamente à síndrome de Down em humanos, também foi descrita em gorilas e orangotangos.

Mutações ou aberrações cromossômicas estruturais

Os cromossomos ocasionalmente podem se quebrar e os fragmentos resultantes tendem a se unir de qualquer maneira, só não se prendendo às extremidades

---

* Esses dados são dos laboratórios do Departamento de Ciências Clínicas Veterinárias e do Departamento de Melhoramento e Nutrição Animal, ambos da Faculdade de Ciências Agrárias e Veterinárias da UNESP, Jaboticabal, SP; do Laboratório de Citogenética Animal do Departamento de Genética da UNESP de Botucatú, SP; do Serviço de Genética do Instituto Butantã de São Paulo, SP; do CCB da Universidade Estadual de Londrina, PR; do Instituto José Ghisolfi de Bagé, RS; e da Faculdade de Veterinária da UFFRJ de Niterói, RJ.

(telômeros) dos cromossomos normais. Quando os fragmentos não se unem exatamente como estavam antes, originam-se cromossomos estruturalmente alterados. Esse processo de quebra e reunião errada é classificado a seguir.

Translocação

Envolve quebras em dois cromossomos e posterior soldadura, mas com troca das partes fragmentadas. O material genético foi apenas rearranjado como consequência da translocação. Diz-se, então, que a translocação está equilibrada (Figura 8.5).

No esquema da Figura 8.5, está representada uma translocação entre os cromossomos nº 1 e nº 29, muito frequente nos bovinos. Na meiose desse animal, o cromossomo translocado (1/29) e seus homólogos normais (um nº 1 e um nº 29) pareiam e se segregam ao acaso. Disso resulta que 2/3 dos gametas são anormais (aneuploides). Dos 1/3 de gametas restantes, 1/6 dará origem a indivíduos normais (Figura 8.6).

O animal portador da translocação equilibrada tem as mesmas características fenotípicas dos animais normais, e não se observou qualquer vantagem, ou desvantagem, com relação aos aspectos produtivos. A fertilidade desse animal, porém, está bastante diminuída, uma vez que 2/3 de seus gametas são aneuploides.

A Tabela 8.2 fornece dados referentes à frequência e à fertilidade de bovinos portadores da translocação 1/29.

A fertilidade é avaliada medindo-se as seguintes variáveis: número de serviços por concepção ou taxa de NR e período de serviço e intervalo entre partos. Indiretamente, o maior número de serviços por concepção ou a menor taxa de NR traduz-se como morte embrionária precoce. Quando a fêmea não retorna ao cio após decorridos 21 dias, em média, contados a partir da última cobertura, a fecundação ocorreu. Ainda mais, quando ela retorna após esse período, provavelmente tenha ocorrido morte embrionária precoce. Assim, quando essas taxas são diferentes nos animais normais e nos portadores de fusão cêntrica, as conclusões são claras.

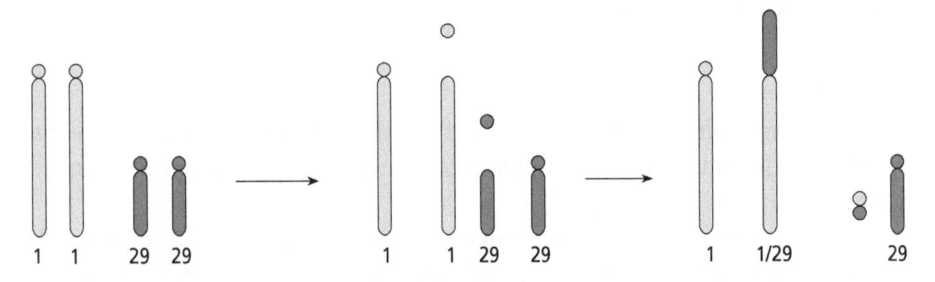

Figura 8.5 – Representação esquemática da translocação entre os cromossomos nº 1 e nº 29, de bovinos.

Tabela 8.2 – Dados referentes à frequência e à fertilidade de bovinos portadores da translocação 1/29[3]

Raça	Animais estudados (nº)	Animais afetados (%)	Fertilidade
Sueca vermelha	2.045	14,35	Diminuída
Norueguesa vermelha	430	4,20	Normal
Blond d'Aquitaine	181	25,41	Diminuída
Guernsey	9	10	Diminuída
Suíça parda	299	2,40	Normal
Simmental	302	45,03	Diminuída
Charolesa	74	6,80	Diminuída
Pitangueiras	545	18,5	Diminuída
Marchigiana	19	47,4	Diminuída
Red Poll	4	50,00	Diminuída

978-85-4120-004-2

Pinheiro[3] comenta que foi realizado um programa de erradicação de machos portadores da translocação 1/29 na raça Pitangueiras. Como resultado, a frequência de portadores, que era de 31,5% em 1978, caiu para 9,6%, em 1983.

Na raça Marchigiana, entretanto, que apresentou 47,4% de animais portadores, não estão sendo adotados os procedimentos referidos anteriormente. Isso significa que a frequência de portadores aumentará em escala geométrica, uma vez que a segregação do rearranjo cromossômico é de 1:1.

Um estudo realizado em 1980[4] mostrou que gametas anormais, produzidos por um touro heterozigoto para a translocação 1/29, são capazes de fecundação: os autores recuperaram dois embriões (de duas vacas diferentes, normais, inseminadas com o sêmen do mesmo touro, portador da translocação) que apresentavam trissomia do cromossomo nº 1, isto é, dois cromossomos nº 1 livres e um terceiro, ligado ao cromossomo nº 29.

Inversão

Quando ocorrem duas quebras em um mesmo cromossomo, o fragmento situado entre as quebras pode sofrer uma rotação de 180° e ressoldar-se. Tem-se, assim, uma inversão (Figura 8.7).

Um portador de inversão não perdeu nem ganhou segmento cromossômico e, portanto, tem toda a informação genética para o desenvolvimento normal. Seu fenótipo é normal, mas, na meiose, o pareamento do cromossomo normal com seu homólogo invertido está alterado: há necessidade de se formar uma alça para

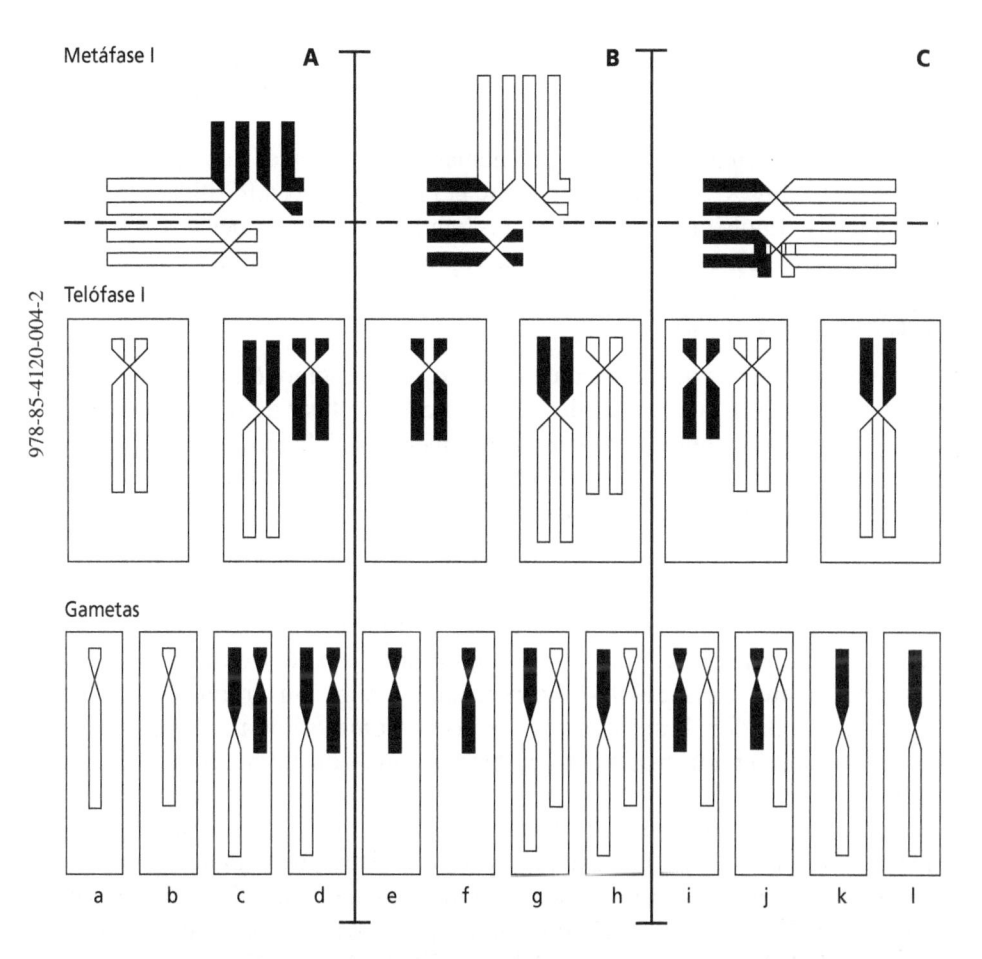

Figura 8.6 – Esquema da meiose de um bovino portador da translocação 1/29: os três cromossomos pareados podem, em diferentes células, se posicionar de três modos na placa metafásica (A, B e C); isso resultará na produção de seis tipos diferentes de gametas (*a* e *b* = sem o cromossomo nº 29; *c* e *d* = com dois cromossomos nº 29; *e* e *f* = sem o cromossomo nº 1; *g* e *h* = com dois cromossomos nº 1; *i* e *j* = normais; *k* e *l* = normais, porém portadores do cromossomo translocado).

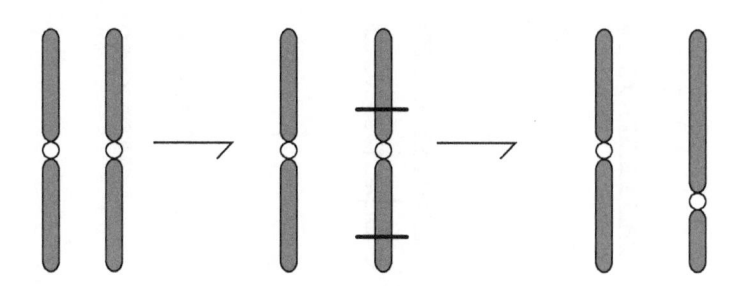

Figura 8.7 – Esquema de uma *inversão* cromossômica.

que o pareamento por homologia ocorra em todos os pontos. Caso ocorra um quiasma nessa alça de pareamento, a consequência será a formação de cromossomos com deficiências e duplicação.

Já foi descrita uma vaca, com problemas de fertilidade, que apresentava cariótipo 60,X,inv X[5]. A produção de leite era normal, mas a fertilidade estava bem reduzida. Também já foram descritas, em bovinos, inversões dos cromossomos nos 14, 6 e 21, e todos esses animais apresentavam a fertilidade reduzida.

Deficiência ou deleção

Quando ocorrem duas quebras em um mesmo cromossomo, o fragmento entre os pontos de quebra pode se perder e o cromossomo ficar deficiente quanto a esse segmento. São mantidas, na população, apenas as deficiências de pequenos segmentos de cromossomo que não contenham genes indispensáveis à sobrevivência dos indivíduos (Figura 8.8).

Isocromossomos

Ocasionalmente, na divisão celular, as cromátides de um cromossomo não se separam normalmente, no sentido longitudinal, e o centrômero se divide transversalmente. Uma célula-filha receberá, assim, um cromossomo que é constituído por dois braços curtos do cromossomo original. A outra receberá um cromossomo formado por dois braços longos do cromossomo original (Figura 8.9).

Tanto a inversão como a deficiência, ou os isocromossomos, resultarão em gametas inviáveis, que causarão diminuição na fertilidade, ou em gametas portadores de anomalias cromossômicas, que causarão anomalias fenotípicas no embrião.

Até maio de 1986, 3.686 cavalos, porcos, búfalos e bovinos haviam sido cariotipados (dados referentes a sete laboratórios de Citogenética Animal brasileiros citados na nota de rodapé nº 1). Em 78 cavalos, 283 porcos e 82 búfalos estudados, não foram detectadas anomalias cromossômicas. Nos 3.243 bovinos estudados, 361 (11,1%) apresentavam aberrações cromossômicas, que

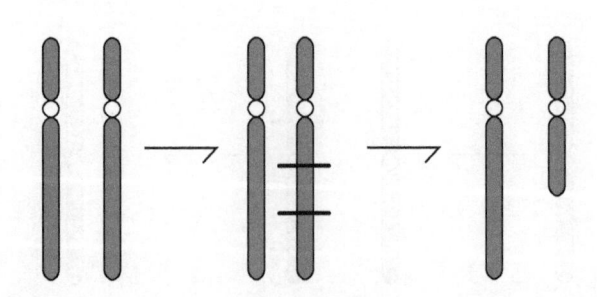

Figura 8.8 – Esquema de uma *deleção* cromossômica.

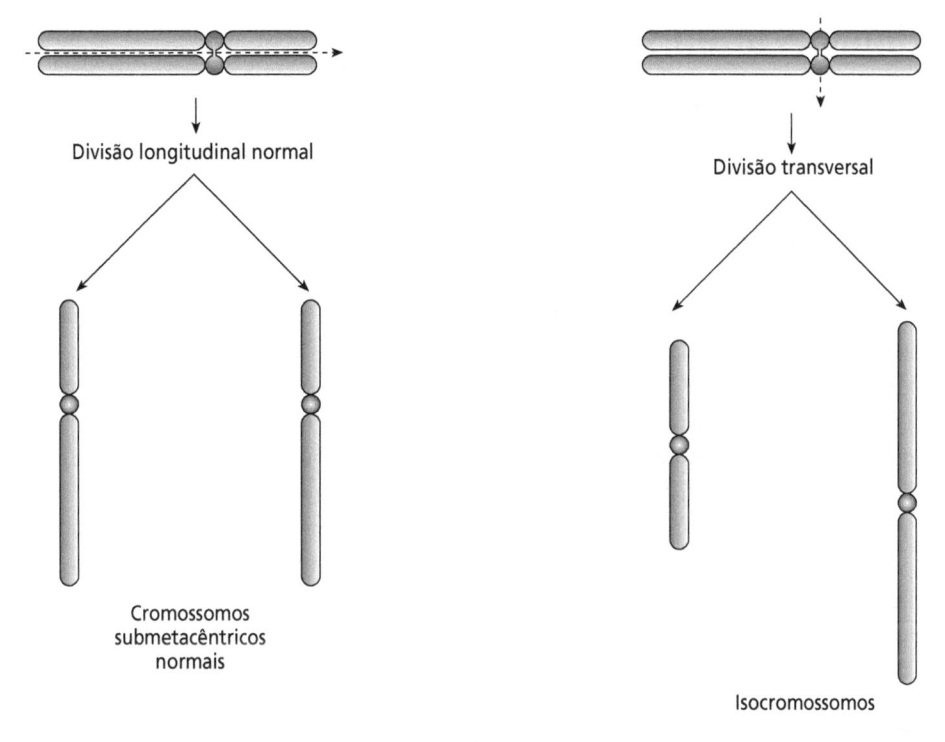

Divisão longitudinal normal

Divisão transversal

Cromossomos
submetacêntricos
normais

Isocromossomos

Figura 8.9 – Representação esquemática da formação de isocromossomos (cromossomos com os dois braços iguais).

eram: t(1/29), em 295 animais; poliploidia, em 4 animais; mosaicismo 60,XX/60,XY, em 15 animais; inv(16), em 39 animais; e cariótipo 61,XY,+mar, em 8 animais.

Em outro trabalho, realizado em 1980 no Rio Grande do Sul[6], foram carioti-pados 139 animais das raças Charolesa, Hereford, Normanda, Simmental e Santa Gertrudis. Constataram-se três tipos de anomalia cromossômica: t(1/29), inv(16) e mosaicismo 60,XY/61,XY,+mar. Todos esses animais eram fenotipicamente normais, mas, tendo em vista possíveis problemas de fertilidade, os autores reco-mendaram que esses animais fossem retirados dos programas de melhoramento.

Em outro estudo, realizado em São Paulo[7], foram cariotipados animais das raças Marchigiana, Red Poll, Blond D'Aquitaine e Pintangueiras, que observou que 25% dos reprodutores eram portadores de translocação entre os cromossomos nº 1 e nº 29. Com base no fato de que esses portadores de translocação formam gametas e embriões aneuploides e que a constituição diploide de 60 cromosso-mos tem predominado por milênios em um animal que é a principal fonte de proteínas para a espécie humana, o autor do trabalho citado recomenda o des-carte de todos os portadores da translocação.

Híbridos interespecíficos

Os cruzamentos entre membros de espécies diferentes são conhecidos como "hibridações interespecíficas". Dependendo de quais são as duas espécies envolvidas, podem produzir resultados diferentes. Em alguns casos, a fecundação é malsucedida, o que se reflete na impossibilidade de a fêmea conceber. Em outros, ocorre a produção de descendentes viáveis que, em alguns casos, são também férteis. Esse último resultado é mais provável quando as duas espécies que estão se cruzando têm não só o mesmo número, tamanho e morfologia de cromossomos, mas também cromossomos com muito material genético em comum e que podem se parear com sucesso na meiose.

O cruzamento entre o boi doméstico (*Bos taurus*) e o bisão-americano (*Bison bison*, 2n = 60) produz descendentes machos estéreis, mas, às vezes, fêmeas férteis, de onde se originaram os "Beefalos".

Um cruzamento muito comum é entre o cavalo (*Equus caballus*, 2n = 64) e o asno, jegue ou jumento (*Equus asinus*, 2n = 62), que produz mulas e burros (se o cruzamento é entre égua e jumento) ou bardoto (se o cruzamento é entre cavalo e jumenta), ambos com 63 cromossomos. A mula é um híbrido que possui constituição cromossômica 63,XX, com um conjunto haploide equino composto de 32 cromossomos e um conjunto haploide asnal, com 31 cromossomos. A esterilidade da mula resulta da remota possibilidade de se segregarem, durante a meiose, os cromossomos de equino para um polo e os do jumento para o polo oposto, além do fato de que os segmentos homólogos têm dificuldade de se parearem. Apesar de o número cromossômico de cavalos e jumentos diferir por apenas 2, existem diferenças consideráveis na estrutura dos cromossomos das duas espécies. Por exemplo, existem 24 pares de autossomos metacêntricos no jumento, mas apenas 13 pares destes nos cavalos. Estudos de bandeamento mostraram que os cariótipos dos cavalos e jumentos diferem por conta de um número grande de rearranjos cromossômicos complexos.

Relataram-se alguns casos de burras e mulas férteis, mas essas descrições de mulas ou burras férteis devem ser tratadas com alguma cautela. Nicholas[8] comenta um exemplo interessante de como as aparências podem enganar; o nascimento aparente de um potro, semelhante a um cavalo, de uma mula que amamentou esse potro e apresentou todas as reações maternais normais em relação a ele. O potrinho tinha um cariótipo de cavalo, normal, e os testes de tipagem sanguínea mostraram conclusivamente que o potro era, na verdade, filho de uma égua Shetland que foi vista dando à luz, no mesmo campo, um potro, 3 semanas após o pretenso parto da mula. A explicação mais plausível é a de que a égua estava, na verdade, grávida de gêmeos, que nasceram com 3 semanas de intervalo. O nascimento do primeiro potro, provavelmente, estimulou a mula a iniciar espontaneamente a lactação, um acontecimento raro, mas que já foi observado em equinos.

Em contraste com essas diferenças entre os cromossomos de cavalos e jumentos, os cariótipos de cabras (2n = 66) e ovelhas dos berberes (*Ammotragus lervia*, 2n = 58) diferem apenas por uma fusão cêntrica: as cabras têm 29 pares de autossomos acrocêntricos e nenhum metacêntrico, comparados com os 27 pares de acrocêntricos e um par de metacêntricos, na ovelha dos berberes. Por causa da diferença no cariótipo, aparentemente menor entre cabras e ovelhas dos berberes do que entre cavalos e jumentos, é interessante notar que o cruzamento entre cabras e ovelhas dos berberes produziu machos híbridos férteis. Apesar de já ter sido feito muito trabalho em relação à hibridação interespecífica, existe ainda muito para ser estudado sobre os fatores que determinam o sucesso ou o fracasso em tais cruzamentos. Os resultados de pesquisas futuras nessa área lançarão considerável luz nos relacionamentos evolutivos entre as espécies.

Pequenas populações em cativeiro

O estudo dos cromossomos pode ser muito importante na identificação das causas de falhas reprodutivas de animais em cativeiro: às vezes, a diminuição da viabilidade de determinada população em um zoológico – que, a princípio, acreditava-se ser devida à depressão endogâmica – pode, na verdade, ser resultado de cruzamentos entre animais aparentemente da mesma espécie, mas que não o são e têm cromossomos diferentes. Isso quer dizer que, em algumas populações, a diminuição da viabilidade é decorrência de hibridação, e não de endocruzamentos. Por exemplo, embora os fenótipos sejam iguais, os orangotangos de Bornéu diferem daqueles da Sumatra por uma inversão pericêntrica no cromossomo nº 2, o que ocasiona a infertilidade do híbrido resultante do cruzamento desses dois animais. Outro exemplo é dado por duas espécies de *dik-dik* (pequeno antílope africano) que são comuns em zoológicos – os de *Kirk* e os de *Guenther*. Os animais são indistinguíveis fenotipicamente, porém seus cromossomos são diferentes, e o resultado do cruzamento entre as duas espécies são híbridos machos com anomalias testiculares e fêmeas com infertilidade.

Assim, antes de concluir que as falhas na reprodução de pequenas populações em cativeiro são resultado de depressão endogâmica, ou decorrentes de um número muito pequeno de fundadores, é obrigatório o estudo citogenético dos animais em questão.

Leitura complementar

Mutações cromossômicas em animais domésticos[9,10]

As poliploidias não parecem ser viáveis em animais domésticos, uma vez que não foram descritas em animais vivos, a não ser em mosaico. McFeely[9] observou, em 88 embriões de bovinos e suínos, dez dias após a fecundação, 4 triploides, 3 tetraploides e 1 diploide/tetraploide.

Quanto às aneuploidias, foram observados bovinos com cariótipos 61,XXY; 60,XY/61,XXY; 59,X/60,XY/61XXY e 60,XX/60,XY/61,XXY e que apresentavam *síndrome de Klinefelter* (hipoplasia testicular, degeneração de tubos seminíferos, aspermia ou oligospermia). Também foram observados suínos com hipoplasia testicular e azoospermia, com cariótipos 39,XXY e 39,XXY/40,XXXY. O cariótipo X0 foi descrito em éguas, ovelhas e porcas. Também já foram descritas as trissomias 18, 17 e 22 em bovinos com braquignatia.

Em bovinos, foram descritas 19 tipos de translocação robertsoniana. Apenas os cromossomos nos 10, 15, 17, 19, 22 e 26 não foram observados em translocações. Em suínos, foram descritas translocações robertsonianas envolvendo os cromossomos 13 e 17 e várias translocações recíprocas. Em ovinos, foram descritas translocações robertsonianas entre os cromossomos 6/26, 8/11 e 7/25.

Na maior parte dos casos, as anomalias cromossômicas ocorrem em um animal individualmente, e só são importantes se o animal é importante para seu criador. Muito importantes, entretanto, são as translocações que existem em heterozigose, ou balanceadas, em animais fenotipicamente normais, pois a sua fertilidade pode ser diminuída. O governo sueco estimou que a redução da fertilidade em bovinos, causada pela translocação 1/29, gerou perda anual de mais de 300.000 dólares, antes de se iniciar um programa de erradicação.

Já foi descrita a redução da fertilidade em touros heterozigotos para a translocação 1/29 e em filhas de touros portadores da translocação 1/29. A conclusão sobre fertilidade reduzida baseou-se em uma pesquisa das taxas de NR em 56 e 273 dias de gestação. A diferença entre a taxa NR de 56 e a de 273 dias apresentou desvio da esperada, o que indica que a redução na fertilidade era provavelmente atribuível ao aumento na mortalidade dos embriões. Esse aumento na mortalidade foi explicado em virtude da ocorrência de embriões com cariótipo anormal resultante da não disjunção dos cromossomos que compuseram o trivalente, na primeira divisão da meiose.

O desenvolvimento de métodos adequados para a recuperação de embriões de bovinos, bem como da cultura e da preparação dos cromossomos, forneceu a oportunidade para pesquisar diretamente as causas citogenéticas da mortalidade de embriões jovens. King *et al.*[4] fizeram a primeira comunicação da existência de embriões trissômicos, originados de touros heterozigotos para a translocação 1/29.

Um total de 65 embriões bovinos, com idades de 1 dia (estágio de 2 células), 3 dias (estágio de 8 células) e 7 dias (estágio de 120 células), foi recuperado de 17 vacas com fertilidade comprovada, que haviam sido inseminadas com o sêmen de dois touros heterozigotos para a translocação 1/29. Os embriões coletados com 1 e 3 dias foram recuperados por métodos cirúrgicos e os de 7 dias, por métodos não cirúrgicos. As células dos embriões foram cultivadas e as preparações cromossômicas, feitas com as técnicas usuais (Tabela 8.3).

Tabela 8.3 – Resultados do trabalho de King[4]

Embriões	Dias após a inseminação		
	1	*3*	*7*
Recolhidos	21	6	38
Não analisados			
Sem mitoses	12	4	11
Preparação ruim	–	–	9
Analisados			
Normais	6	1	11
Heterozigotos	3	–	6
Monossômicos	–	–	–
Trissômicos	–	1	1

Mais da metade dos embriões (55,4%) não pôde ser analisada por causa da ausência de mitoses ou da má qualidade das preparações. Dos embriões analisáveis, 18 apresentaram cariótipos normais e 9 a translocação equilibrada. Havia, no entanto, 2 embriões, um no dia 3 (com 8 células) e outro no dia 7 (com 120 células), que tinham 60 cromossomos, incluindo um translocado 1/29. Esses dois embriões apresentavam trissomia do cromossomo nº1. Esses embriões foram coletados de duas fêmeas diferentes, que foram inseminadas com o sêmen do mesmo touro.

A incidência de não disjunção no gado bovino cromossomicamente normal é, provavelmente, muito baixa. Nenhuma aneuploidia foi observada em 12 blastocistos recuperados 12 a 15 dias após o cruzamento. Por outro lado, King et al.[4] observaram alta incidência de não disjunção na meiose de machos heterozigotos para a translocação 1/29.

Translocações robertsonianas semelhantes a 1/29 dos bovinos foram descritas em várias espécies. Estudos em carneiros heterozigotos revelaram a presença de células em metáfase II da meiose com cromossomos a mais ou a menos, embora a fertilidade pareça normal. O estudo de embriões de 13 a 18 dias, cujos pais eram carneiros heterozigotos, também não mostrou a presença de cariótipos anormais. Sugeriu-se, então, que tinha havido seleção no nível de espermatozoides. Entretanto, pode também ser que os embriões anormais sejam eliminados antes da fase de blastocisto. Em embriões de camundongos, cujos pais eram heterozigotos para translocações robertsonianas, foi observado que aqueles que tinham cariótipo anormal sobreviviam, em muitos casos, até após a implantação. Os resultados do trabalho de King et al.[4] sugerem fortemente que gametas anormais em bovinos são capazes de fecundação e os zigotos, de sobrevivência, por, pelo menos, os primeiros dias de vida embrionária.

Equinos e hibridação interespecífica[11]

O gênero Equus caracteriza-se pela capacidade de suas espécies fenotípica e cariotipicamente diferentes intercruzarem-se e produzirem descendentes viáveis, apesar de geralmente estéreis. A grande variedade de potros híbridos nascidos durante os últimos 150 anos – por exemplo, do cavalo da Mongólia (*E. przewalskii*, com 2n = 66), de várias raças de cavalo doméstico (*E. caballus*, com 2n = 64), do asno (ou jumento) europeu (*E. asinus*, com 2n = 62), de várias espécies de asnos (ou jumentos) selvagens asiáticos e africanos (por exemplo, *E. hemionus*, com 2n = 54), da zebra de Grevyi da Somália e Norte do Quênia (*E. grevyii*, com 2n = 46), da zebra comum da África Central (*E. burchelii*, com 2n = 44) e da zebra das montanhas do Sul da África (*E. zebra*, com 2n = 32) – leva a crer que qualquer espécie de equino pode conceber de outra, se a fêmea for inseminada com sêmen fértil, na época correta do seu ciclo ovulatório.

Igualmente de considerável interesse científico foi a descoberta de que, pelo menos, a égua, a burra e a mula (*E. mulus mulus*, com 2n = 63) aceitam, gestam a termo, dão à luz e criam com sucesso potros após o uso da técnica de transferência de embriões interespecíficos.

A mula (resultante do cruzamento de égua × jumento e que tem 2n = 63) e o cruzamento recíproco (jumenta × cavalo), que resulta no burro (com 2n = 63), são os híbridos equinos mais conhecidos, apenas porque o cavalo e o jumento (ou asno) são as espécies de equídeos mais domesticadas. Por resultarem em uma mistura vantajosa dos atributos físicos e mentais das duas espécies parentais, muitos milhões de mulas foram produzidos nos últimos 5.000 anos. Mas, além da utilidade prática, a mula intriga e confunde os cientistas desde o tempo de Aristóteles. A óbvia e aparente igual mistura, na mula, das características fenotípicas de seus pais ia contra a visão de "semente e solo" da teoria de Aristóteles, na qual o macho doava a "semente" e a fêmea era apenas o solo para o crescimento da "semente" masculina. Séculos mais tarde, a mula também foi usada como exemplo da teoria de que as fêmeas dos mamíferos também contribuem com "sementes" para a formação de seus descendentes. No século XX, a infertilidade de mulas e burras também aguçou a curiosidade dos geneticistas. Em 1973, demonstrou-se que a incompatibilidade entre os conjuntos haploides materno e paterno resulta na suspensão parcial da meiose nas mulas e nas burras, o que resulta, ao nascimento, em um estoque muito limitado de ovócitos.

Os dados extensivos sobre a proporção sexual ao nascimento de mulas mostram que ocorre o excesso de fêmeas (56 fêmeas:44 machos), o que confirma a lei de Haldane, que diz que, "no caso de híbridos interespecíficos, é mais provável que o sexo heterogamético seja aquele que estará ausente, ou será mais raro, ou será estéril".

Ainda não existem provas conclusivas sobre se existem diferenças fenotípicas consistentes entre mulas e burros, mas, tendo em vista a herança do DNA mitocondrial e o papel do *imprinting* genético, tais diferenças podem existir.

O cruzamento interespecífico de uma égua com um jumento para produzir mulas é tão fértil como os cruzamentos entre os casais da mesma espécie. No entanto, na experiência do autor e de criadores da Espanha, Portugal, Grécia e Índia, onde esses híbridos são muito utilizados, o cruzamento entre jumenta e cavalo é muito menos fértil.

Essa disparidade nas taxas de fertilização entre cruzamentos híbridos recíprocos nos equídeos também é observada em outras espécies. Por exemplo, altas taxas de fertilização são obtidas quando se inseminam cabras com sêmen de carneiro, mas muito menos concepções ocorrem quando se inseminam ovelhas com sêmen de bodes. A mesma fertilidade alta é observada quando lebres são inseminadas com sêmen de coelhos, em contraste com os baixos resultados obtidos com a inseminação de coelhas por sêmen de lebre.

Entre os híbridos interespecíficos de equinos já catalogados, destacam-se as progênies produzidas pelos cruzamentos entre jumentos domésticos e os asnos selvagens da Somália, África e Ásia e com várias espécies de zebra. Do mesmo modo, cavalos domésticos foram cruzados com a maioria das espécies de zebras. Em todos esses casos, o nascimento de descendentes só ocorreu quando a fêmea envolvida era a égua, à semelhança do observado na produção de mulas. Em todas as tentativas de cruzar um cavalo com asnas selvagens da Somália ou zebras fêmeas, não ocorreu concepção.

Fertilidade dos híbridos equinos

Apesar de os machos de mulas e de burros poderem, às vezes, produzir alguns espermatozoides, estes parecem ser morfologicamente anormais, com cabeças pequenas. Não existem registros com provas de fertilidade de machos de mulas e de burros. Por outro lado, existem, na literatura científica, relatos de mulas fêmeas férteis, a maioria confirmados por cariótipos, por exemplo, o de Henry *et al.*[12], que descreveram uma mula fêmea no Brasil, que deu à luz vários potros, alguns de um jumento e outros de um cavalo.

Nem todos os híbridos equinos são inférteis, como a mula e o burro. Os descendentes do cruzamento entre o cavalo Przewalski (2n = 66) e o cavalo doméstico (2n = 64), tanto machos como fêmeas, são férteis.

Hibridação interespecífica e a origem do lobo-vermelho[13]

As espécies que são altamente móveis e que podem se cruzar sob determinadas condições, como os lobos e os coiotes, podem formar grandes zonas híbridas. Há várias centenas de anos, os coiotes eram abundantes apenas no Sul dos EUA, e os lobos eram comuns mais no Norte. Onde os lobos são numerosos, eles excluem de seus territórios o coiote, de tamanho muito menor. Após a chegada dos colonos europeus, a agricultura e os programas de controle de predadores causaram a diminuição das populações de lobos, ao passo que os coiotes, uma espécie admiravelmente flexível e oportunista, expandiram sua área geográfica para o Norte e o Leste. Hoje em dia, o coiote é encontrado na maior parte da América do Norte. No Leste do Canadá (área invadida pelos coiotes nos últimos 100 anos), foram descobertos, em indivíduos identificados fenotipicamente como lobos-cinzentos, vários genótipos idênticos, ou muito semelhantes, aos encontrados em coiotes. A frequência de lobos com esse genótipo de coiote aumenta em direção ao Leste, de 50% em Minnesota até 100% em Quebec. A hipótese para explicar esse achado foi a de que lobos e coiotes se cruzaram em áreas do Leste do Canadá, onde os lobos eram raros e os coiotes, abundantes. A transferência interespecífica de DNAmt era assimétrica: nenhum dos coiotes estudados apresentava genótipo de lobo, e o genótipo de coiote era comum em lobos. Uma vez que o DNAmt é herdado da mãe, sem recombinação, esse resultado reflete uma assimetria nos cruzamentos: machos de lobos cruzaram com fêmeas de coiote e sua progênie retrocruzou com lobos. Ou o cruzamento complementar é raro ou os descendentes de retrocruzamentos com coiotes são estéreis. Essa assimetria nos cruzamentos pode indicar que os pequenos coiotes machos não interessam às grandes fêmeas de lobo-cinzento.

Uma zona híbrida, potencialmente mais antiga e maior, situa-se no Sul dos EUA. Essa zona inclui populações de *três canídeos tipo lobo*: o lobo-vermelho, o lobo-cinzento e o coiote. O lobo-vermelho tem tamanho intermediário entre o coiote e o lobo-cinzento e, potencialmente, pode cruzar com ambas as espécies. O lobo-vermelho é uma espécie ameaçada, que se extinguiu na natureza por volta de 1975, cujos descendentes das últimas populações naturais foram usados para fundar uma população bem-sucedida em cativeiro. Os indivíduos dessa população têm um genótipo indistinguível daquele observado em coiotes da Louisiana. Em 1975, uma análise de DNAmt de 77 animais das áreas habitadas pelos últimos lobos-vermelhos selvagens mostrou que uns tinham genótipo de coiote e outros, de lobo-cinzento.

Apenas a hibridização entre lobos-cinzentos e coiotes poderia explicar a morfologia intermediária dos lobos-vermelhos. Para testar essa hipótese, foi isolado o DNA da pele de seis lobos-vermelhos de museus de cinco Estados (Arkansas, Missouri, Louisiana, Oklahoma e Texas), obtidos por volta de 1910 – época anterior àquela em que se passou a admitir que a hibridização era comum. A análise filogenética de 398 pares de bases do gene do citocromo-b mostrou que os lobos-vermelhos daquela época não tinham um genótipo próprio: todos os seis tinham genótipos classificados como de coiotes ou de lobos-cinzentos, resultado consistente com a origem híbrida da espécie.

As implicações desse resultado são preocupantes para o US Endangered Species Act, porque não existe uma política para híbridos. Em algumas situações, pode-se querer proteger os híbridos, como no caso do lobo-vermelho, porque eles são ímpares, sem paralelo. No entanto, em Minnesota, por exemplo, essa hibridização pode não ser desejável, uma vez que ela ameaça a integridade genética do lobo-cinzento, uma espécie ameaçada. Do mesmo modo, na Itália, a hibridização com o cão doméstico pode alterar geneticamente os lobos-cinzentos que invadem as pequenas cidades para se alimentar. A análise genética molecular é um meio poderoso para determinar se a hibridização está alterando a composição genética dessas populações em perigo de extinção.

Sintenia dos locos do cromossomo 17 humano entre os canídeos[14]

O cão-chinês (*racoon dog*), *Nyctereutes procyonoides*, é um canídeo asiático. O gênero é monoespecífico e compreende subespécies distribuídas pela Ásia e pelo Japão. Elas incluem: *Nyctereutes procyonoides procyonoides*, da China Central; *Nyctereutes procyonoides ussuriensis*, da Manchúria e da Sibéria; *Nyctereutes procyonoides orestes*, do Sudoeste da China; *Nyctereutes procyonoides koreensis*, da Coreia; *Nyctereutes procyonoides viverrimus*, de Honshu, no Japão; e *Nyctereutes procyonoides albus*, de Hokkaido, no Japão.

A análise de 36 espécies do gênero Nyctereutes, examinando-se 90 características morfológicas e de comportamento, mostrou que elas não apresentam muitas afinidades filogenéticas com outros gêneros de canídeos.

Sugeriu-se que o cariótipo do cão-chinês contém muitos dos segmentos cromossômicos atribuídos a um ancestral comum dos canídeos. Como evidência, os cromossomos do cão-chinês têm homologia de braços com cromossomos de todos os maiores ramos dos Canidae. Além disso, alguns cromossomos do cão-chinês são homólogos a cromossomos da família Felidae, o que reforça a ideia de que o cão-chinês, em relação aos outros canídeos, tem o cariótipo mais primitivo.

No presente trabalho, foram estudadas as localizações, nos cromossomos de cão-chinês da China (*Nyctereutes procyonoides procyonoides* ou *Npp*), do Japão (*Nyctereutes procyonoides viverrimus* ou *Npv*) e do cão doméstico (*Canis familiaris*, ou *Cfa*), de sequências de genes humanos. O objetivo do presente estudo foi contribuir para o entendimento de como a organização cromossômica do genoma dos mamíferos se alterou durante a evolução e quais são as relações sintênicas que persistem.

O cromossomo humano nº 17 foi escolhido para o estudo, tendo em vista sua morfologia, sua importância no desenvolvimento humano e no desenvolvimento de neoplasias, a disponibilidade de sondas e uma conservação sintênica interespecífica relativamente alta. As sequências usadas foram: a MDCR; o ERBB2; o RARA e a MPO. Além destas, foi usada, como sonda-controle não pertencente ao cromossomo HSA 17, a esteroide sulfatase.

Todas as quatro sondas para locos do cromossomo nº 17 humano utilizadas no presente estudo hibridaram com um cromossomo de *Nyctereutes*.

Além disso, detectou-se a homologia entre o cromossomo nº 5 de *Npp* e o cromossomo nº 13 de *Npv*. Isso é uma evidência direta da conservação de

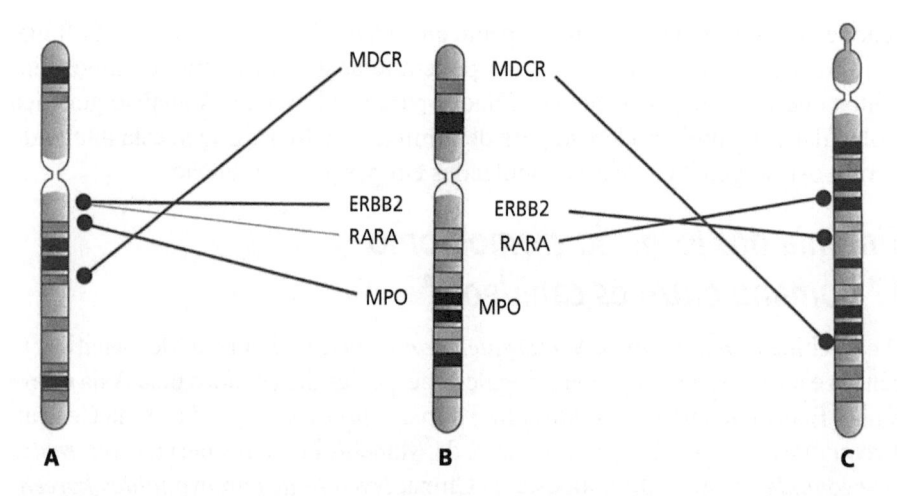

Figura 8.10 – Representação esquemática dos locos do cromossomo nº 17 humano (*B*) estudados e sua localização nos cromossomos de *Nyctereutes* (*A*) e *Canis familiaris* (*C*).

um cromossomo nos cariótipos divergentes de *Npp* e *Npv* e sugestiva de que esse cromossomo, que o presente estudo também mostrou que compartilha sintenia com o cromossomo nº 17 humano, pode ter homologia com algum cromossomo de outros canídeos e, mesmo, de outros mamíferos.

O cromossomo nº 17 humano compartilha sintenia e também ligação com o cromossomo nº 23 de *Cfa*. A sequência das sondas MDCR, ERBB2 e RARA é a mesma nessas duas espécies (Figura 8.10, *B* e *C*). Já entre o cromossomo nº 17 humano e os cromossomos de *Nyctereutes*, existe sintenia, mas a sequência dos genes não é a mesma (Figura 8.10, *B* e *A*).

Em todas as espécies de mamíferos estudadas até o presente momento, observou-se que a sintenia com o cromossomo nº 17 humano é muito conservada: as sondas MPO, RARA e ERBB2 hibridizam no cromossomo nº 11 de camundongos, e todos os genes já mapeados no cromossomo nº 19 de bovinos estão no cromossomo nº 17 humano.

O presente estudo contribuiu para aumentar as evidências que sugerem que o cromossomo nº 17 humano representa um bloco genômico que permaneceu relativamente integrado, apesar de rearranjado, através da evolução dos mamíferos.

Trissomia autossômica em um chimpanzé[15]

O objeto da presente comunicação é uma fêmea de chimpanzé (*Pan troglodytes*), nascida em 6 de julho de 1968. Esse filhote (Jama) nasceu após uma gestação aparentemente normal e sem complicações. A mãe (Wenka) havia tido uma gestação anterior que resultou em um natimorto prematuro, 28 meses antes do nascimento de Jama. Wenka tem agora 15 anos de idade, e o pai (Frans), 22.

Uma vez que o período reprodutivo para chimpanzés de laboratório é geralmente entre 10 e 30 anos de idade, Wenka é uma reprodutora relativamente jovem. As histórias médicas da mãe e do pai são irrelevantes.

Jama nasceu com peso baixo e exibiu ritmo lento de crescimento, quando comparada a outros chimpanzés criados em laboratório. Ao contrário dos outros chimpanzés de nossa colônia, ela tem, bilateralmente, sindactilia parcial dos artelhos e clinodactilia; epicanto proeminente; hiperflexibilidade das articulações e pescoço curto com excesso de dobras de pele. Um defeito cardíaco não identificado foi detectado por radiografias, logo após o nascimento. Ela continua a apresentar progresso clínico muito insatisfatório, a julgar pelo retardo de crescimento e de desenvolvimento neurológico. O reflexo de Moro está ausente; observam-se hipotonia acentuada, respostas de tração e suspensão anormais e inatividade generalizada. Com 40 semanas de idade, Jama ainda não consegue sentar nem se mover em sua gaiola. Ela tem apresentado episódios recorrentes de doenças entéricas e respiratórias, entretanto tais infecções não são raras em chimpanzés criados em laboratório.

Observações sistemáticas do comportamento apoiam a conclusão de que seu desenvolvimento postural está acentuadamente atrasado, especialmente quando comparado com outros animais de mesma idade do Yerkes Regional Primate Research Center e as normas para as idades, descritas por Riesen e Kinder para chimpanzés. Nessas normas, itens específicos foram agrupados nas quatro categorias de postura: supinação, pronação, sentado e em pé. O desenvolvimento de Jama é lento em todas as categorias.

Os estudos citogenéticos foram realizados em culturas de células de sangue periférico, quando Jama tinha 6 meses de idade. Foram analisadas 25 células em metáfase e observados, por célula, 49 cromossomos, em contraste com o número diploide normal da espécie, que é de 48 cromossomos por célula. As 25 células examinadas apresentavam um cromossomo acrocêntrico pequeno (semelhante ao do par nº 22) a mais. Essa trissomia autossômica foi confirmada em exames de células da medula óssea e após cultura de fibroblastos da pele. Estudos citogenéticos em ambos os pais revelaram números cromossômicos normais para a espécie.

Em nossa opinião, a presença da trissomia do cromossomo nº 22, acompanhada dos sinais anatômicos, neurológicos e comportamentais descritos, justifica a classificação desse caso como semelhante à síndrome de Down da espécie humana.

Solução do problema proposto no início do capítulo

Dos seis tipos possíveis de gametas produzidos pelo animal portador da translocação 1/29, apenas dois são viáveis, e um destes dará origem a um animal também portador da translocação. Isso significa espalhar a translocação pelo rebanho brasileiro, ou seja, aumentar o número de animais com a fertilidade reduzida.

Exercícios

1. Os esquemas a seguir representam os cromossomos de 7 indivíduos de uma mesma espécie. Indique os nomes corretos para cada um deles (*trissômico, tetrassômico, triploide, haploide, nulissômico e monossômico*):

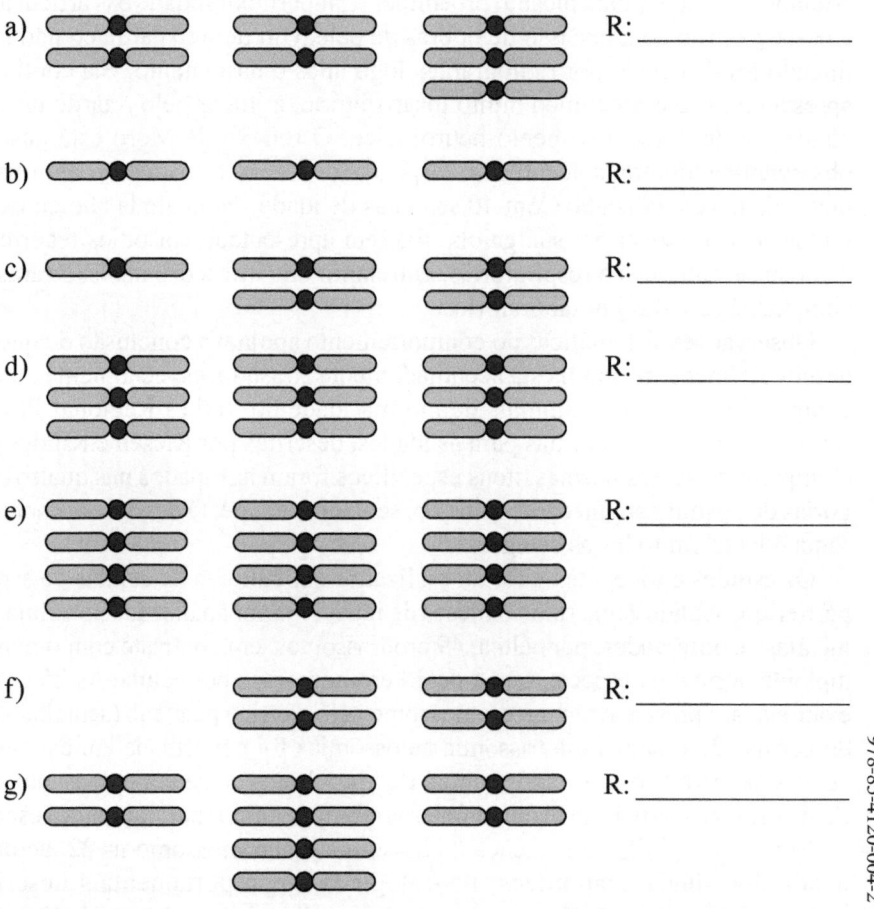

a) R: _____

b) R: _____

c) R: _____

d) R: _____

e) R: _____

f) R: _____

g) R: _____

2. Seria possível estudar os cromossomos de um bovino se você tivesse esquecido a cultura de linfócitos de sangue periférico desse animal na solução hipotônica por algumas horas? Por quê?

3. Ao estudar os cromossomos de um cão macho, com distrofia muscular (gene recessivo, ligado ao X), descobriu-se que ele tinha um cromossomo Y e dois cromossomos X (cariótipo 79,XXY). Seus pais eram normais (78,XX e 78,XY, sem distrofia muscular). Qual foi o erro que deu origem a esse animal? Em qual de seus pais ocorreu esse erro? Explique.

4. Um gato, de cor laranja (ligado ao X, dominante), tem 39 cromossomos, ou seja, um cromossomo a mais em cada célula. Seus pais são normais, com 38 cromossomos, sendo o pai de cor laranja e a mãe, laranja e preto. Qual foi o erro que deu origem a esse gato com 39 cromossomos? É possível identificar se esse erro foi mitótico ou meiótico? Se meiótico, é possível saber se ocorreu na mãe ou no pai? Explique.

5. Qual é o risco de um chimpanzé normal e portador de translocação equilibrada entre dois cromossomos nº 22 vir a ter um filhote com trissomia do cromossomo nº 22? Por quê?

6. Os chimpanzés normais têm 48 cromossomos. Um mesmo casal de animais dessa espécie, ambos fenotipicamente normais, teve 3 filhotes: uma fêmea fenotipicamente normal, mas com 47 cromossomos, e dois machos com 48 cromossomos, sendo um normal e outro com sinais clínicos da trissomia do cromossomo nº 22 (retardo de desenvolvimento neuromotor, hipotonia, fissura palpebral oblíqua e língua protraída). Qual é a explicação mais provável para os diferentes números de cromossomos dos filhotes e sua correlação com os fenótipos dos animais mencionados?

7. Observe os seguintes dados sobre números de cromossomos:

	(a)		(b)		(c)	
Espécie	**Gatos**	**Porcos**	**Bois**	**Cabras**	**Cães**	**Galinhas**
2n =	38	38	60	60	78	78

Gatos e porcos têm os mesmos números de cromossomos em suas células diploides. O mesmo é observado entre bois e cabras e cães e galinhas. Por que, então, os dois tipos de animais em (**a**), bem como os dois de (**b**) e os dois de (**c**), são considerados pertencentes a espécies diferentes?

8. Explique por que um touro portador de translocação entre os cromossomos nº 1 e nº 29, embora tenha fenótipo normal, apresenta diminuição de fertilidade.

9. Explique por que um touro portador de inversão do cromossomo nº 14, embora tenha fenótipo normal, apresenta diminuição de fertilidade.

10. Uma pesquisa mostrou que todos os orangotangos nativos de Bornéu têm o par de cromossomos nº 2 com a seguinte sequência de genes:

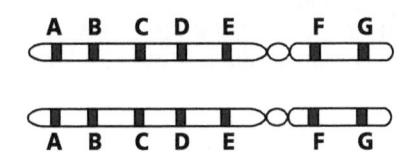

Já os orangotangos da Sumatra apresentam o par de cromossomos nº 2 com a seguinte sequência de genes:

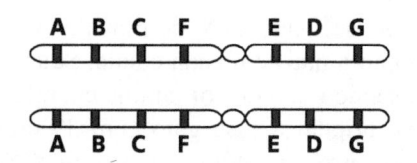

a) Que evento resultou nesses cromossomos com sequência de genes e morfologia diferentes?

b) Um animal resultante do cruzamento entre um orangotango de Bornéu e outro de Sumatra terá problemas de fertilidade? Por quê?

REFERÊNCIAS

1. MAYR, B.; KRUTZLER, H.; AUER, H. et al. A viable calf with trissomy 2. **Cytogenet. Cell Genet.**, v. 39, p. 77-79, 1985.
2. MCCLURE, H. M.; BELDEN, K. H.; PIEPER, W. A. Autosomal trisomy in a chimpanzee: ressemblance to Down's syndrome. **Science**, v. 165, p. 1010-1012, 1969.
3. PINHEIRO, L. E. L. Citogenética e reprodução animal. **Anais do 1º Simpósio Internacional de Produção Animal**. São Paulo: Sociedade Brasileira de Genética, 1985.
4. KING, W. A.; LINARES, T.; GUSTAVSON, I. et al. Presumptive translocation type trisomy in embryos sired by bulls heterozygous for the 1/29 translocation. **Hereditas**, v. 92, p. 167-169, 1980.
5. SWITONSKI, M. A pericentric inversion in an X chromosome in the cow. **J. Hered.**, v. 78, p. 58-59, 1987.
6. MORAES, J. C. F.; MATTEVI, M. S.; SALZANO, F. M. et al. A cytogenetic survey of five breeds of cattle from Brazil. **J. Hered.**, v. 71, p. 146-148, 1980.
7. PINHEIRO, L. E. L. **Estudos Citogenéticos da Raça Bos taurus taurus**. Tese de Doutoramento. Faculdade de Medicina de Ribeirão Preto, USP, SP, 1979.
8. NICHOLAS, F. W. **Veterinary Genetics**. 2. ed., New York: Oxford University, 1996.
9. MCFEELY, R. A. Chromosome abnormalities. **Vet. Clin. North Am. Food Anim. Pract.**, v. 9, n. 1, p. 11-22, 1993.
10. KING, W. A. et al. Presumptive translocation type trisomy in embryos sired by bulls heterozygous for the 1/29 translocation. **Hereditas**, v. 92, p. 167-169, 1980.
11. ALLEN, W. R.; SHORT, R. V. Interspecific and extraspecific pregnancies in equids: anything goes. **J. Hered.**, v. 88, n. 5, p. 384-392, 1997.
12. HENRY, M.; GASTAL, E. L.; PINHEIRO, L. E. L. et al. Mating patterns and chromosome analysis of a mule and her offspring. **Biol. Reprod. Monogr. Ser.**, v. 1, p. 273-280, 1995.
13. WAYNE, R. K. Molecular evolution of the dog family. **TIG**, v. 9, n. 6, p. 218-224, 1993.
14. PARK, J. P. Shared synteny of human chromosome 17 in canids. **Cytogenet. Cell Genet.**, v. 74. p. 133-137, 1996.
15. MCCLURE, H. M.; BELDEN, K. H.; PIEPER, W. A. Autosomal trisomy in a chimpanzee: resemblance to Down's syndrome. **Science**, v. 165, p. 1010-1011, 1969.

Capítulo 9

Determinação do Sexo em Mamíferos

Introdução

Ao terminar de estudar os conceitos discutidos neste capítulo, você deverá estar apto a resolver problemas, por exemplo, do tipo que se segue:

Uma cadela com cariótipo 78,XX (normal para o sexo feminino, em cães), filha de pais normais, apresenta sinais clínicos de distrofia muscular progressiva, doença causada por um gene recessivo localizado no cromossomo X. Como se explica esse fato, sabendo-se que a doença manifesta-se antes da idade reprodutiva, isto é, se seus pais fossem afetados, já era possível o diagnóstico clínico antes do cruzamento que deu origem à fêmea afetada?

Entre os cromossomos das células somáticas dos mamíferos, o X e o Y são especialmente importantes, pois deles depende a diferenciação dos sexos.

Os estudos cromossômicos mostraram que a maioria das espécies de mamíferos tem o sistema de determinação de sexo do tipo XX/XY. Em algumas espécies, no entanto, são observadas variações: nos lemingues, por exemplo, uma pequena alteração estrutural do cromossomo X anula a função masculinizante do Y e origina fêmeas férteis XY, que são uma parcela significativa de todas as fêmeas nas populações naturais. Em outras espécies, são verificados mecanismos com múltiplos cromossomos sexuais (X_1X_2Y ou XY_1Y_2), como no *rato-canguru* (*Potorous tridactylus*), em que o macho tem 2n = 13 (XY_1Y_2) e a fêmea, 2n = 12. Na meiose desses animais, os três cromossomos sexuais pareiam-se e, sempre, os dois Y vão para um polo da célula e o X, para o outro. As fêmeas de *camundongo-pigmeu, Mus (Leggada) minutoides*, têm 36 cromossomos, todos acrocêntricos, e os machos têm 35 cromossomos – sistema X_1X_2Y. No *Echidna* (mamífero que põe ovos, da ordem Monotrema) *Tachyglossus*, as fêmeas têm 64 cromossomos ($X_1X_1X_2X_2$) e os machos, 63 (X_1X_2Y).

Nas aves, o sexo heterogamético é o feminino (ZW), e os machos são homogaméticos (ZZ).

Nos répteis, são verificados vários mecanismos diferentes, incluindo machos e fêmeas heterogaméticos e determinação do sexo dependente da temperatura.

Embora considerados como um par, os cromossomos X e Y têm tamanhos diferentes. Em bovinos, por exemplo, o cromossomo X é submetacêntrico e de tamanho grande (semelhante ao nº 1); o cromossomo Y também é submetacêntrico (com exceção da raça Nelore, na qual ele é acrocêntrico), com tamanho equivalente a 1/3 do tamanho do X.

Especula-se que o par XY tenha derivado de um par de cromossomos homólogos dos ancestrais répteis, que diferia apenas em alguns locos relacionados com a determinação do sexo. O cromossomo Y dos mamíferos teria se reduzido gradualmente. A diversificação entre esses dois cromossomos chegou a tal ponto que eles apresentam pouquíssimos locos homólogos, todos situados na extremidade de seus braços curtos. Isso pode ser demonstrado por estudos do DNA, bem como visualizado, ao microscópio óptico, pelo fato de seu pareamento na meiose ser feito ponta-a-ponta (pelos braços curtos), e não lado-a-lado, como no caso dos autossomos.

O cromossomo X tem o mesmo tamanho relativo (próximo a 5% do genoma haploide) em diferentes espécies de mamíferos. Há indicações de que o conteúdo gênico (mas não a sequência dos genes) também seja o mesmo nos mamíferos. Por exemplo, as enzimas HPRT, G6PD, PGK e GLA estão localizadas no cromossomo X em todos os primatas, roedores, carnívoros, ungulados e artiodáctilos em que foram estudadas. A OTC e a STS também têm seus genes no cromossomo X em, pelo menos, humanos e camundongos.

O material genético dos mamíferos, DNA, pode ser classificado em dois tipos, de acordo com a sua atividade genética: *eucromatina* e *heterocromatina*. A eucromatina é o DNA com atividade genética, os genes. As regiões dos cromossomos que não apresentam atividade genética (*i. e.*, não codificam instruções para síntese de proteínas) são chamadas de heterocromatina constitutiva.

O cromossomo X de mamíferos é praticamente todo ele formado por eucromatina e possui centenas de genes que, em sua maioria, nada têm que ver com a determinação do sexo.

O cromossomo Y, além de ser bem menor do que o X, apresenta ainda uma região de heterocromatina constitutiva, por exemplo, em bovinos no braço curto e em humanos, no braço longo. Ele apresenta, portanto, bem menos genes. Os que possuem são relacionados apenas com a determinação do sexo.

Cromossomo X

Quando se observam, ao microscópio, células interfásicas de fêmeas de mamíferos, nota-se, junto à membrana nuclear, um corpúsculo que se cora intensamente: é o *corpúsculo de Barr* (homenagem ao cientista que primeiro o observou) (Figura 9.1). Como esse corpúsculo não é observado em células XY e como nas células em que existem mais de dois cromossomos X também se observam mais corpúsculos de Barr, conclui-se que ele representa todos (menos um) os cromossomos X presentes na célula, que estão espiralizados na intérfase. Por esse motivo, o corpúsculo também é conhecido como *cromatina sexual*.

Admite-se, hoje em dia, que todos os cromossomos X presentes em uma célula de mamíferos, menos um, sejam geneticamente inativados em um estado precoce do desenvolvimento, formando corpúsculo(s) de Barr.

Nas células germinativas femininas, o processo de inativação de um dos dois cromossomos X é revertido, ou seja, nas ovogônias, ambos os cromossomos X estão ativos. Já nas células germinativas masculinas, ocorre a inativação transitória do cromossomo X. A evidência de que o cromossomo X das espermatogônias está inativado deve-se à observação de que o loco XIST, que só é transcrito de cromossomos X inativos, é transcrito nas espermatogônias.

A inativação do cromossomo X é um processo muito complicado, que envolve tanto mecanismos para iniciá-lo como para a manutenção da inativação durante as divisões celulares.

A inativação parece ser controlada por uma região do cromossomo X chamada de *centro de inativação* ou região XIC. Esse loco é transcrito exclusivamente no cromossomo X inativo. O transcrito é grande (> 15 kb), mas não parece codificar qualquer proteína, podendo, nem mesmo, ser um RNA funcional. A inativação inicia-se em um único loco, mas depois se espalha para todo o cromossomo X.

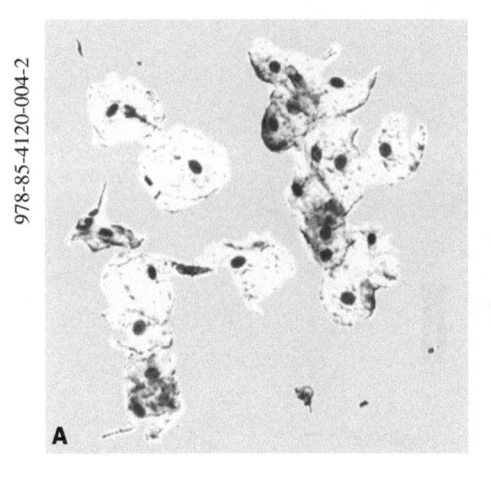
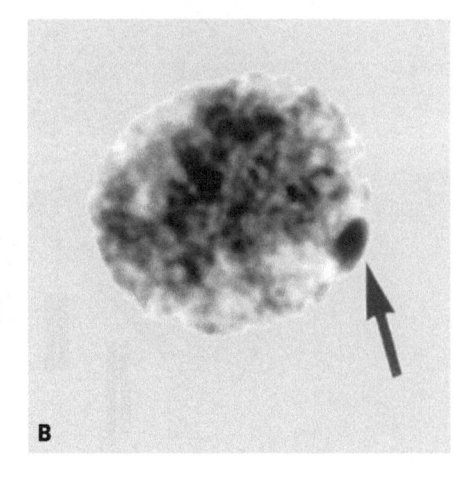

Figura 9.1 – Fotografias de células epiteliais de mucosa bucal, em intérfase (*A*), e núcleo interfásico com um corpúsculo de Barr (*assinalado pela seta*) (*B*).

Estudos com hibridação *in situ* (ver Capítulo 10) de sondas para as regiões centromérica e telomérica do cromossomo X revelaram que o corpúsculo de Barr é um cromossomo X inativo, cujos telômeros estão próximos um do outro. Essa estrutura pode contribuir para manter a inatividade do cromossomo.

A *inativação genética* seria consequência da demora de um dos cromossomos X em se desespiralizar, ao término da mitose – quando ele consegue se desespiralizar, não existem mais, no núcleo, nem enzimas nem nucleotídios para a síntese de RNAm (os outros cromossomos já estão em fase de duplicação, com enzimas e nucleotídios apropriados à síntese de DNA). Por esse motivo, o cromossomo X "atrasado" não consegue, no período G_1 da intérfase, transmitir sua mensagem genética. Ele apenas se duplica, no período S (Figura 9.2).

Ambos os cromossomos X funcionam durante as divisões iniciais do zigoto. A inativação de um deles inicia-se na época da implantação do blastocisto na mucosa uterina – época em que já é possível observar cromatina sexual – e ocorre primeiro no trofoderma e depois nas linhagens celulares que constituirão o embrião. Nos mamíferos, o cromossomo X que é inativado pode ser qualquer um dos dois (o paterno ou o materno), e a inativação ocorre inteiramente ao acaso. Mas, uma vez inativado o cromossomo em uma célula, todas as células descendentes dela terão o mesmo X inativado. Portanto, o corpo de uma fêmea de mamíferos é um mosaico de áreas com células contendo ativo: em umas o X de origem materna e em outras, o X de origem paterna (Figura 9.3). O material

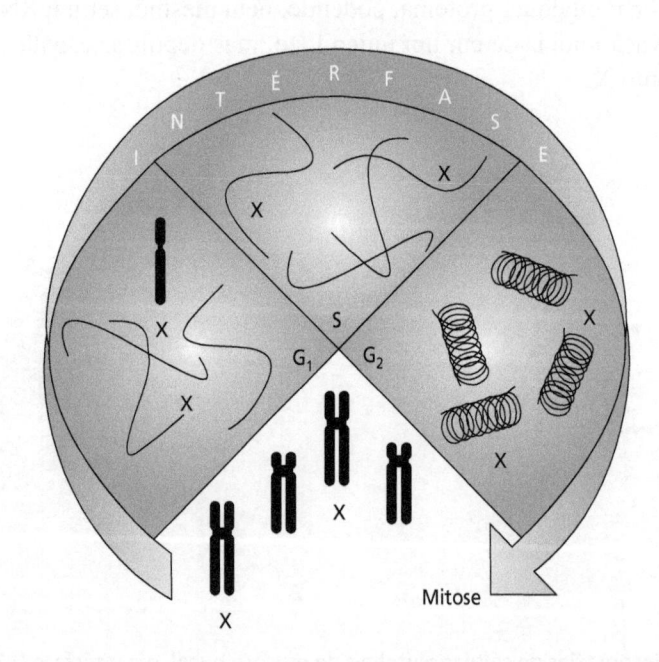

Figura 9.2 – Inativação genética de um dos dois cromossomos X das fêmeas de mamíferos.

genético dos cromossomos inativados que era, antes da inativação, classificado como eucromatina, após esse processo de inativação passa a ser chamado de *heterocromatina facultativa*.

Entendendo esse processo, pode-se entender o fenótipo *tortoise shell*, ou *calico*, descrito em gatas, no Capítulo 3: as gatas heterozigotas para o loco O (situado no cromossomo X) apresentam em seu corpo áreas de pelagem com cor "laranja" e áreas de pelagem com cor não laranja (preto ou marrom). Isso ocorre porque, em determinadas áreas do corpo delas, está ativo o cromossomo X que tem o gene *O* e, em outras, o cromossomo X que tem o gene *o*.

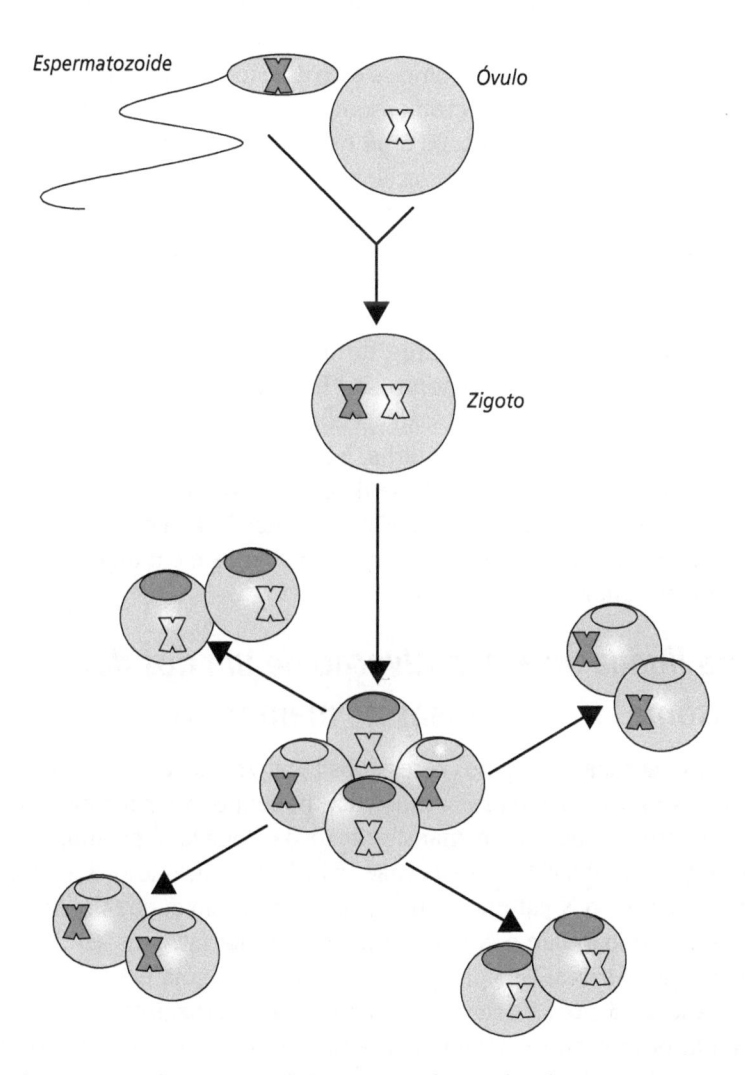

Figura 9.3 – Esquema do processo de inativação de um dos dois cromossomos X das fêmeas de mamíferos.

Nos mamíferos marsupiais, ocorre a inativação de um dos dois cromossomos X das fêmeas, porém ela não é ao acaso: em todas as células, está inativado o cromossomo X de origem paterna.

A inativação dos cromossomos X em excesso explica por que a quantidade de produto dos genes localizados no cromossomo X é a mesma em machos e fêmeas, apesar da diferença de dose gênica (o macho com um só X e a fêmea com dois).

Essa observação, entretanto, não é válida para o cromossomo X inteiro – existem regiões que permanecem sempre ativas (= desespiralizadas no período G_1 da intérfase), mesmo quando o resto do cromossomo está inativado (= espiralizado no período G_1 da intérfase). Nessas regiões, existem vários genes, por exemplo, aquele que determina o grupo sanguíneo Xg, na espécie humana. Nesse caso, o gene comporta-se como se estivesse localizado em um autossomo.

Nos indivíduos que têm um cromossomo X com aberração estrutural, esse é sempre o inativado. Na verdade, os cromossomos X normal e alterado são inativados ao acaso e, a partir daí, a seleção natural agirá: as células em que estiver inativado o X normal estarão em desvantagem em relação àquelas cujo cromossomo X inativado é o anormal. Com o tempo, a linhagem vantajosa estabelece-se; na época do nascimento, praticamente só ela existe.

Vários genes do genoma dos mamíferos parecem ser transcritos exclusivamente dos cromossomos derivados de um determinado progenitor. Esse processo, pelo qual um cromossomo se "lembra" de sua origem parental, é chamado de *imprinting*, ou "impressão" genômica. A natureza dessa "impressão" não é conhecida, mas, quando é paterna, é possível que a "impressão" seja adquirida durante a inativação transitória do cromossomo X, durante a espermatogênese. Um exemplo dessa "impressão genômica" é a inativação preferencial do cromossomo X paterno que ocorre nos marsupiais e em alguns tecidos placentários de mamíferos.

Herança ligada ao X e inativação de um dos dois cromossomos X das fêmeas de mamíferos

Nas doenças causadas por genes recessivos localizados no cromossomo X, por exemplo, a hemofilia e a distrofia muscular, podem ocorrer fêmeas comprovadamente heterozigotas e com manifestação da doença. Em uma fêmea que recebeu o gene da distrofia de sua mãe, as células em que o X materno está inativado têm ativo o X paterno com o gene normal. Em contraste, as células da heterozigota que inativam o X paterno ficam deficitárias, pois seu X ativo carrega o gene da distrofia. Isso não prejudica a heterozigota em que o X paterno está inativado em ± 50% de suas células, mas, na heterozigota em que, por acaso, uma alta proporção de células inativou o X paterno, ocorrerão problemas clínicos, pois muitas fibras musculares degenerarão (as que resultaram de células com o X paterno inativado).

Assim, as heterozigotas que apresentam sinais clínicos de distrofia são as que têm muitas células com o X contendo o alelo normal inativado (Figura 9.4).

Outra consequência de a inativação de um dos dois X das fêmeas de mamíferos ser casual é que as heterozigotas afetadas apresentam grande variabilidade quanto à intensidade dos sinais clínicos, visto que elas diferem umas das outras quanto às proporções de células com inativação do cromossomo portador do gene normal.

Nas aves, o sexo heterogamético é o feminino (cromossomos sexuais ZW), os machos têm cromossomos sexuais iguais, ZZ, e não ocorre a compensação de dose entre os dois sexos: os machos apresentam, em relação às fêmeas, o dobro dos produtos gênicos do cromossomo Z. A diferença de dosagem não impede a viabilidade e, provavelmente, está relacionada com características morfológicas, de pelagem e comportamentais que definem o dimorfismo sexual marcante observado nas aves.

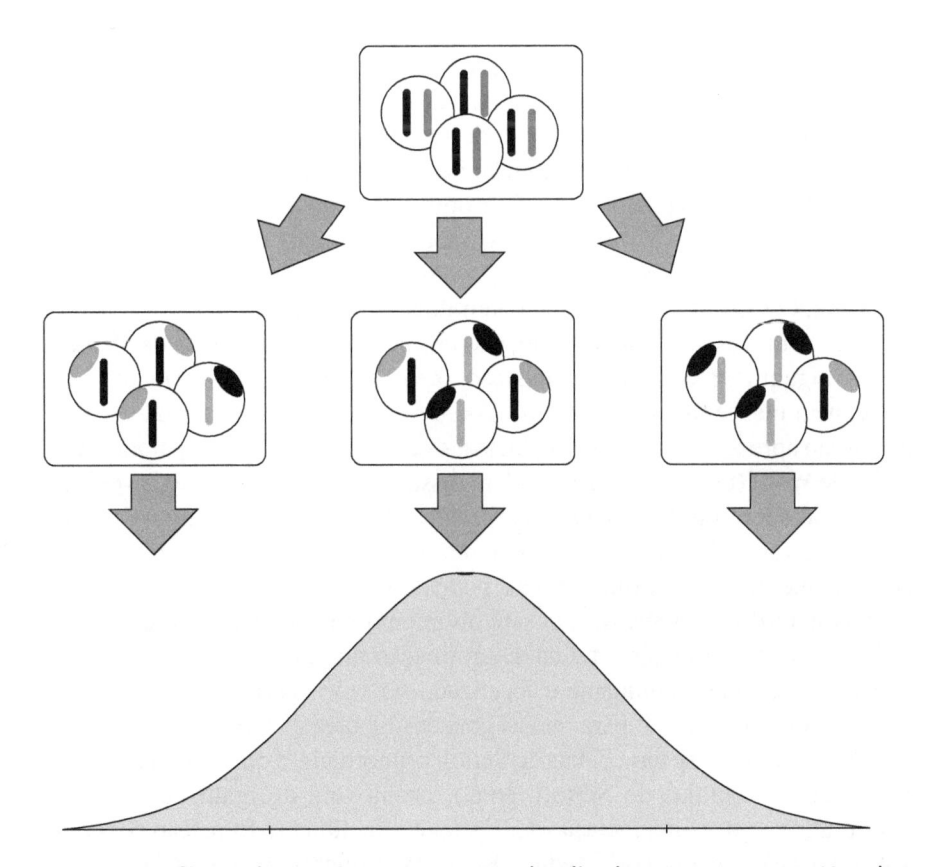

Figura 9.4 – As fêmeas heterozigotas para genes localizados no cromossomo X podem apresentar fenótipos variáveis, como consequência de a inativação de um dos dois cromossomos X ser ao acaso.

Cromossomo Y

Como resultado da meiose, dois tipos de espermatozoides são formados: um com os autossomos mais um cromossomo X e outro com os autossomos mais um cromossomo Y. Quando esse último fecunda um óvulo, o zigoto formado terá os autossomos mais XY. Se, por outro lado, o espermatozoide tem um X, o zigoto formado terá os autossomos mais XX. A fecundação determina, portanto, o sexo cromossômico do novo indivíduo.

No início da vida intrauterina, o embrião de mamíferos, tanto XX como XY, não tem qualquer diferenciação sexual. Nessa época, cresce uma crista em cada um dos órgãos que servem ao embrião como rins temporários (os *mesonefros*). Essas cristas são conhecidas como *cristas gonadais*, e é a partir delas que a gônada, o ovário ou o testículo futuros se desenvolverão. As células dessas cristas, derivadas do mesonefro, serão as células somáticas dos testículos e ovários, isto é, aquelas que secretarão hormônios e as que sustentarão as células germinativas. As células germinativas (que, por meioses, originarão óvulos e espermatozoides) originam-se no epiblasto, próximo ao alantoide. Algumas dessas células germinativas primordiais desgrudam-se do epiblasto e iniciam a sua migração, através do mesentério dorsal, até atingir a região do mesonefro. Sua chegada coincide com a formação das cristas gonadais e as células germinativas invadem-nas (Figura 9.5). O produto do gene *ZFY*, localizado no braço curto do cromossomo Y (na região pseudoautossômica), é, provavelmente, responsável pela proliferação e migração das células germinativas para a crista gonádica. O loco *ZFY* tem um loco homólogo no cromossomo X, ocupado pelo alelo *ZFX*, que escapa à inativação, nos cromossomos X inativos das fêmeas.

Por algum tempo após a fecundação, o embrião é morfologicamente neutro, isto é, nem masculino nem feminino. Além da gônada indiferenciada já descrita, o embrião apresenta dois pares de ductos: os canais de Müller (ou paramesonéfricos) e de Wolff (ou mesonéfricos). Além disso, o seio urogenital (região destinada a incluir as aberturas dos canais urinário e genital) e as estruturas embriônicas que serão transformadas em genitália externa ainda estão em estado tão primitivo que qualquer uma das formas sexuais pode desenvolver-se a partir deles.

Nos mamíferos eutérios, o desenvolvimento das gônadas em testículos ou ovários é o passo fundamental na determinação do sexo.

Um único gene, dominante e localizado no braço curto do cromossomo Y, o gene SRY, é necessário para que as gônadas bipotentes tornem-se testículos. O gene SRY expressa-se nas células de Sertoli primordiais, o que resulta na sua diferenciação. As células de Sertoli, então, promovem a organização celular e estrutural, ou seja, a diferenciação dos testículos, incluindo a formação dos cordões testiculares e das células de Leydig. Os passos seguintes na diferenciação masculina são promovidos pelos hormônios *testosterona* (produzido pelas células de Leydig) e *antimülleriano* (HAM – produzido pelas células de Sertoli). O HAM é

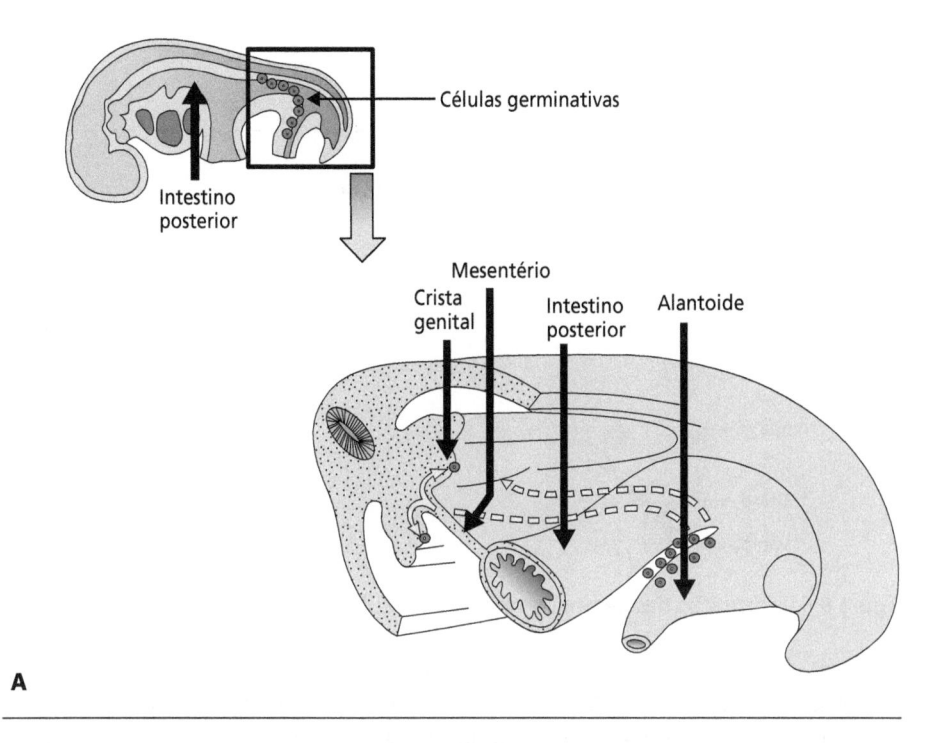

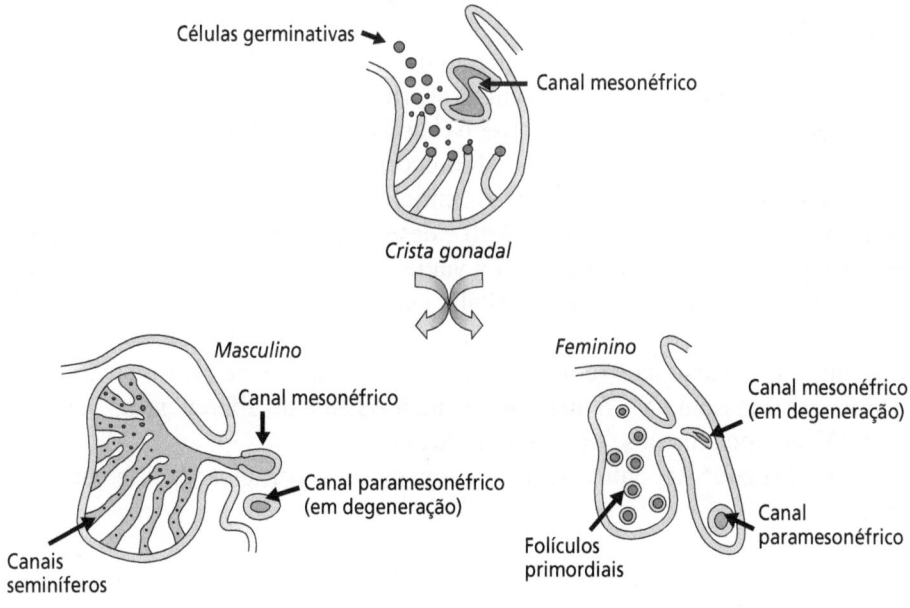

Figura 9.5 – (*A*) Migração das células germinativas e (*B*) início da formação de ovário e testículo.

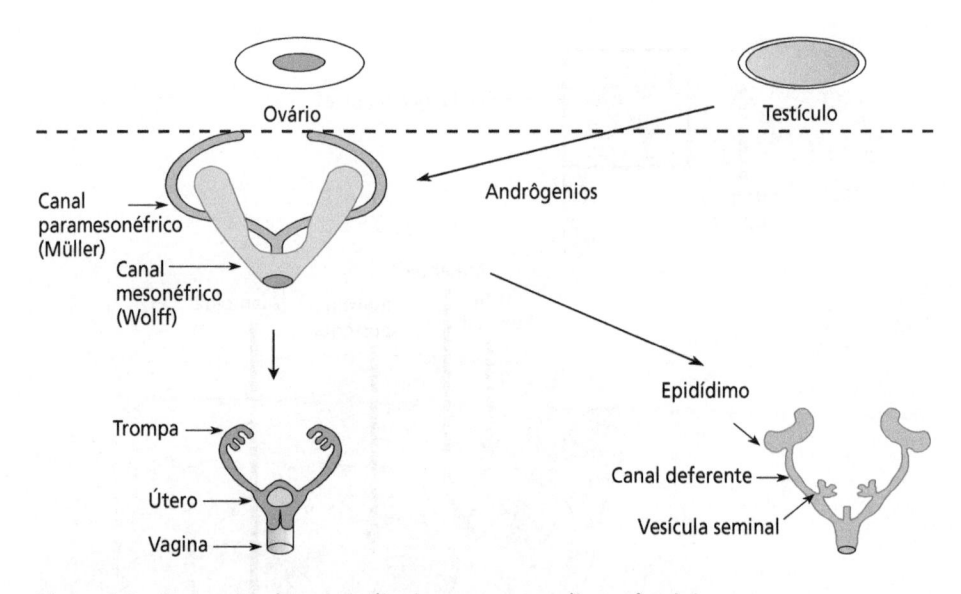

Figura 9.6 – Formação das genitálias internas masculina e feminina.

responsável pela regressão dos canais de Müller, e a testosterona induz o desenvolvimento dos canais de Wolff em epidídimos, canais deferentes e vesícula seminal (Figura 9.6). Em outros órgãos-alvo, a testosterona é convertida em DHT pela enzima 5-α-redutase. O desenvolvimento da próstata e a transformação do seio urogenital em genitália externa masculina ocorrem em resposta à presença de DHT. A diferenciação testicular pode ocorrer na ausência de células germinativas.

Na ausência do produto do gene SRY, ocorre o desenvolvimento dos ovários e o prosseguimento da diferenciação feminina, sem necessidade de produtos gonadais: regressão dos canais de Wolff e desenvolvimento dos canais de Müller em trompas, útero e terço superior da vagina (Figura 9.6) e, finalmente, transformação do seio urogenital em genitália externa feminina.

O gene SRY foi localizado no cromossomo Y de todos os mamíferos estudados, inclusive marsupiais (com exceção de uma espécie de rato-toupeira, que não tem cromossomo Y), o que sugere que o sistema de diferenciação baseado no SRY tem, pelo menos, 130 milhões de anos.

Além do gene SRY, outros genes também parecem participar da diferenciação sexual:

• *Gene SOX9*: autossômico. O gene SOX9 apresenta 71% de sua sequência codificadora em comum com o gene SRY. Mutações em SOX9, assim como em SRY, podem resultar em falha total na formação de testículos. O produto do gene SRY não foi descrito em aves e répteis, mas o gene SOX9 é altamente conservado, de mamíferos até peixes, e expressa-se nas gônadas masculinas de mamíferos e aves. Assim, o gene SOX9 poderia ser parte de um processo de determinação do sexo ancestral, que atualmente está sob controle do SRY apenas em mamíferos.

- *Gene WT1*: autossômico. Em camundongos com mutações que resultam na ausência da proteína WT1, observa-se que os animais não têm rins nem gônadas.
- *Gene DSS ou DAX1*: situado no cromossomo X. O papel do gene na diferenciação sexual confirma-se com a observação de que indivíduos XY com deleção de DSS/DAX1 têm genitália masculina normal, mas indivíduos XY com duplicação do loco DSS/DAX1 apresentam reversão sexual. Os resultados de estudos com camundongos transgênicos[1] sugerem que SRY e DSS/DAX1 atuam de maneira antagônica e o produto de DSS/DAX1 funciona como "fator antitestículo", e não como indutor de ovários. Assim, o SRY seria o inibidor da cópia única do DSS/DAX1 presente nos indivíduos XY, o que permitiria a diferenciação dos testículos. Na ausência de SRY, uma cópia de DSS/DAX1 presente nos indivíduos XX (a outra está no cromossomo X inativado) silenciaria os outros genes envolvidos na diferenciação testicular, permitindo o desenvolvimento dos ovários. Uma cópia única de SRY, no entanto, não seria capaz de inibir duas cópias ativas de DSS/DAX1, o que explicaria a reversão sexual em indivíduos XY com duplicação do braço curto do cromossomo X. Além disso, a função de indutor da diferenciação de ovários não seria consistente com a época de expressão do DSS/DAX1, que está presente nos machos na época da diferenciação testicular e nas fêmeas também nessa época, porém não mais tarde, quando ocorre a diferenciação dos ovários.
- *Gene SF1*: autossômico. O SF1 expressa-se em todos os tecidos esteroidogênicos, onde atua como regulador das enzimas envolvidas na produção de esteroides, incluindo os hormônios sexuais. O SF1 é, provavelmente, o ativador da produção de HAM e de testosterona pelos testículos. Estudos com camundongos mostraram que o SF1 expressa-se nas cristas gonadais de machos e fêmeas, ou seja, no estágio inicial da gonadogênese. A expressão continua até que a diferenciação se complete, quando então o transcrito desaparece das gônadas femininas, mas persiste nos testículos. O transcrito reaparece nos ovários, depois que a diferenciação está completa. A degeneração gonádica em camundongos machos e fêmeas, homozigotos para alelos mutantes de SF1 ou WT1, demonstra que cada um desses genes tem papel fundamental na gonadogênese. Além disso, a coincidência temporal do início de expressão de SF1 e WT1 sugere que eles funcionam na mesma via, apesar de a associação entre os dois genes ainda não estar bem esclarecida.

Em resumo, os genes SRY, SF1, WT1, SOX9 e DSS/DAX1 são necessários para algum aspecto do desenvolvimento gonádico, ou diferenciação dos testículos.

978-85-4120-004-2

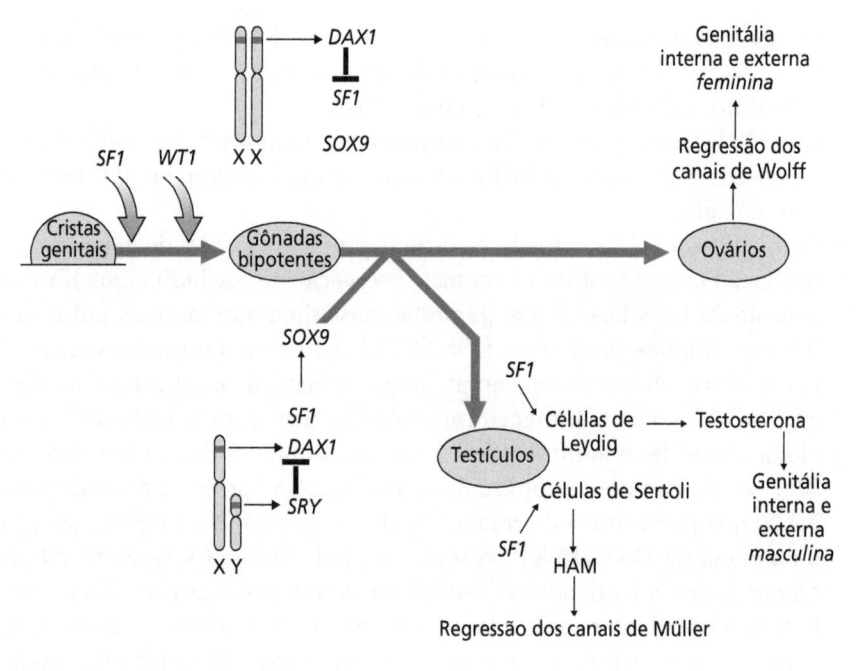

Figura 9.7 – Os padrões de expressão e os fenótipos resultantes de mutações nos genes *SF1*, *WT1*, *SRY*, *SOX9* e *DSS/DAX1* permitem que se construa uma provável sequência na diferenciação sexual dos mamíferos[2, 3].

Os padrões de expressão e os fenótipos resultantes de mutações nesses genes permitem que se especule uma hierarquia na diferenciação gonádica, como exibida na Figura 9.7.

O passo final no desenvolvimento é a conversão da genitália externa indiferenciada à forma masculina ou feminina. Se houver testículos produzindo androgênios, a diferenciação será no sentido masculino. Em caso contrário, no feminino. O tubérculo genital transforma-se em pênis no macho e em clitóris na fêmea. No macho, as pregas genitais adjacentes formam o prepúcio e as pregas genitais mais laterais originam o saco escrotal. Nas fêmeas, o desenvolvimento varia conforme a espécie. Em ruminantes, por exemplo, as pregas genitais desaparecem e os lábios vulvares originam-se das pregas urogenitais. A diferenciação da genitália externa dos embriões de bovinos, por exemplo, está evidente aos 40 dias de gestação, mais ou menos, nos machos e um pouco mais tarde nas fêmeas. A produção de hormônios pelas gônadas será responsável, na puberdade, pelo desenvolvimento das características sexuais secundárias.

Disso tudo fica claro que o fenótipo masculino depende, essencialmente, da presença de um cromossomo Y, pois o desenvolvimento embrionário, na ausência dos produtos dos genes do cromossomo Y, é, espontaneamente, em direção ao fenótipo feminino.

O produto do gene SRY e o fenômeno da "vaca maninha" ou Free-Martin*

Nos bovinos, quando uma fêmea é gêmea de um macho, ela é, quase sempre, estéril. A genitália externa geralmente é normal, mas os derivados müllerianos frequentemente estão ausentes ou são rudimentares; os derivados wolffianos estão presentes e, em muitos casos, as gônadas assemelham-se a pequenos testículos. Até o 60º dia de vida fetal, as gônadas femininas desenvolvem-se normalmente e, a partir daí, ocorre a masculinização. Sabe-se atualmente que são essas gônadas da "vaca maninha" que produzem os androgênios e o HAM. Portanto, a masculinização da "vaca maninha" é devida às suas próprias gônadas. O que, então, seria responsável pela masculinização das gônadas? Em 90% das gestações gemelares dos bovinos, ocorre anastomose vascular no córion único. Por causa da anastomose, ocorre troca de sangue entre os dois fetos. O sangue fetal contém células-tronco hematopoiéticas, o que resulta em ambos os fetos serem quimeras hematopoiéticas. Assim, uma porcentagem variável de todas as células derivadas das células-tronco hematopoiéticas [hemácias, plaquetas, granulócitos, mastócitos, monócitos, linfócitos T e B e células NK (*natural killer*)] do feto XX é célula XY. Os indutores da diferenciação gonadal, induzidos pelo produto do gene SRY das células XY, ligam-se aos receptores gonadais do feto feminino, transformando, assim, a gônada indiferenciada desta em tecido testicular. Bovinos recém-nascidos machos e Free-Martins apresentam níveis muito altos (> 700 ng/mℓ) de HAM no plasma, ao passo que as fêmeas têm níveis muito mais baixos (> 120 ng/mℓ). Esses níveis mantêm-se elevados nos primeiros cinco meses de vida dos machos normais e então declinam, ao passo que, nos Free-Martins, os níveis elevados são observados apenas por cerca de duas semanas após o nascimento e depois caem para os níveis das fêmeas normais[4]. A fertilidade dos machos gêmeos das fêmeas Free-Martin é bastante estudada. Embora o quimerismo hetopoiético tenha sido observado com frequência, nem todos apresentaram diminuição da fertilidade.

Os carneiros gêmeos também têm córion único, mas em apenas 8% dos casos com anastomose vascular. Quando esta ocorre, a fêmea também será estéril, como a "vaca maninha".

O problema também já foi descrito em caprinos e suínos, sempre correlacionado com a anastomose vascular.

Em aves, já foram descritos ovos com 2 e até 3 gemas. A sobrevivência desses "gêmeos" é rara, mas, se isso ocorrer e os animais forem de sexos diferentes, terão

---

* *Free*: simplificação do escocês *farrow*, que significa infertilidade. *Martin*: não se sabe se é derivado do gaélico *mart*, que significa vaca, ou de Saint Martin, dia no qual na Europa, sacrificava-se o gado para armazenar a carne para o inverno.

alterações consideráveis do aparelho genital: entre as "gêmeas" fêmeas, 32% são normais; 17% apresentam pequenas alterações nos ductos de Müller; 41% exibem grandes alterações nos ductos de Müller e 9% não possuíam os ductos de Müller. Já entre os "gêmeos" machos, 70% apresentavam alterações nos testículos, mas seus ductos eram normais[5]. É interessante observar que as gônadas das fêmeas eram totalmente normais e as dos machos apresentavam alterações no sentido de feminização (situação oposta à observada nos mamíferos).

Não foram descritos animais Free-Martin em outras espécies.

Anomalias na diferenciação sexual

Como já foi visto, os processos normais da diferenciação sexual podem ser divididos em quatro estágios:

- Diferenciação de testículos ou ovários, a partir de uma estrutura comum, a gônada indiferenciada.
- Desenvolvimento da genitália interna, a partir dos ductos de Müller e de Wolff, que coexistem no início do desenvolvimento, em ambos os sexos.
- Conversão da genitália externa, a partir de estruturas comuns a ambos os sexos, para a forma masculina ou a feminina.
- Aparecimento das características sexuais secundárias e início da gametogênese, na puberdade.

As anomalias na diferenciação sexual podem aparecer como consequência de erros em qualquer uma dessas etapas, em decorrência de fatores ambientais (teratogênese), genes mutantes ou aberrações numéricas e estruturais dos cromossomos X e Y.

Em equinos[6], cães e gatos[7], foi descrita a *síndrome de insensibilidade aos androgênios* ou *síndrome de feminização testicular*. Essa é uma anomalia do desenvolvimento sexual na qual os indivíduos afetados têm constituição cromossômica *XY*, testículos intra-abdominais e fenótipo feminino (inclusive genitália externa feminina). No entanto, em vez dos derivados müllerianos normais (tubas uterinas, útero, colo de útero e terço superior da vagina), os afetados apresentam derivados wolffianos (epidídimos, canais deferentes e vesícula seminal) rudimentares. Esse problema é decorrente da ausência do receptor celular dos androgênios, que é codificado por um gene dominante localizado no cromossomo X. Assim, nos indivíduos hemizigotos para o alelo recessivo, não há produção do receptor. A presença do cromossomo Y induz as gônadas indiferenciadas a se transformarem em testículos, mas, como não existem receptores na superfície das células-alvo, os androgênios produzidos pelos testículos não podem exercer efeito algum. O resultado é que o embrião segue o caminho padrão de desenvolvimento, que é o feminino.

Em cabras[8], o loco "mocho", autossômico dominante, tem penetrância completa em ambos os sexos e está associado a desenvolvimento sexual anormal. Indivíduos 60,XX (geneticamente fêmeas) que são homozigotos no loco "mocho" (*MM*) apresentam uma gama de fenótipos, que vão desde masculino quase normal até feminino quase normal, sendo, portanto, estéreis. As gônadas dos animais intersexuados têm aparência histológica de testículos, porém sem a presença de células germinativas nos canais seminíferos. Nesses animais, pseudo-hermafroditas 60,XX, não foram detectadas sequências específicas do cromossomo Y, incluindo o gene SRY. O loco "mocho" nas cabras está localizado no cromossomo nº 1. É possível evitar o nascimento dos indivíduos intersexuados 60,XX homozigotos para o gene "mocho" (*MM*), se forem sempre utilizados como reprodutores do rebanho bodes que tenham chifres (*mm*):

Macho (*mm*) com chifres	Fêmea (*mm*) com chifres	100% dos descendentes com chifres (*mm*) e com desenvolvimento sexual normal
	Fêmea (*Mm*) mocha	50% dos descendentes com chifres (*mm*) e 50% dos descendentes mochos (*Mm*), *todos* com desenvolvimento sexual normal

Na Tabela 9.1, encontram-se alguns exemplos de aneuploidias dos cromossomos sexuais e suas consequências nos fenótipos de animais domésticos.

Biologia reprodutiva e melhoramento animal

Os conhecimentos de genética e de biologia da reprodução aplicados à criação de animais domésticos utilizam-se de tecnologias eficientes que já conseguiram influenciar bastante os custos e os lucros.

As principais tecnologias já utilizadas e as ainda em estudo, bem como suas vantagens, são descritas a seguir.

Armazenagem de sêmen

Permite maior utilização de touros selecionados como padreadores para inseminação artificial; elimina a necessidade de se manter touros perigosos e caros em fazendas de gado leiteiro; o sêmen pode ser testado quanto a doenças; facilidade de transporte e, portanto, de aumentar a descendência potencial.

Inseminação artificial

Permite a disseminação de reprodutores geneticamente superiores, com baixo custo e a utilização de reprodutores valiosos após a sua morte.

Tabela 9.1 – Alguns exemplos de aneuploidias dos cromossomos sexuais e suas consequências fenotípicas em animais domésticos[9]

Cariótipo	Espécie	Consequências fenotípicas
37,X	Suínos	Intersexualidade; hipoplasia ovariana
63,X	Equinos	Hipoplasia ovariana
37,X	Gatos domésticos	Morte antes da puberdade
63,X/64,XX	Equinos	Hipoplasia ovariana
37,X/38,XX/38,XY	Suínos	Intersexualidade
61,XXX	Bovinos	Nenhuma ou hipoplasia ovariana
63,XXX	Equinos	Infertilidade
61,XXY	Bovinos	Hipoplasia testicular
55,XXY	Ovinos	Hipoplasia testicular
39,XXY	Suínos	Hipoplasia testicular
79,XXY	Cães domésticos	Hipoplasia testicular
39,XXY	Gatos domésticos	Hipoplasia testicular
61,XXY/60,XY	Bovinos	Hipoplasia testicular
61,XXY/60,XX	Bovinos	Intersexualidade
39,XXY/38,XX	Suínos	Intersexualidade
65,XXY/64,XX	Equinos	Intersexualidade
39,XXY/38XX	Gatos domésticos	Hipoplasia testicular
61,XXY/60,XX/60,XY	Bovinos	Hipoplasia testicular
61,XXY/60,XY/59,X	Bovinos	Hipoplasia testicular
65,XXY/64,XY/64,XX/63,X	Equinos	Criptorquidismo
66,XXXY	Equinos	Intersexualidade
61,XYY/60,XY	Bovinos	Nenhuma

Sincronização de cio

Permite aumentar a produtividade, pelo cruzamento de novilhas em idade mais jovem; o cruzamento de grande número de indivíduos com intervalo mais curto entre os partos.

Superovulação

A superovulação, seguida de implantação em mães substitutas, permite a obtenção de maior número de descendentes de reprodutoras altamente selecionadas. As drogas usadas para induzir a superovulação são as gonadotrofinas PMSG e o FSH.

Recuperação de embriões

A recuperação não cirúrgica pode ser efetuada em número ilimitado de vezes, com requisitos de equipamento, pessoal e tempo bem pequenos. O procedimento pode ser efetuado na própria fazenda.

Transferência de embriões

Podem-se obter descendentes de fêmeas incapazes de manter gravidez; maior número de descendentes de fêmeas valiosas; podem-se transportar os animais no estado de embriões; pode-se aumentar a base populacional de raças de animais raros, ou ameaçados de extinção, com a utilização de receptoras de raças aparentadas.

Fusão celular

É a fusão de dois óvulos (ou de dois núcleos de espermatozoides que serão colocados em um óvulo sem núcleo). A fusão de gametas de um mesmo animal é chamada de *selfing*.

Clonagem

Produção de gêmeos idênticos

- Divisão, ao meio, de embrião com duas células = um par de gêmeos idênticos.
- Divisão, em quatro partes, de embriões com quatro células = um conjunto de quádruplos.
- Divisão de uma mórula = oito pares de gêmeos idênticos.

Transferência de núcleos

É a produção de animais geneticamente idênticos pela inserção do núcleo de uma célula do animal que se quer copiar em um ovócito cujo núcleo foi retirado. O embrião resultante é implantado em uma fêmea receptora (Figura 9.8).

A técnica original de transferência nuclear consiste em promover a fusão de blastômeros com ovócitos enucleados. São utilizados como doadores de blastômeros embriões em estágio de mórula produzidos *in vivo* e *in vitro*; como citoplasma receptor, ovócitos maturados *in vitro*. Os ovócitos são maturados por 24 h *in vitro* em meio de cultura e são enucleados com o auxílio de micromanipulador em microscópio invertido. A enucleação é feita por aspiração, com o auxílio de micropipeta. Os embriões doadores de blastômeros têm a membrana pelúcida removida pela incubação em meio de cultura contendo enzimas. Os blastômeros são então individualizados e inseridos sob a membrana pelúcida de cada ovócito enucleado, transferidos para uma câmara de eletrofusão e, após a

978-85-4120-004-2

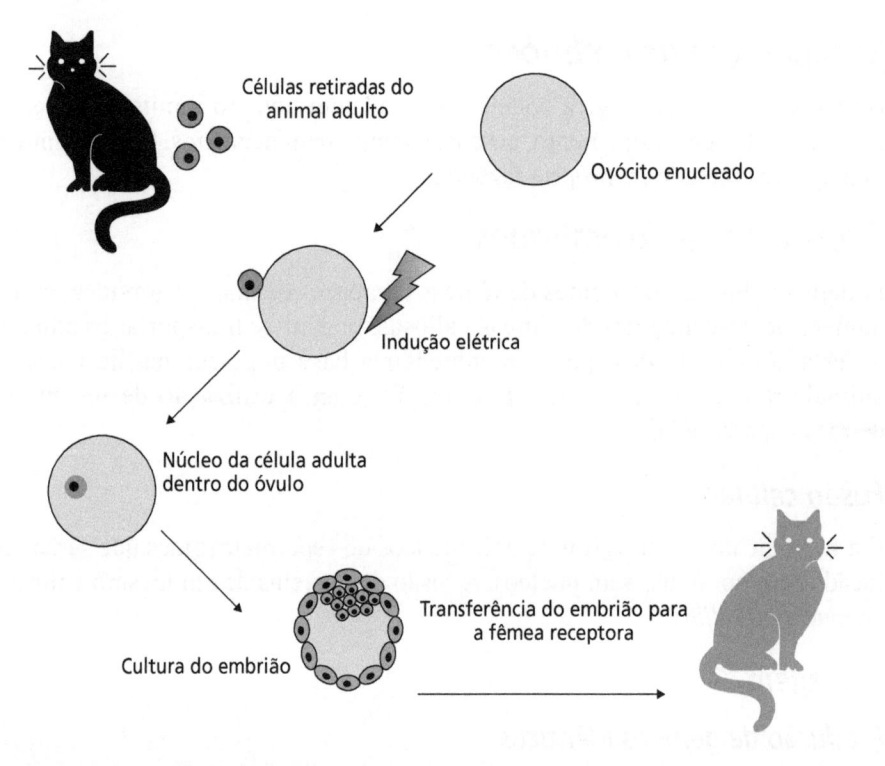

Células retiradas do animal adulto

Ovócito enucleado

Indução elétrica

Núcleo da célula adulta dentro do óvulo

Transferência do embrião para a fêmea receptora

Cultura do embrião

Figura 9.8 – Esquematização da clonagem.

fusão, os embriões reconstruídos são cultivados em monocamada de células de oviduto, por um período de 5 a 6 dias, em incubadora com temperatura e atmosfera controladas. Depois de constatado que estão se desenvolvendo, são implantados em fêmeas receptoras. A "clonagem" ou produção de cópia de indivíduos já existentes baseia-se nessa técnica de transferência nuclear.

As técnicas de clonagem são utilizadas há séculos. A prática de fazer mudas a partir de galhos é universal entre jardineiros. Os invertebrados também podem ser clonados: por exemplo, ao se cortar uma minhoca ao meio, as metades regeneram-se e originam dois indivíduos geneticamente idênticos. Apesar de os vertebrados não poderem ser clonados por esses métodos, os gêmeos idênticos são clones que ocorrem naturalmente. O método de transferência nuclear, desenvolvido há mais de 40 anos, originou clones de ovelhas, camundongos, vacas, cabras e gatos e, provavelmente, também pode ser aplicado para seres humanos.

Nos vertebrados, a fecundação começa com a união do espermatozoide com o óvulo. No ovócito não fecundado, a divisão celular para no início, e é o espermatozoide quem fornecerá o estímulo de ativação que reiniciará e levará a termo o processo de meiose. Os cromossomos das duas células, então, se desespiralizam, o DNA se duplica, os cromossomos se espiralizam novamente e o óvulo fecundado se divide em duas células. A transferência nuclear subverte a fecundação, pois o material genético do óvulo não fecundado é substituído pelo núcleo de outra célula, que pode ser uma célula não germinativa, ou seja, uma célula somática. Em animais domésticos, a transferência do núcleo de uma célula somática para um ovócito não fecundado já foi realizada com sucesso em alguns poucos casos, cujo exemplo mais famoso é o da ovelha Dolly.

A clonagem da Dolly foi o evento mais importante na história da clonagem, porque não só despertou o interesse público pelo assunto, como também provou que a clonagem de animais adultos é possível. Antes, pensava-se que seria impossível fazer que todos os genes de uma célula adulta diferenciada voltassem à atividade. Ian Wilmut e Keith Campbell, no entanto, descobriram que era necessário sincronizar os ciclos celulares da célula doadora e da receptora, para que os genes voltassem a funcionar. Primeiro eles selecionaram uma célula do úbere de uma ovelha da raça Finn Dorset e a colocaram em cultura. A célula doadora do núcleo foi recolhida da cultura e colocada em um meio com nutrientes suficientes apenas para mantê-la viva. Isso forçou a célula a ir "desligando" todos os seus genes ativos e entrar no estágio G_0. O ovócito de uma ovelha da raça Blackface foi então enucleado e colocado com a célula doadora. De 1 até 8 h após a enucleação, as duas células foram submetidas a estímulos elétricos, para que se fundissem e dessem início ao desenvolvimento do embrião. Quando isso ocorreu, o embrião foi incubado por 6 dias em oviduto de ovelha. Finalmente, o embrião foi colocado no útero de uma ovelha mãe/substituta, onde ficou até o nascimento.

Já Wakayama e Yanagimachi abordaram o problema de sincronizar os ciclos celulares de maneira diferente dos cientistas escoceses; eles trabalharam com três tipos de células: as de Sertoli, do cérebro e *cumulus*. As células de Sertoli e do cérebro estão naturalmente sempre no estágio G_0, e as células *cumulus*, quase sempre, em G_0 ou G_1. Como recipientes dos núcleos doadores, foram usados ovócitos não fertilizados de camundonga. Após a enucleção, foram introduzidos os núcleos das células doadoras. Os núcleos haviam sido extraídos alguns minutos após as células terem sido coletadas dos animais. Após 1 h, os ovócitos aceitaram os novos núcleos. Após mais 5 h, as células foram colocadas em meio de cultura com citocalasina-B, substância que impede a formação do glóbulo polar. Assim, as divisões celulares subsequentes iniciam o desenvolvimento do embrião. Este foi, então, colocado em uma mãe substituta. As células que foram mais bem-sucedidas foram as *cumulus*.

A gata *carbon-copy* foi clonada a partir de células foliculares que envolvem o ovócito I. Algumas experiências com clonagem a partir do núcleo de células de animais adultos, que estavam no estágio G_0 do ciclo celular (ou seja, o estágio entre o final da divisão celular e o início da fase G_1 do ciclo celular – estão normalmente nessa fase, por exemplo, as células *cumulus*, os neurônios, as células musculares, renais e do fígado, bem como os linfócitos), já obtiveram sucesso, como nos casos da ovelha *Dolly*. Mas a taxa de sucesso na clonagem realizada por esse método é muito baixa: a maioria dos animais clonados raramente atinge a idade adulta ou mesmo chega a nascer. Em mamíferos, quando se utilizam células de animais adultos, apenas 0,1 a 1% de todos os ovócitos que receberam núcleos originam indivíduos que nascem a termo. A maioria não se divide ou se desenvolve de maneira anormal. Essa imprevisibilidade da clonagem parece ser, em parte, consequência do fato de que nem todos os genes funcionam em todas as células. A clonagem que utiliza o núcleo de células-tronco (células totipotentes, não diferenciadas) de embriões tem melhores resultados do que aquela realizada com o núcleo de células adultas. As células adultas têm seus genes marcados, e é mais difícil que modifiquem a sua marcação. Nos anfíbios, por exemplo, vários genes que se expressam no embrião 5 h após a fecundação não se expressam nas células diferenciadas da larva ou do adulto. Ou, então, genes que se expressam nas células adultas não o fazem nos embriões jovens. Quando os embriões são analisados algumas horas após o transplante de núcleo de célula adulta, a expressão gênica não pode ser distinguida daquela de embriões originados de ovócitos fecundados. Isso significa que a troca de citoplasma em volta do núcleo, daquele de célula adulta para o de ovócito, causa uma alteração dramática na expressão gênica em apenas algumas horas. Nos mamíferos, alguns genes são marcados – as células "ligam" apenas o gene herdado do pai, ou da mãe, nunca os dois genes presentes. No entanto, em um novo indivíduo essa marcação deve ser apagada e refeita nos óvulos ou espermatozoides, para que essas células fiquem corretamente configuradas como masculinas ou femininas quando, no futuro, se juntarem para formar um novo zigoto. Pesquisas[10] sugerem que os clones de mamíferos morrem cedo ou têm problemas de saúde, em parte porque, dependendo da célula original, a marcação dos genes não está correta. As células destinadas a formar os ovários ou testículos apagam, em apenas 24 h, os padrões de atividade gênica que foram herdados. Os clones de embriões de camundongos originados de células que formarão ovários ou testículos morrem muito jovens se a célula original já havia apagado a marcação e vivem mais se a célula ainda tinha alguma marcação. Clones com genes sem marcação não chegam a termo.

Outros pesquisadores[11] estudaram seis desses genes marcados em clones de células-tronco de camundongos: em nenhum dos animais clonados os seis estavam funcionando normalmente. Os padrões anormais de expressão gênica persistiram até a idade adulta dos camundongos. Não se observou qualquer padrão específico – a instabilidade genética nas células-tronco de embriões parece ser um processo ao acaso. Já as células-tronco de embriões usadas para transplante terapêutico em camundongos não apresentaram esse problema: envolvidas por células normais, as células-tronco funcionam normalmente. Os problemas começam quando estão isoladas e são induzidas a fazer um novo organismo. Não se sabe como se comportariam células-tronco obtidas de indivíduos adultos.

Outro aspecto da reprogramação diz respeito ao cromossomo X inativo. No início do desenvolvimento dos embriões femininos de mamíferos, um dos dois cromossomos X é inativado ao acaso, nos tecidos que darão origem ao feto. Entretanto, nos tecidos embriônicos que farão parte da placenta, o cromossomo X paterno é inativado preferencialmente.

Assume-se que um núcleo retirado de uma célula que esteja na fase G_0 terá um de seus cromossomos X inativados e que, durante a transferência nuclear e início do desenvolvimento do embrião, uma das seguintes situações ocorrerá: (1) ambos os X serão reativados e a inativação ao acaso ocorrerá como nos embriões normais; (2) ambos os X serão reativados, mas mais devagar, e a inativação ao acaso ocorrerá mais tarde do que nos embriões normais, o que trará como resultado áreas do corpo maiores que o normal com um ou o outro cromossomo X inativado; (3) a reativação do X inativo pode não ocorrer, e o animal clonado terá em todas as suas células o mesmo X inativado e (4) a reativação e a inativação ocorrem com erros, o que pode resultar em que, em algumas células do animal clonado, ambos os X estejam ativos. Nos casos 1, 2 e 3, o animal resultante não será um clone da doadora, especialmente se esta não for resultado de endocruzamento. No caso 4, o animal pode ter problemas de dosagem gênica que, dependendo da extensão e do tecido onde ocorra o fenômeno, pode ter consequências sérias para sua saúde.

Tendo em vista os resultados positivos da clonagem a partir de células de animais adultos, pode-se concluir que os processos de diferenciação e envelhecimento celular não resultam em alterações genéticas nas células. Existem, entretanto, algumas exceções: por exemplo, os genes das imunoglobulinas sofrem rearranjos para originar a diversidade dos anticorpos; mutações podem ter ocorrido nas células, apesar de ser pouco provável a ocorrência de mutações que afetem ambas as cópias de genes essenciais; os telômeros, nas células somáticas, encurtam progressivamente com a idade, mas, até agora, não foram provados efeitos nocivos desse fato – a ovelha Dolly foi produzida em 1996 e morreu em 2003.

Uma aplicação interessante da clonagem foi demonstrada pelos cientistas[12] que criaram um clone viável de uma espécie em extinção – o *mouflon* europeu (*Ovis orientalis mussimon*), um dos menores ovinos selvagens do mundo. O animal, aparentemente saudável, vive agora em um centro de vida selvagem na Sardenha. O *mouflon* europeu é uma espécie de ovelha em perigo de extinção no seu *habitat* original, as ilhas mediterrâneas de Sardenha, Córsega e Chipre. O *mouflon* foi clonado usando transferência nuclear – o mesmo processo utilizado em 1996 para clonar a Dolly. A diferença é que, dessa vez, duas espécies de ovelhas foram utilizadas: o *mouflon* que foi clonado e a ovelha doméstica receptora (*Ovies aries*). Os pesquisadores recuperaram células de duas ovelhas *mouflon* que haviam morrido 1 dia antes em uma pastagem da Sardenha e injetaram seus núcleos em ovócitos enucleados de ovelhas receptoras. Os ovócitos

978-85-4120-004-2

começaram a se dividir, como se houvessem sido fecundados, e, após alguns dias, sete embriões foram implantados em quatro ovelhas receptoras. Destes, um nasceu a termo e normal e era um clone de uma das ovelhas mortas.

A clonagem do *mouflon* pode ter sido um pequeno avanço científico, mas foi importante, porque provou a possibilidade de se usar uma espécie comum como receptora de outra em extinção.

Desde a criação da ovelha clonada Dolly, os conservacionistas vêm debatendo os méritos da clonagem como meio de resgatar as populações de espécies em perigo de extinção. Os que apoiam a ideia, como os autores da clonagem do *mouflon*, sugerem que sejam coletadas amostras de células de várias espécies em perigo enquanto ainda existe um razoável número de indivíduos, para garantir que uma quantidade razoável de diversidade genética seja estocada. Se a espécie desaparecer, seus genes originais podem ser recuperados por meio de clonagem. Outras pessoas acreditam que nada disso teria importância se os *habitats* originais dessas espécies fossem destruídos.

Finalmente, cabe lembrar que, apesar de o termo "clone" estar sendo aplicado, nenhuma dessas tecnologias faz cópias de indivíduos – elas apenas levam ao nascimento de uma criatura que tem a mesma sequência de DNA do doador. O indivíduo é sempre o resultado complexo das interações dessa sequência de DNA com o meio ambiente, que, certamente, não será idêntico àquele que foi vivenciado pelo doador.

Essas tecnologias inter-relacionam-se: uma vaca doadora de embriões pode ser superovulada e inseminada artificialmente com sêmen congelado e armazenado; os embriões podem ser recuperados, armazenados e depois transferidos para várias vacas receptoras, cujos cios foram sincronizados com o da doadora, para assegurar a continuidade do desenvolvimento embrionário. Antes da transferência, pode-se identificar o sexo, ou mesmo genes desejáveis (ou indesejáveis). Finalmente, dois embriões podem ser transferidos para cada receptora.

A intenção dessas técnicas em estudo é aumentar a eficiência reprodutiva dos animais domésticos, melhorar suas qualidades genéticas e aumentar o conhecimento sobre o processo reprodutivo em geral.

Leitura complementar

Macho "XX"[13]

As evidências indicam que a diferenciação testicular inicia-se, nos mamíferos, sob a ação do produto proteico do gene *SRY*. Essa proteína é formada por uma sequência de 80 aminoácidos, que está conservada em várias espécies. Essa proteína seria responsável pela ativação de um grupo de genes que atuariam em sequência na diferenciação testicular. Assim, mutações no gene *SRY* seriam responsáveis pela ausência da diferenciação testicular em indivíduos XY. O estudo das alterações da diferenciação testicular em animais e humanos pode ajudar na identificação do grupo de genes mencionado anteriormente.

Na inversão sexual, o sexo cromossômico e o gonádico não são compatíveis. Nos indivíduos XX com inversão sexual, ocorre diferenciação testicular em indivíduos com cariótipo feminino, isto é, na ausência do cromossomo Y. Os indivíduos afetados são "machos XX" ou, então, "hermafroditas verdadeiros XX". Nos machos XX, ambas as gônadas são testículos; nos hermafroditas verdadeiros XX, a masculinização das gônadas não é perfeita: ambas as gônadas têm estruturas testiculares e ovarianas. Até o presente momento, o único mecanismo demonstrado que causa inversão sexual XX na espécie humana é a translocação do gene *SRY*, do cromossomo Y para o cromossomo X. No entanto, existem relatos de famílias em que não foi constatada a presença de genes do cromossomo Y (nem mesmo do *SRY*) no cromossomo X dos afetados. Nessas famílias humanas, ocorrem irmãos tanto com fenótipo "macho XX" como "hermafrodita verdadeiro XX". Essa mesma situação também foi descrita em uma família de Cocker Spaniels americanos, o que levou vários pesquisadores a concluir que devem também existir genes autossômicos envolvidos na diferenciação testicular.

O estudo da inversão sexual em animais pode fornecer modelos para o entendimento de como os genes autossômicos atuam na diferenciação gonádica. A inversão sexual XX foi descrita em várias espécies de mamíferos, incluindo sete raças de cães. A alteração em cães foi bem estudada apenas no Cocker Spaniel americano, em que estudos do DNA genômico mostraram que os afetados não têm o gene *SRY*. Os cruzamentos efetuados indicaram que a anomalia é herdada de forma autossômica recessiva e, assim, só se expressa nos indivíduos XX homozigotos para a característica.

No presente trabalho, foi estudada a inversão sexual XX no Pointer Alemão de pelo curto, com o objetivo de descrever a herança da característica e a presença ou não do gene *SRY*.

Os animais que foram estudados nos foram enviados por criadores e/ou veterinários, porque apresentavam clitóris aumentado e com osso, associado a fenótipo feminino, sem história de administração hormonal pré e pós-natal. Na histologia gonádica, apresentavam ovotestes (uni ou bilateralmente). A amostra-controle consistiu em cães Labrador Retriever, raça em que não foi descrita a inversão sexual XX.

A existência de 12 animais Pointer Alemão de pelo curto da mesma família com evidência clínica e histológica de inversão sexual XX indica que essa condição é muito provavelmente, nessa raça, uma característica herdada. Além disso, todos os cães afetados eram aparentados e tinham, pelo menos, um ancestral comum. Portanto, nessa raça é provável que a inversão sexual XX seja herdada como uma característica autossômica recessiva, que se expressa apenas nos indivíduos XX que são homozigotos, do mesmo modo como foi observado nos Cocker Spaniels americanos.

Todos os cães do presente estudo apresentavam genitália externa ambígua, caracterizada basicamente por aumento do clitóris. Entretanto, esse pode não ser o único fenótipo da anomalia: na inversão sexual XX observada no Cocker Spaniel americano, 90% dos afetados são hermafroditas verdadeiros XX. Dentre eles, apenas 30% têm clitóris aumentado ou vulva com alterações morfológicas. Os outros 70% apresentam genitália externa feminina normal. Os machos XX têm testículos bilateralmente e genitália externa incompletamente virilizada, caracterizada por hipospadias, criptorquidismo e aumento da distância anogenital. Apesar de não terem sido observados esses dois fenótipos em cães Pointer Alemão de pelo curto, isso pode ser resultante de viés de averiguação. Serão necessários estudos de genealogias com documentação cuidadosa, incluindo descrição fenotípica e cariótipo dos pais e descendentes, para que se possa ter certeza das variações na manifestação fenotípica e no modo de herança dessa anomalia. Se os fenótipos dos animais Pointer Alemão de pelo curto com inversão sexual XX e dos Cocker Spaniels americanos são realmente diferentes, o problema pode ser resultante de duas mutações diferentes (em dois genes diferentes). Ambos os modelos são de interesse na elucidação do mecanismo de diferenciação testicular nos mamíferos.

Localização do centro de inativação do cromossomo X[14]

Foi demonstrada a existência de uma dobra, frequente e específica, localizada muito próxima ao centro de inativação (na região Xq13.3 – Xq21) do cromossomo X inativo na espécie humana (Figura 9.9). Os autores acreditam que a

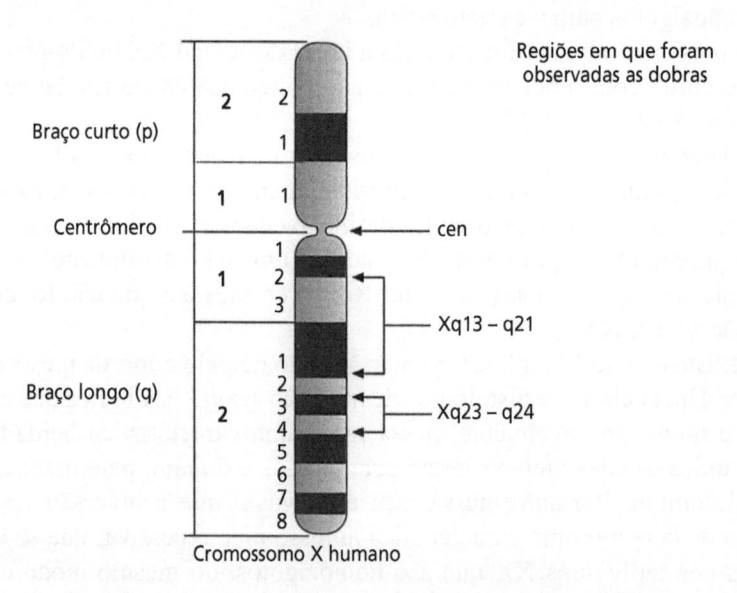

Figura 9.9 – Regiões do cromossomo X em que foram observadas "dobras".

978-85-4120-004-2

correlação entre o centro de inativação e a dobra descrita pode torná-la um marcador útil não só para identificar o cromossomo X inativo, como também para localizar o centro de inativação nos cromossomos X de outros mamíferos. No presente trabalho, os autores realizaram esses estudos em 16 espécies de mamíferos. Os resultados observados estão resumidos na Tabela 9.2.

Nos sete mamíferos não primatas estudados, a frequência de dobras em Xq21 variou de 24% no cão até 0% no *hamster* e no rato-canguru. No geral, essas frequências foram menores do que aquelas observadas nas células de primatas. Nos primatas, a frequência de dobras em Xq21 foi, geralmente, maior do que a frequência de dobras no centrômero. Em seis dos sete não primatas estudados, a frequência de dobras em Xq21 foi menor do que aquela das dobras no centrômero.

Tabela 9.2 – Resultados da observação de dobras nos cromossomos X inativos, em 16 espécies de mamíferos[14]

Espécie	Nome comum	Total de células	Número de dobras em		
			Centrômero	*Xq13-q21*	*Xq23-q24*
Homo sapiens	Homem	50	16	35	0
Pan troglodytes	Chimpanzé	150	44	50	24
Pan paniscus	Chimpanzé pigmeu	100	27	23	2
Gorilla gorilla	Gorila	100	21	62	0
Pongo pygmaeus	Orangotango	50	8	30	3
Hylobates agilis	Gibão	50	15	15	0
Papio papio	Babuíno	20	6	8	0
Macaca mulatta	Rhesus	100	27	37	0
Macaca speciosa	Macaco sem rabo	100	36	45	3
Ateles belzebuth	Macaco--aranha-negra	50	12	21	0
Sus scrofa	Porco	50	6	7	0
Felis catus	Gato	50	11	2	0
Canis familiaris	Cão	50	14	12	0
Oryctolagus cuniculus	Coelho	50	10	3	0
Tadaria brasiliensis	Morcego	50	20	5	0
Cricetus griseus	Hamster	50	20	0	0
Potorous tridadylids	Rato-canguru	50	18	0	0

As evidências mostram que o centro de inativação do cromossomo X humano deve estar localizado entre as bandas Xq13 e Xq21.1. A dobra em Xq21 observada na espécie humana também estava presente na maioria dos outros mamíferos estudados. Essa dobra tende a ser mais frequente nas células dos primatas do que nas dos outros mamíferos. A localização da dobra e, portanto, do centro de inativação parece ser semelhante na maioria dos primatas e em alguns outros mamíferos: na banda (ou perto dela) que é homóloga à banda Xq21 dos humanos.

Nas células de morcego, a banda escura que se supõe seja homóloga à banda Xq21 humana está localizada mais próxima ao centrômero do que nos outros mamíferos estudados. É possível que, nessas células, as dobras consideradas como estivessem no centrômero, na verdade, estivessem um pouco abaixo dele. Assim, se o centro de inativação está localizado mais próximo ao centrômero do que nos humanos, poder-se-ão confundir as dobras associadas ao centro de inativação com aquelas associadas ao centrômero. Se, por outro lado, o centro de inativação estiver localizado em um telômero, as dobras não serão observadas.

Padrões de duplicação do cromossomo X tardio no sexo feminino dos mamíferos[15-23]

De acordo com Ohno[15], todos os mamíferos placentários atuais descendem de um grupo de protoinsetívoros, que surgiram no final da era Cenozoica. Em termos de tempo geológico, a história dos mamíferos é realmente muito curta, e essa origem recente reflete-se nas semelhanças de conteúdos de DNA. Cada núcleo diploide da espécie humana, bem como dos bovinos, ovinos, suínos e cães, contém cerca de $7,0 \times 10^{-9}$ mg de DNA. A especiação extensiva dos mamíferos ocorreu sem alterações substanciais no conteúdo total de DNA. Na classe dos mamíferos, as especiações a partir do ancestral comum ocorreram quase exclusivamente por mutações alélicas individuais, com muito pouca (ou nenhuma) alteração no número total de locos gênicos.

Apesar da semelhança no conteúdo de DNA, os mamíferos placentários atuais têm uma enorme variedade de cariótipos. Isso revela o quanto os grupos de ligação originais do ancestral comum foram rearranjados durante a especiação dos mamíferos placentários. No entanto, enquanto os autossomos se quebraram e recombinaram muitas vezes, o cromossomo X não se envolveu nos rearranjos e, aparentemente, persiste sem grandes alterações desde o começo.

As evidências revelam que a diferenciação entre os cromossomos X e Y, a partir de um par de homólogos, deu-se à custa do sexo heterogamético: o cromossomo Y perdeu genes, mas seus alelos permaneceram no cromossomo X. Essa conservação do cromossomo X significa que deve haver uma extensiva homologia entre os mamíferos placentários quanto aos genes situados no cromossomo X, pois os chamados "genes ligados ao X" seriam os genes que já existiam quando o X era apenas um dos membros de um par de homólogos comum[15].

Todos os mamíferos eutérios apresentam cromossomo X muito semelhante em tamanho e conteúdo gênico. O cromossomo mantém o mesmo tamanho relativo (cerca de 5% do genoma haploide) em todos os mamíferos estudados.

É óbvio que alguns dos genes originais do cromossomo X do ancestral comum mutaram em diferentes direções durante a extensiva especiação que se seguiu, adquirindo assim funções tão variadas ao longo do caminho que sua origem comum não é mais aparente. Em outros casos, os produtos dos genes correspondentes em diferentes espécies continuam a executar as mesmas funções e podem ainda ser reconhecidos como o mesmo gene. Esse é o caso do gene estrutural do componente principal da enzima G6PD, situado no cromossomo X não só no homem, mas também em cavalo, macacos e lebres selvagens da Europa. Do mesmo modo, para as hemofilias A e B, o gene estrutural de um polipeptídio componente da AHG (ou fator VIII), bem como o gene estrutural de um PTC (ou fator IX), são ambos ligados ao X não apenas no homem, mas também nos cães e, possivelmente, nos cavalos.

Marshall Graves[16] comenta que, apesar de haver pouca evidência de homologia entre as bandas G dos cromossomos X de espécies divergentes de eutérios, o seu conteúdo gênico (mas não a sequência de genes) parece estar conservada. Por exemplo, as enzimas HPRT, PGK e α-galactosidase são produzidas pelo cromossomo X em todos os primatas, roedores, carnívoros, ungulados e artiodáctilos em que foram estudadas. Outros genes ligados ao X, pelo menos no homem e em camundongos, são OTC e STS. O gene para distrofia muscular canina (CXMD) e o para displasia ectodérmica em cães também estão localizados no cromossomo X [17,18].

Se, por um lado, existem mais exemplos que sugerem homologia entre genes ligados ao X de várias espécies, por outro não existe evidência que mostre que o que é ligado ao X em uma espécie automaticamente também o é em outras[15].

O'Brien et al.[19] descreveram os locos humanos com homologia de localização em mamíferos não primatas, como se pode observar na Tabela 9.3 e na Figura 9.10.

Apesar de os machos e as fêmeas das espécies de eutérios diferirem na dose dos produtos dos genes ligados ao X, a quantidade do produto é equalizada pela inativação genética de um cromossomo X.

O gene STS escapa da inativação nos humanos e nos camundongos. Nos camundongos, ele aparentemente está localizado na região pseudoautossômica, na extremidade do braço longo, mas, na espécie humana, ele localiza-se no braço curto, perto (mas não dentro) da região pseudoautossômica. Assim, a região não inativada inclui a região pseudoautossômica, mas não é idêntica a ela, que, talvez, não tenha sido totalmente conservada entre os mamíferos eutérios[16].

A evolução do cromossomo X foi conservativa nos mamíferos, e a maioria dos X dos símios tem um padrão de bandas e o de duplicação do DNA semelhantes àqueles dos humanos[20].

Tabela 9.3 – Locos humanos com homologia de localização entre mamíferos[19]

X humano	Loco	1	2	3	4	5	6	7	8	9
Xpter-q26	MRASP	X								X
Xp22.32	STS								X	
Xp22.31-p22.1	AMG			X					X	X
Xp22.1-p21.3	ZFX		X	XP21-23		X	X	X	X	X
Xp22.1-p21.3	POLA							X		
Xp21.3-p21.1	DMD			X				X		
Xp21.1	OTC	X				X		X	X	
Xp21.1	CY88							X		
Xp11.3-p11.23	ARAF1	X				X		X	X	
Xp11.3-p11.23	TIMP							X		
Xp11.3-p11.23	MADA							X		
Xp11.4-p11.3	SYN1					X		X		
Xq11.2-q12	AR							X	X	
Xq11-q13	CCG1							X		
Xq13.3	PGK1	X		X	X	X		X	X	X
Xq21.3-q22	GLA	X	X	X	X	X	X	X	X	
Xq21.3-q22	PLP					X		X		
Xq26.1	HPRT	X	X	X	X	X	X	X	X	X
Xq26.3-q27.1	F9	X	X	X				X		
Xq26.3-q27.1	MCF2							X		
Xq28	F8C					X		X		
Xq28	RCP					X		X		
Xq28	G6PD	X	X	X	X	X	X	X	X	X
Xq28	GDX							X		
Xq28	L1CAM							X	Xq22-3	

1 = gato; 2 = cão; 3 = boi; 4 = ovelha; 5 = porco; 6 = coelho; 7 = camundongo; 8 = rato; 9 = cavalo.

De acordo com Schmidt *et al.*[21], o genoma humano é duplicado em duas fases: no início do período S, as bandas R duplicam-se; e no final da fase S, predominantemente são as bandas G que duplicam. Entretanto, nas regiões polimórficas C-positivas dos cromossomos, bem como no X inativo e no Y, o DNA parece fugir à regra geral. No cromossomo X tardio, o início e o término do processo estão atrasados em relação ao X homólogo. Todo o processo parece ocorrer principalmente no final da fase S, com velocidade superior à do cromossomo X ativo.

Miyake[22] estudou células bovinas com o método e mostrou que os dois cromossomos X do complemento feminino apresentavam padrões diferentes

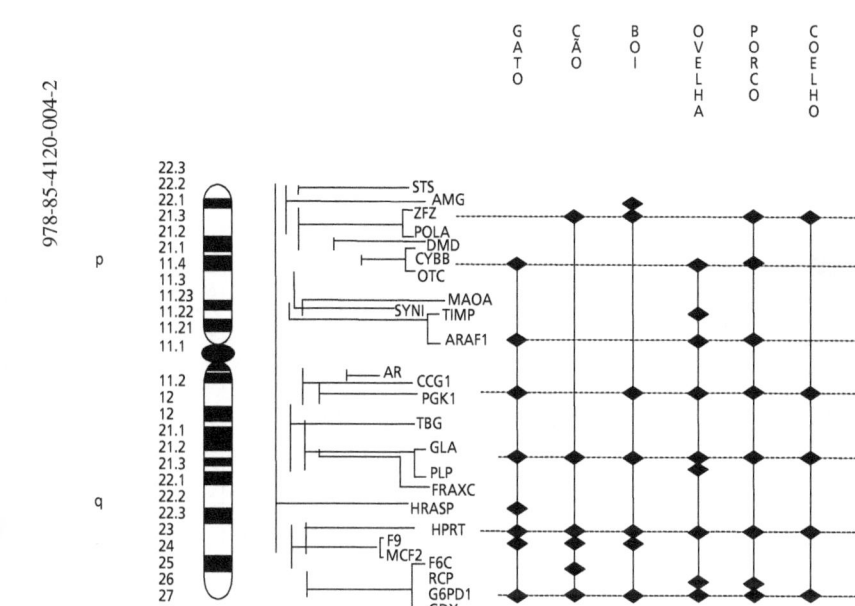

Figura 9.10 – Comparação da localização dos genes do cromossomo X nos mamíferos: cada marcador já mapeado está representado por um *losango*; dois ou mais marcadores mapeados no mesmo cromossomo das espécies indicadas (grupo sintênico) estão unidos por uma *linha vertical*. As *linhas pontilhadas* são "réguas" arbitrárias, inseridas para facilitar a visualização[19].

de duplicação e que o cromossomo X dos machos apresentava um desses padrões dos X femininos.

Tunin e Otto[23] estudaram os padrões de bandas G e de incorporação de 5-BrdU (nos cromossomos X tardios) de fêmeas de mamíferos domésticos (6 cadelas e 8 vacas) e compararam os achados com os padrões do cromossomo X tardio humano.

O padrão de duplicação dos braços curtos do cromossomo X não apresentou diferenças entre humanas, cadelas e vacas. Quanto ao braço longo, as autoras observaram que existem bandas que apresentaram sequência de duplicação diferente entre as três espécies: as bandas Xq8 de cadela e Xq32 de vaca são bem mais tardias que a correspondente humana (Xq25); as bandas Xq2 de cadela e Xq12 de vaca são um pouco mais tardias que a correspondente humana (Xq12) e as bandas Xq4 de cadela e Xq21 humana correspondente são um pouco mais tardias do que a banda correspondente em vacas (Xq22).

Essas observações indicam diferenças na cinética de duplicação de uma região do cromossomo X (Figura 9.11) entre humanas (q11 → q25), cadelas (q1 → q8) e vacas (q12 → q32).

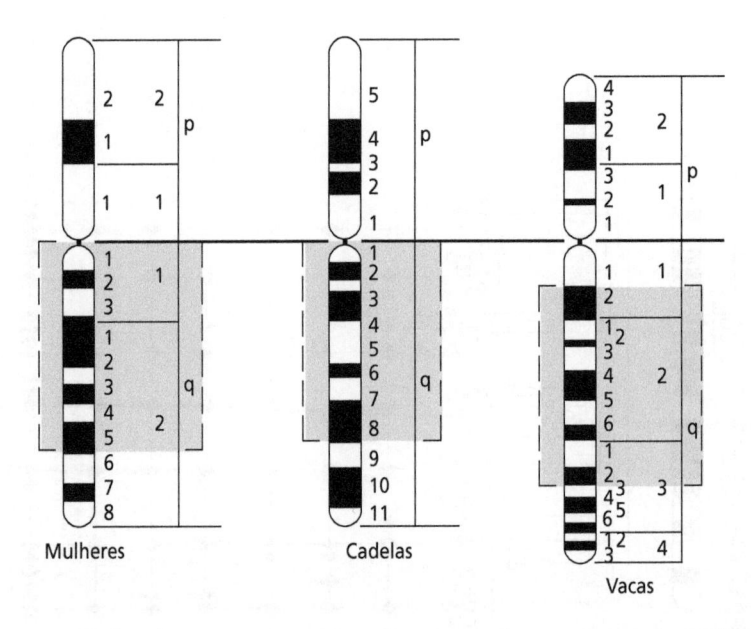

Figura 9.11 – Região do cromossomo X tardio em que foram observadas diferenças na cinética de duplicação entre mulheres, cadelas e vacas.

Esse trecho para leitura faz referências a vários trabalhos publicados em revistas científicas. As referências completas, para um estudo mais detalhado do assunto, são descritas a seguir.

Anomalias da diferenciação sexual[24]

No presente artigo, os defeitos são classificados de acordo com o primeiro passo em que o desenvolvimento diferiu do normal, ou seja, erros no sexo cromossômico, no sexo gonádico ou no sexo fenotípico (Tabela 9.4).

Anomalias do sexo cromossômico

O defeito primário, nesses animais, é uma alteração no número ou na estrutura dos cromossomos sexuais. Em geral, esses defeitos ocorrem após erros casuais na meiose ou mitose e, portanto, não se esperam repetições no *pedigree*. A síndrome XXY (síndrome de Klinefelter em humanos) foi descrita em vários mamíferos. É mais facilmente reconhecida em gatos machos com pelagem tricolor (ou "casco de tartaruga"). Também foram descritos animais com constituições cromossômicas XO e XXX, bem como quimeras e mosaicos.

Anomalias do sexo gonádico

Nessas anomalias, o sexo cromossômico e o gonádico de um indivíduo não são compatíveis. Os animais afetados apresentam reversão sexual: os animais com

Tabela 9.4 – Principais características de algumas anomalias do desenvolvimento sexual[24]*

Anomalia	Cariótipo	Gônada	Derivados müllerianos	Derivados wolffianos	Genitália externa	Diagnóstico
Sexo cromossômico	XXY	Testículos	Ausentes	Epidídimos Canais deferentes	Masculina	Síndrome XXY
	X0	"Em fita"	Útero Trompas Vagina	Ausente	Feminina	Síndrome X0
	XX/XY	Ovários/ ovotestes/ testículos	Varia	Varia	Feminina/ ambígua/ masculina	Quimera
Sexo gonadal	XX	Testículos/ ovotestes	Útero ± trompas	± Epidídimos Canais deferentes	Masculina/ ambígua/ feminina	Inversão sexual XX macho XX ou hermafrodita verdadeiro XX
Sexo fenotípico						
Pseudo- -hermafroditismo feminino	XX	Ovários	Útero Trompas	± Epidídimos	Ambígua ou masculina	Androgênio/ progesterona exógenos
Pseudo- -hermafroditismo masculino	XY	Testículos	Útero Trompas	Epidídimos Canais deferentes	Masculina	Síndrome de ductos müllerianos persistentes
	XY	Testículos	Ausentes	Ausentes/ ± epidídimos e canais deferentes	Criptorquidia/ feminina/ ambígua	Síndrome de feminização testicular completa ou incompleta

* Os exemplos são de anomalias descritas em cães ou gatos.

"reversão sexual XY" não desenvolvem testículos e podem apresentar ovários ou gônadas "em fita". Como não existem testículos, o resultado é um fenótipo feminino, e esses indivíduos são chamados de "fêmeas XY". Por exemplo, equinos com reversão sexual são éguas que não têm cio e são estéreis.

Indivíduos com reversão sexual XX têm um cariótipo normal, mas desenvolvem quantidades variáveis de tecido testicular. Quando ambas as gônadas são totalmente formadas por tecido testicular, eles são chamados de "machos XX". Na maioria dos casos, as gônadas contêm tecidos ovariano e testicular, o que caracteriza o indivíduo "hermafrodita verdadeiro XX". Foi demonstrado que a translocação do gene SRY do cromossomo Y para o X é responsável pela maioria dos machos XX humanos. Entretanto, 20% dos machos XX humanos não têm nem o gene SRY nem qualquer outra sequência do cromossomo Y. A síndrome de "reversão sexual XX SRY-negativa" é herdada como autossômica recessiva em cabras, porcos e cães.

Anomalias do sexo fenotípico

Nessas alterações, o sexo cromossômico e o gonádico são compatíveis, mas as genitálias interna e/ou externa são ambíguas. Os indivíduos afetados são chamados de pseudo-hermafroditas masculinos ou femininos.

As fêmeas pseudo-hermafroditas são XX e têm ovários, mas apresentam virilização da genitália. Nesses casos, há sempre história de administração de androgênios ou progesterona à fêmea grávida do animal afetado. As síndromes adrenogenitais, causa frequente de pseudo-hermafroditismo em humanos, ainda não foram descritas em animais domésticos.

Os machos pseudo-hermafroditas são XY, apresentam testículos bilateralmente e genitália ambígua. São conhecidas duas etiologias diferentes:

- *Falha na regressão dos canais de Müller*: a SDMP foi descrita em Schnauzer miniatura, Basset Hound e em gatos. Os Schnauzers miniaturas afetados apresentam trompas, cornos uterinos, corpo uterino, cérvix e vagina cranial, assim como genitálias interna e externa masculinas. Cerca de 50% apresentam criptorquidia. Nessa raça, a SDMP é herdada como autossômica recessiva, com expressão limitada aos indivíduos XY.
- *Falha na virilização (dependente de andrógenos)*: o fenótipo, nesses casos, pode variar de grave (falha completa) até leve (falha incompleta). Os indivíduos afetados são XY e apresentam testículos bilateralmente. Os canais de Müller regridem normalmente, mas as estruturas que dependem de andrógenios para a virilização não se desenvolvem ou se desenvolvem de maneira incompleta.

Na espécie humana, os defeitos que produzem esse fenótipo são de três tipos:

- O primeiro inclui defeitos no eixo hipotalâmico-pituitário-testículos, como deficiência na secreção de gonadotrofina ou anomalias na síntese de esteroides, o que resulta em secreção insuficiente de testosterona. A hipospadia, anomalia da localização do orifício urinário, é um exemplo descrito também em cães da raça Boston Terrier. Esse defeito resulta de virilização incompleta do seio urogenital na formação da uretra masculina.

- O segundo tipo de defeito caracteriza-se pela deficiência de 5-alfarredutase, que resulta em virilização incompleta da genitália externa. Esse tipo de defeito não foi descrito em animais domésticos.
- O terceiro tipo resulta da insensibilidade dos órgãos-alvo aos androgênios – síndrome de resistência aos androgênios ou síndrome de feminização testicular. A causa são defeitos qualitativos ou quantitativos nos receptores de superfície celular para androgênios. A anomalia é herdada como recessiva e ligada ao X. Os indivíduos afetados são XY, apresentam testículos normais bilateralmente e regressão dos canais de Müller. Os derivados de Wolff estão ausentes e a genitália externa é feminina, como descrito em gatos e equinos.

Criptorquidia

Esse defeito foi incluído aqui porque o mecanismo normal de descida dos testículos ainda não foi completamente elucidado. A criptorquidia pode estar associada a outros defeitos da diferenciação sexual ou então como defeito isolado. Nesse último caso, é a alteração da diferenciação sexual mais frequente em cães, observada em cerca de 13% dos cães. É provável que algumas formas de criptorquidia em cães sejam herdadas, uma vez que existe uma frequência alta em algumas raças e em algumas famílias, e a frequência aumenta com o endocruzamento. Em cabras Angorá, foi proposto que a criptorquidia seria causada por um único loco, autossômico, recessivo e limitado ao sexo. Em suínos, foi descrito como característica autossômica, limitada ao sexo e envolvendo, pelo menos, dois locos gênicos.

Uma gata clonada por transplante de núcleo[25]

Já foram clonados, por transferência do núcleo de uma célula doadora para um óvulo sem núcleo, ovelhas, camundongos, bovinos, cabras e porcos. Agora, acrescenta-se a essa lista a clonagem bem-sucedida de um gato (*Felis domesticus*).

Como primeira tentativa, isolaram-se fibroblastos da mucosa bucal de um gato macho adulto, cultivaram-se as células por três a sete ciclos, congelando-as e estocando-as, então, em nitrogênio líquido. Para o transplante nuclear, descongelaram-se essas células, fundindo-as com óvulos de gato que amadureceram *in vitro*, cujos cromossomos metafásicos haviam sido removidos por micromanipulação. Os embriões foram então transferidos para fêmeas receptoras sincronizadas, para o desenvolvimento.

Realizaram-se 188 desses procedimentos de transferência nuclear, que resultaram em 82 embriões clonados, transferidos para 7 fêmeas receptoras. Uma

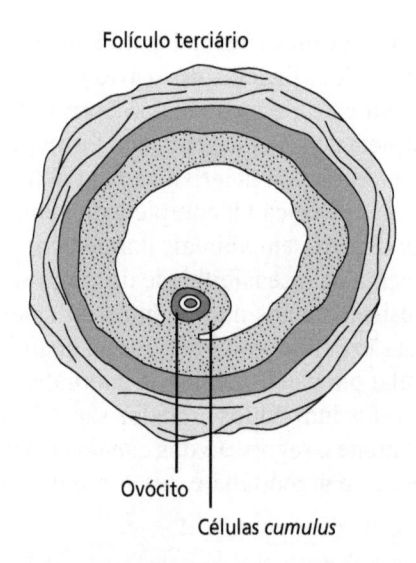

Folículo terciário

Ovócito

Células *cumulus*

Figura 9.12 – Folículo terciário, indicando a localização das células *cumulus*.

delas engravidou com um único concepto, que parou de se desenvolver e foi cirurgicamente removido após cerca de 44 dias de gestação. A análise do DNA confirmou que o feto era derivado de um embrião clonado.

Como segunda tentativa, usaram-se, para a transferência, núcleos de outro tipo de célula, obtida por cultura primária de células *cumulus**, coletadas de uma gata adulta. Em um único experimento, três embriões clonados derivados de células *cumulus* e dois embriões clonados derivados de fibroblastos foram transferidos para uma fêmea receptora. A gestação foi confirmada por ultrasso-nografia após 22 dias, e um filhote fêmea veio à luz por parto cesariano em 22 de dezembro de 2001, 66 dias após o embrião ter sido transferido. A gatinha estava vigorosa ao nascimento e parecia completamente normal.

A pelagem da gatinha sugeria que ela era derivada de uma célula *cumulus* da fêmea doadora. Examinou-se então o DNA das células *cumulus* usadas na trans-ferência nuclear, bem como dos linfócitos de amostras de sangue da fêmea doadora e da mãe substituta e de células da bochecha do filhote, coletadas por esfregaço oral. Analisaram-se também amostras-controle de felinos, para com-paração com dados genéticos de gatos em geral, não aparentados. A análise de sete locos de minissatélites felino-específicos, não ligados e altamente polimór-ficos, confirmou que o filhote era um clone.

Do mesmo modo que outros animais geneticamente idênticos (gêmeos) com pelagem multicolorida, o padrão da cor da gatinha clonada não é exatamente o

---

* Células foliculares que envolvem o ovócito I, na fase de folículo terciário – Figura 9.12.

mesmo do que o da doadora do núcleo – isso ocorre porque o padrão de pigmentação em animais multicoloridos é resultado não só de fatores genéticos, mas também de desenvolvimento que não são controlados pelo genótipo.

Até o momento, pode-se avaliar apenas, grosso modo, a eficiência da clonagem de gatos por transferência nuclear: 87 embriões clonados foram transferidos para 8 receptoras e resultaram em uma gravidez abortada e um clone vivo. Esses dados são comparáveis às taxas de sucesso obtidas com a clonagem em outras espécies. Por outro lado, o filhote clonado nasceu após a transferência de apenas três embriões derivados de células *cumulus*. Deve-se investigar, portanto, se essa eficiência de clonagem é reproduzível em gatos.

Solução do problema proposto no início do capítulo

A inativação de um dos dois cromossomos X das fêmeas de mamíferos ocorre ao acaso. Assim, a maioria delas apresenta, em cerca de 50% de suas células, o cromossomo X paterno ativo e, nas outras 50%, o cromossomo X materno ativo. Sendo um evento casual, podem ocorrer desvios em algumas fêmeas: no caso presente, a fêmea era heterozigota para o gene da distrofia e, por acaso, o cromossomo X com esse gene estava ativo na maioria de suas células.

Exercícios

1. As fêmeas de mamíferos heterozigotas para um gene patogênico dominante, situado no cromossomo X, têm uma forma mais suave da doença quando comparadas com as fêmeas homozigotas dominantes. Como se explica esse fato?

2. Um óvulo normal de mamífero foi fecundado por um espermatozoide cujo cromossomo Y tinha uma deleção que incluiu o gene "SRY". Esse zigoto é viável, mas crescerá com a genitália interna feminina, masculina ou ambígua? Explique.

3. Um camundongo tem cariótipo 40,XY (normal para a espécie) e possui testículos normais. As células de seus diferentes tecidos, no entanto, apresentam problemas nos receptores e, como consequência, não respondem à ação da testosterona, produzida pelos testículos. Nesse caso, a genitália externa desse animal será masculina, feminina ou ambígua? Por quê?

4. Nos gatos, o gene O determina a pelagem laranja e seu alelo recessivo, o, a preta. Os genes O e o estão localizados no cromossomo X. As fêmeas heterozigotas (Oo) têm pelagem preta e laranja, em decorrência da inativação ao acaso de um dos cromossomos X, em cada célula. Nos poucos machos descritos com pelagem preta e laranja, ao estudar os cromossomos deles,

descobre-se que são 39,XXY, ou quimeras 38,XX/38,XY, ou então mosaicos 38,XY/39,XXY, ou seja, sempre têm, pelo menos, uma linhagem de células com dois cromossomos X (um com o gene O e outro com o gene o), o que explica as duas cores de pelagem. Entretanto, já foram descritos raros machos 38,XY com pelagem preta e laranja. Qual seria a explicação para esse fato?

5. Uma égua com cariótipo 64,XX (normal para o sexo feminino, nessa espécie) apresenta hemofilia. A doença é causada por um gene recessivo localizado no cromossomo X. Seus pais não têm hemofilia. Como se explica esse fato, sem levar em conta a possibilidade de mutação?

6. Nos gatos, o gene *O* determina a pelagem laranja e seu alelo recessivo, *o*, a "não laranja" (preta = *B_*, ou marron = *bb*). Os genes *O* e *o* estão localizados no cromossomo X, e o loco B, em um autossomo. Estudaram-se os cromossomos de 68 animais, e os resultados foram os apresentados na tabela seguinte. Complete-a, colocando os genótipos, em relação aos genes *O* e *o*, de todos os animais estudados.

Nº de animais	Fenótipos	Cariótipos	Loco O Genótipos ?
17	Macho, preto	38, XY	
13	Macho, laranja	38, XY	
26	Fêmea, preta e laranja	38, XX	
12	Macho, preto e laranja	39, XXY	

7. Como se explica o fato de as fêmeas de mamíferos heterozigotas para genes dominantes patogênicos localizados no cromossomo X terem, na sua maioria, uma forma mais suave da doença quando comparadas com as fêmeas homozigotas para o mesmo gene?

8. Como se explica o fato de as fêmeas de mamíferos homozigotas para genes dominantes patogênicos localizados no cromossomo X terem uma forma mais grave da doença quando comparadas com a maioria das fêmeas heterozigotas para o mesmo gene?

9. Um espermatozoide de equino, cujo cromossomo Y tinha uma deleção que incluía o gene SRY, fecundou um óvulo normal. O zigoto resultante é viável.
   a) Como será a genitália *externa* desse animal (masculina, feminina ou ambígua)?
   b) Explique sua resposta.

REFERÊNCIAS

1. SWAIN, A.; NARVAEZ, U.; BURGOYNE, P. et al. Dax1 antagonizes Sry action in mammalian sex determination. **Nature**, v. 391, p. 761-767, 1998.
2. JIMÉNEZ, R.; BURGOS, M. Mammalian sex determination: joining pieces of the genetic puzzle. **BioEssays**, v. 20, p. 696-699, 1998.

3. RAMKISSOON, Y.; GOODFELLOW, P. Early steps in mammalian sex determination. **Curr. Op. Genet. Dev.**, v. 6, p. 316-321, 1996.

4. PADULA, A. M. The freemartin syndrome: an update. **Anim. Rep. Science**, v. 87, p. 93-109, 2005.

5. AUSTIN, C. R.; EDWARDS, R. G. Mechanisms of sex differentiation in animals and man. New York: Academic Press, 1981.

6. CRABBE, B. G.; FREEMAN, D. A.; GRANT, B. D. et al. Testicular feminization syndrome in a mare. **J. Amer. Vet. Med. Assoc.**, v. 200, p. 1689-1691, 1992.

7. MEYERS-WALLEN, V. N. Genetics of sexual differentiation and anomalies in dogs and cats. **J. Rep. Fert.**, p. 441-452, 1993.

8. MONTGOMERY, G. W.; HENRY, H. M.; DODDS, K. G. et al. Mapping the horns (Ho) locus in sheep: a further locus controlling horn development in domestic animals. **J. Hered.**, v. 87, p. 358-363, 1996.

9. NICHOLAS, F. W. **Veterinary Genetics**. 2. ed., New York: Oxford University, 1996.

10. LEE, J. Erasing genomic imprinting memory in mouse clone embryos produced from day 11.5 primordial germ cells. **Development**, v. 129, p. 1807-1817, 2002.

11. HUMPHERYS, D. et al. Epigenetic instability in ES cells and cloned mice. **Science**, v. 293, p. 95-97, 2001.

12. LOI, P. et al. Genetic rescue of an endangered mammal by cross-species nuclear transfer using post-mortem somatic cells. **Nature Biotechnology**, v. 19, p. 962-964, 2001.

13. MEYERS-WALLEN, V. N.; BOWMAN, L.; ACLAND, V. et al. Sry-negative XX sex reversal in the german shorthaired pointer dog. **J. Hered.**, v. 86, p. 369-374, 1995.

14. FLEJTER, W. L.; VAN DYKE, D. L.; WEISS, L. Location of the X inactivation center in primates and other mammals. **Hum. Genet.**, v. 74, p. 63-66, 1986.

15. OHNO, S. **Sex-chromosomes and the Sex-linked Genes**. New York: Springer-Verlag, 1967. p. 46-73.

16. MARSHALL-GRAVES, J. A. The evolution of mammalian sex chromosomes and dosage compensation: clues from marsupials and monotremes. **TIG**, v. 3, n. 9, p. 252-256, 1987.

17. CASAL, M. L.; JEZYK, P. F.; GREEK, J. M. et al. X-linked ectodermal dysplasia in the dog. **J. Hered.**, v. 88, n. 6, p. 513-517, 1997.

18. COOPER, B. J.; VALENTINE, B. A.; WILSON, S. et al. Canine muscular distrophy: confirmation of X-linked inheritance. **J. Hered.**, v. 79, p. 405-408, 1988.

19. O'BRIEN, S. J.; PETERS, J.; SEARLE, A. et al. Report of the committee on comparative gene mapping. **Genome Priority Reports**, v. 1, p. 758-809, 1993.

20. DUTRILLAUX, B. Chromosomal evolution in primates: tentative phylogeny from Microcebus murinus (Prosimian) to man. **Hum. Genet.**, v. 48, p. 251-314, 1979.

21. SCHMIDT, M.; STOLZMANN, W. M.; BARANOVSKAYA, L. I. Replication variants of the human inactive X chromosome. **Chromosoma**, v. 85, p. 405-412, 1982.

22. MIYAKE, Y. I. Studies on replicating patterns of bovine sex chromosomes using 5-bromodeoxyuridine (BrdU). II. Replicating patterns of the late-X chromosome, the early X chromosome and the Y chromosome throughout DNA synthesis. **Zuchthyg.**, v. 17, p. 145-150, 1982.

23. TUNIN, K.; OTTO, P. G. Late-replicating X chromosome: patterns of replication in mammal females. **Genetics and Molecular Biology**, v. 25, n. 3, p. 305-308, 2002.

24. MEYERS-WALLEN, V. N. Inherited disorders in sexual development. **J. Hered.**, v. 90, n. 1, p. 93-95, 1999.

25. SHIN, T. et al. A cat cloned by nuclear transplantation. **Nature**, v. 415, p. 859, 2002.

Capítulo 10

Biologia Molecular[*]

Introdução

Ao terminar de estudar os conceitos discutidos neste capítulo, você deverá estar apto a resolver problemas, por exemplo, do tipo que se segue:

Ao estudar o DNA de uma cadela e de seus pais, normais, e de seu irmão, hemofílico, com a enzima de restrição Hind III, obteve-se o padrão de Southern esquematizado a seguir:

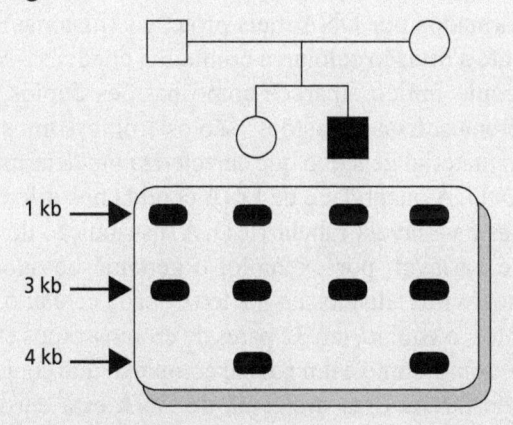

Com base nesses resultados, pode-se concluir se a cadela é ou não portadora do gene para hemofilia? Por quê?

A informação genética contida em código no DNA pode ser *transcrita* para uma molécula de RNAm, *traduzida* do RNAm em uma proteína específica e, ainda, *duplicada* e transmitida de geração celular para geração celular.

Toda informação genética necessária para a formação de um novo organismo está contida em código na sequência de *timinas*, *adeninas*, *citosinas* e *guaninas* que compõem as moléculas de DNA, o qual transporta essa informação de célula para célula e dos pais para os filhos.

---

[*] Com colaboração de Karen P. Tunin.

Os genes são os segmentos de DNA que traduzem em fenótipo a mensagem que transportam em código. Essa tradução inicia-se com os genes servindo de molde para a síntese de RNAm, o qual sai do núcleo, se associa aos ribossomos e orienta os RNAt, que transportam de maneira específica os 20 diferentes aminoácidos. Essa orientação é feita pelos códons do RNAm – sequências de três bases que se pareiam com três bases dos RNAt (anticódons). Para cada um dos 20 aminoácidos, existe pelo menos uma sequência de três bases específicas, ou seja, para produzir uma proteína com 500 aminoácidos, o RNAm tem 1.500 nucleotídios, e a sequência de DNA que serviu de molde para a transcrição desse RNAm também tem 1.500 nucleotídios. A sequência de bases no DNA, então, é que determina a sequência de aminoácidos em uma proteína (*código genético*).

DNA nuclear

Nos organismos *procariontes*, o DNA é livre e está em contato direto com o restante da célula. Já nas células dos organismos *eucariontes*, o DNA não está livre: ele forma complexos com proteínas e está localizado dentro de um núcleo. Os complexos formados por DNA mais proteínas (histonas) são chamados de cromatina. Durante a divisão celular, a cromatina condensa-se e, quando observada ao microscópio óptico, aparece como bastões duplos, com tamanhos e morfologias diferentes. Esses "bastões" são os cromossomos.

O conjunto do material genético que caracteriza um determinado organismo é chamado de *genoma*. A quantidade de DNA contida nos diferentes genomas das diferentes espécies é variável (Tabela 10.1). A distribuição do DNA em cromossomos também é variável: por exemplo, o genoma bovino está contido nos 30 pares de cromossomos situados no núcleo de cada célula; o canino, em 39 pares de cromossomos; o equino, em 32 pares de cromossomos etc. (ver Tabela 8.1, no Cap. 8). Cada cromossomo é um pacote complexo que contém uma única molécula contínua de DNA. Essa molécula de DNA está enrolada em torno de moléculas de proteína (histonas), como uma corda enrolada em um cabrestante.

As sequências de bases de DNA que contêm mensagem genética, isto é, que são transcritas e traduzidas em proteínas, são chamadas de *eucromatina* ou genes. Intercaladas entre os genes, existem grandes regiões de sequências de DNA que

Tabela 10.1 – Números de pares de bases de alguns genomas[1]

Organismo	Nº de pares de bases
SV40 (vírus de DNA)	4×10^3
Escherichia coli	4×10^6
Drosophila melanogaster	1×10^8
Homo sapiens	6×10^9

não codificam, que frequentemente são repetitivas e com funções desconhecidas: a chamada *heterocromatina*.

Com exceção dos cromossomos X e Y, cada membro de um par de cromossomos contém a mesma sequência linear de genes.

Há uns 15 anos, pensava-se que cada gene era formado apenas pelos nucleotídios suficientes para codificar seu polipeptídio correspondente. Mas, atualmente, já se sabe que, nos eucariotos, a maioria dos genes está dividida em seções e que apenas algumas destas codificam polipeptídios. As seções que codificam proteínas são chamadas de *éxons* (ex*pressed regi*ons). Nos mamíferos, esse DNA não repetitivo é o mais frequente – em bovinos, por exemplo, corresponde a 57% do DNA total. As demais seções são chamadas de *íntrons* (intr*agenic regi*ons). Os íntrons também são chamados de *sequências intercaladas* e são segmentos de DNA com tamanho variável (de 50 até 10.000 nucleotídios) e que não codificam proteínas. Sua função não é conhecida. Em células de bovinos, por exemplo, constituem 20% do DNA total. O RNA inicial é um transcrito completo do gene (inclusive dos íntrons), mas, antes de passar ao citoplasma, as sequências correspondentes aos íntrons são removidas por enzimas. Assim, o RNAm "maduro", que servirá de molde para a síntese de proteínas, contém apenas as sequências complementares às dos éxons (Figura 10.1). Os genes variam de tamanho – os menores devem ter ± 100 *pb* de DNA e os maiores, mais de um milhão de *pb*. Além disso, íntrons e éxons também podem variar de tamanho.

O DNA pode ser de *cópia única*, ou seja, com uma sequência de nucleotídios que está presente apenas uma vez por genoma haploide e que é transcrito e traduzido em proteínas, ou então *repetitivo*, ou seja, cuja sequência de nucleotídios é repetida de centenas até milhares de vezes no genoma. O DNA repetitivo consiste em sequências, ou seja, grupos de *pb* que se repetem lado a lado, em número variável. Ele pode ser *moderadamente repetitivo* (com várias

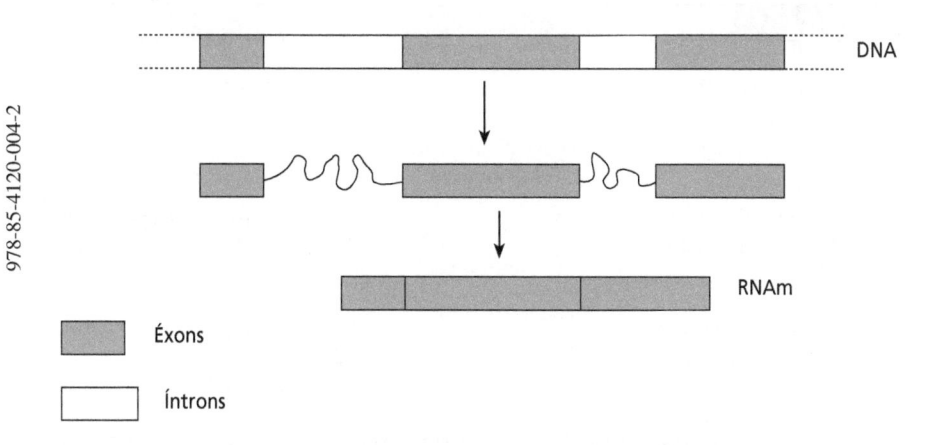

Figura 10.1 – Esquema do gene da ß-hemoglobina, em camundongos.

centenas de cópias), como no caso dos genes funcionais que existem em várias cópias (por exemplo, os do DNA ribossômico e os dos genes da histona), ou então *altamente repetitivo* (com milhares de cópias), que não é transcrito. As sequências altamente repetitivas podem estar aglomeradas ou dispersas pelo genoma. Os diferentes tipos dessas sequências são chamados de DNA *satélite*, porque têm densidade suficientemente diferente do resto, o que permite que formem um pico separado (ou satélite) quando o DNA total da célula é submetido a um gradiente de densidade. Os diferentes tipos de DNA satélite constituem *famílias*, que diferem entre si quanto à localização no genoma, ao número total de repetições e ao tamanho (número de *pb*) das unidades que se repetem. Um grupo especial de DNA satélite são os *minissatélites* ou VNTR, que são pequenas sequências de bases (com cerca de 40 *pb*), repetidas lado a lado e espalhadas pelo genoma dos vertebrados. Alguns minissatélites são membros de uma "família" de sequências relacionadas, espalhadas pelo genoma e que têm um miolo comum, com cerca de 15 *pb*. A maioria dos minissatélites descritos caracteriza-se por um grande polimorfismo, que é decorrente de variações no número de repetições lado a lado dessas pequenas sequências, isto é, no número de sequências que se repetem juntas. Essas sequências são herdadas mendelianamente (Figura 10.2).

Intercalado entre as sequências repetitivas e espalhado por todo o genoma, está ainda o DNA *palindrômico*. Nesse caso, a sequência de bases em ambas as cadeias é a mesma, tanto quando lida de um lado para o outro como inversamente, a partir de um eixo de simetria, por exemplo, o ilustrado pela Figura 10.3.

A maioria dos genes está inativa em um determinado momento, em determinada célula ou tecido. Todas as células têm o conjunto completo de genes, mas alguns deles estão "ligados" para produzir as proteínas necessárias para um

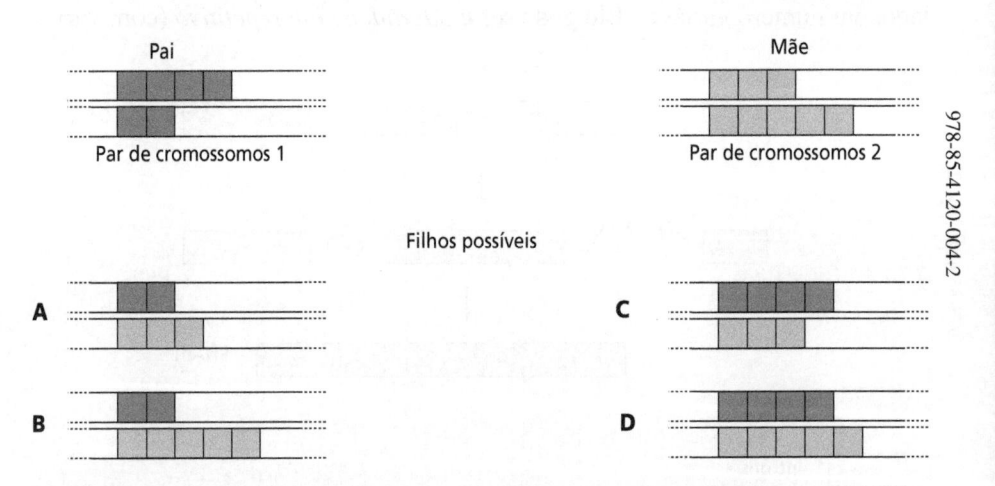

Figura 10.2 – Os minissatélites (ou VNTR) apresentam grande variação no número de sequências que se repetem lado a lado e são herdados mendelianamente.

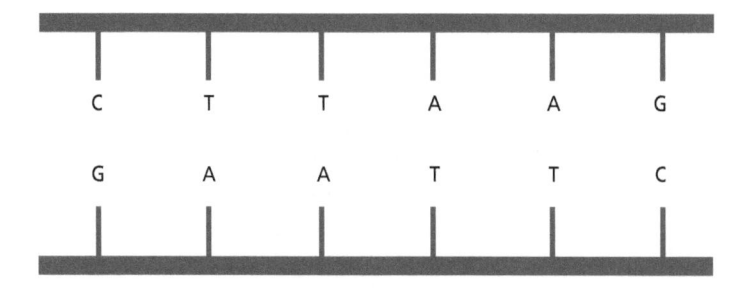

Figura 10.3 – DNA palindrômico: a sequência de bases em ambas as cadeias é a mesma quando lida de um lado para o outro ou inversamente.

determinado momento, ao passo que outros genes permanecem silenciosos. A regulação gênica é necessária ao longo da existência de um organismo.

A transcrição de um gene exige que ele contenha uma sequência de bases chamada de *promotor*, à qual a RNA polimerase apropriada e os *fatores de transcrição* possam se ligar. Os fatores de transcrição são proteínas cujo reconhecimento de uma determinada região promotora permite a transcrição do gene a ele ligado. Para os genes que codificam RNAm ou RNAr, a região promotora situa-se fora da região transcrita, na terminação 3'. Para os genes que codificam RNAt, a função de promotor situa-se dentro da região transcrita.

A variação da sequência de bases de uma região promotora pode influenciar a ligação dos fatores de transcrição e, desse modo, afetar a transcrição. Para os genes que codificam RNAm ou RNAr, a sequência de DNA transcrita para RNA é chamada de gene estrutural; a região promotora associada ligada, gene regulador. Um gene regulador influencia em qual parte do corpo o seu gene ligado é transcrito, em que estágio do desenvolvimento ocorre a transcrição e as velocidades da transcrição. Essa interação entre a região promotora reguladora e o gene estrutural ligado é chamada de regulação-*cis*, porque a região promotora influencia a transcrição apenas do gene estrutural fisicamente ligado a ela, no mesmo cromossomo. Ela não influencia a transcrição do gene estrutural correspondente situado no cromossomo homólogo da mesma célula diploide.

Os genes que codificam os fatores de transcrição influenciam a transcrição de outros genes. Os fatores de transcrição deslocam-se do citoplasma para o núcleo e podem ligar-se a quaisquer promotores que eles reconheçam, em quaisquer dos cromossomos da célula. Os genes que codificam os fatores de transcrição são frequentemente chamados de reguladores *trans*.

Os hormônios influenciam a expressão dos genes, ligando-se a proteínas receptoras e, desse modo, ativando essas proteínas como fatores de transcrição. Hormônios esteroides produzidos pelas glândulas endócrinas, em outro lugar do corpo, penetram na célula-alvo e, no núcleo, ligam-se a uma proteína receptora.

O complexo receptor/esteroide liga-se, então, com o DNA, próximo ao gene-
-alvo. A progesterona, por exemplo, liga-se a uma proteína do núcleo das
células do oviduto de galinhas; o complexo hormônio/receptor ativa então a
transcrição de genes que codificam a albumina do ovo e outras substâncias.

Um mecanismo importante para silenciar genes é a metilação das bases citosina: um grupo metila (CH_3) liga-se ao carbono da posição 5 do anel da
citosina. Isso geralmente ocorre quando a citosina está próxima a uma base
guanina. Assim, as bases da cadeia complementar do DNA também serão uma
citosina e uma guanina. Quando o DNA se replica, uma enzima reconhece
a sequência CG e rapidamente metila a cadeia filha, mantendo o gene inativo.

DNA mitocondrial

Nas mitocôndrias dos mamíferos, existe um segundo genoma, bem menor que o
nuclear (com aproximadamente 15 a 17 kb), mas que é igualmente importante
para a viabilidade da célula. O DNAmt dos mamíferos é uma molécula circular
que codifica cerca de 13 polipeptídios, todos pertencentes à cadeia respiratória da
mitocôndria, essencial para o metabolismo aeróbico. Além disso, o DNAmt codifica 22 RNAt diferentes e 2 RNA ribossômicos, que são utilizados em sínteses
proteicas nas próprias mitocôndrias. Existe também uma região controladora e
não codificadora, com aproximadamente 1 kb, rica em sequências AT e que tem
papel importante no início da duplicação do DNAmt e da transcrição do RNA.
Em contraste com o DNA dos cromossomos, esse genoma extranuclear é extraor-
dinariamente compacto: ele não contém íntrons. A molécula do DNAmt está
presente em múltiplas cópias, com números que variam de várias centenas, como
nos fibroblastos de camundongos, até mais de 100.000, em ovócitos maduros –
quase 1/3 do conteúdo total de DNA de um ovócito maduro é DNAmt.

Engenharia genética ou tecnologia do DNA recombinante

Engenharia genética é a utilização de um conjunto de técnicas que permitem a
manipulação do DNA, isto é, identificação, multiplicação e transferência de genes.

"Ferramentas" da engenharia genética

Sondas

Para localizar determinada sequência em uma biblioteca genômica, usam-se as
sondas, que são fragmentos conhecidos, complementares à sequência que se
procura e marcados. As sondas podem ser obtidas de algum tecido com abundân-
cia do produto do gene, por exemplo, os reticulócitos (hemácias jovens, ainda
com RNAm) têm grandes quantidades de globina, o que torna relativamente

fácil fazer o DNAc desses genes. Nos vírus cujo material genético é o RNA, este precisa ser transcrito de "trás para diante", isto é, para DNA que, então, se duplica e produz mais RNA. A enzima que catalisa essa transcrição invertida é a "transcriptase reversa". As células do oviduto de galinha, por exemplo, produzem grande quantidade de ovalbumina e muito pouca outra coisa – logo, é fácil isolar o RNAm da ovalbumina nessas células. Adicionando-se a esse RNAm livre nucleotídios livres e a transcriptase reversa, pode-se sintetizar uma cadeia complementar de DNA, em cadeia simples, o "DNAc". Em seguida, com a adição de mais nucleotídios e da enzima DNA polimerase, pode-se obter o DNAc de cadeia dupla, que é, na verdade, o gene da ovalbumina (Figura 10.4).

Quando não existe tal tecido, é preciso conhecer o gene (sequência de bases) ou a proteína (sequência de aminoácidos) para sintetizar, usando o código genético, uma pequena molécula de DNA unifilamentar (14 a 30 nucleotídios), chamada de oligonucleotídio, que, se prevê, pareará com a sequência de bases do DNA que se quer estudar. As sondas derivadas de genes (oligonucleotídios) ou de DNAc clonado são marcadas com radioisótopos como o fósforo 32, cuja alta energia impressiona uma chapa de radiografia, ou com compostos fluorescentes.

Enzimas de restrição

Algumas linhagens de bactérias produzem enzimas capazes de destruir DNA "estranho" que penetre na célula (é uma defesa: a bactéria infectada por um vírus, por exemplo, tenta destruí-lo, destruindo seu DNA). Esse fenômeno, conhecido como "restrição", deu a essas enzimas o nome de *endonucleases* ou

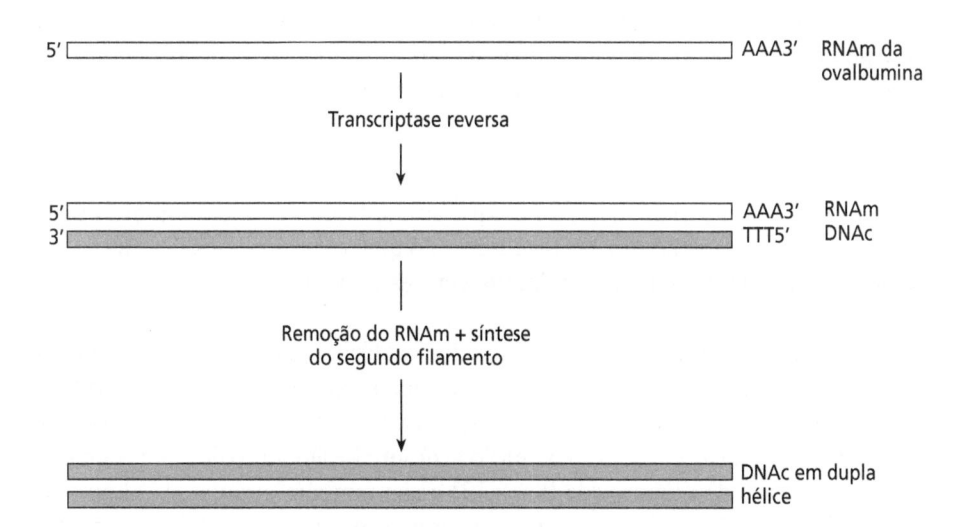

Figura 10.4 – Obtenção de uma sonda (DNAc) do gene da ovalbumina, a partir do RNAm correspondente.

enzimas de restrição. Além das enzimas de restrição, as bactérias também produzem *enzimas modificadoras*, que alteram os sítios do DNA da própria bactéria que seriam reconhecidos pelas enzimas de restrição, protegendo assim o seu genoma. Essas enzimas de restrição são capazes de cortar o DNA em locais específicos, onde existem sequências de bases que elas reconhecem. As enzimas de restrição geralmente reconhecem sequências de DNA palindrômico. Atualmente, já foram identificadas inúmeras enzimas de restrição diferentes, nomeadas de acordo com o microrganismo que as produz, por exemplo, Hind III (*Haemophilus influenzae* Rd), BamHi (*Bacillus amyloliquefaciens* H) e EcoRI (*Escherichia coli* RY13).

A clivagem de uma molécula de DNA com determinada enzima de restrição digere o DNA e resulta em uma coleção típica e reproduzível de fragmentos, que refletem a frequência e a localização dos sítios de clivagem. A enzima de restrição EcoRI, por exemplo, reconhece a sequência de 6 *pb*

5'GAATTC 3'
3'CTTAAG 5'

sempre que ela ocorre em uma molécula de DNA e cliva o DNA nesse sítio, fazendo um corte em cada filamento, entre a base G e a A adjacentes, o que gera fragmentos, cada um com uma extremidade de filamento único, de quatro bases (Figura 10.5).

Essas extremidades *aderentes* ou *coesivas* são úteis para reações de junção subsequentes, na construção de moléculas de DNA recombinante, pois os fragmentos assim obtidos podem ser unidos ao DNA do vetor, que foi clivado com a mesma enzima de restrição e, por isso, tem extremidades coesivas complementares, criando uma molécula de DNA recombinante.

Vetores

O vetor é qualquer molécula de DNA que se duplique de modo autônomo em um hospedeiro como bactéria ou levedura e do qual ele pode posteriormente ser isolado, em forma pura, para estudo. Os vetores podem ser:

- *Plasmídios*: a informação genética das bactérias está contida em um cromossomo único, circular, com informação para a produção de 2.000 a 3.000 proteínas diferentes e, em algumas delas, também em minicromossomos, os plasmídios. Os plasmídios variam de tamanho (de 3 até centenas de genes) e de número (de 0 a ± 12) e são também circulares. Alguns se duplicam independentemente do cromossomo da bactéria, o que resulta em um grande número de cópias. Usam-se os plasmídios para análise de fragmentos curtos de DNA.

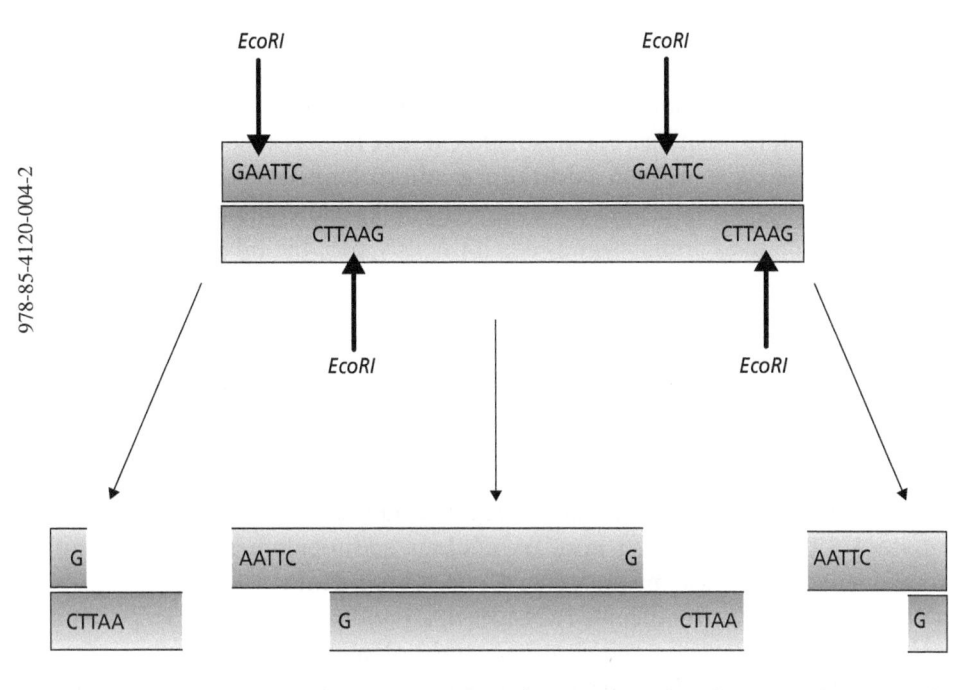

Figura 10.5 – Fragmentos de restrição originados após a quebra do DNA pela enzima de restrição EcoRI.

- *Fago lambda*: é um vírus bacteriano que tem molécula de DNA relativamente grande, com ±45 kb (1 kb = 1.000 *pb*). É ideal para o estudo de fragmentos de DNA com até 20 kb.
- *Cosmídeos*: um tipo especial de plasmídio formado pela adição de extremidades aderentes (ou coesivas = cos) de DNA de fago lambda a um plasmídio. O cosmídeo penetra nas bactérias como um vírus, assume a forma circular e se duplica como um grande plasmídio. Podem acondicionar fragmentos de DNA de até 50 kb.
- *Cromossomos artificiais de leveduras (YAC)*: as leveduras, como as bactérias, aceitam moléculas de DNA independentes de seu DNA (plasmídios) que podem ser isoladas, trabalhadas e reintroduzidas. Para se duplicar, essas moléculas de DNA precisam ter ARS. Os plasmídios com ARS duplicam-se, mas não se segregam regularmente na divisão celular (= células-filhas com e sem plasmídios), a não ser que tenham uma sequência CEN. Os plasmídios são circulares e, por isso, não sobrevivem muito tempo. Mas, quando se acrescentam sequências TEL em suas extremidades, eles se tornam permanentes. Esses pedaços de DNA com ARS, CEN e TEL são os YAC, aos quais podem ser adicionados pedaços de DNA de até 1.000 kb.

Como obter o DNA para estudos?

O DNA pode ser estudado tanto diretamente nos cromossomos, com sua morfologia e estrutura mantidas, como isolado, ou seja, apenas a molécula de DNA, sem as proteínas que mantêm a estrutura e a morfologia dos cromossomos, os quais podem ser visualizados em qualquer célula que contenha núcleo. Em geral, estudam-se os cromossomos dos linfócitos, pela facilidade de obtenção (Capítulo 8).

Como isolar o DNA?

Para estudar o DNA isolado, primeiro é preciso separar os componentes celulares em frações purificadas, de modo a obter uma preparação que contenha apenas DNA. As células podem ser fracionadas por centrifugação diferencial, por exemplo: centrifugando-se um homogeneizado celular de organismo eucarionte a 3.000 rpm por 20 min, os núcleos sedimentam-se e os demais componentes permanecem em suspensão no sobrenadante.

Cada tipo de macromolécula (RNA, DNA, proteína, lipídio etc.) apresenta propriedades particulares que permitem seu isolamento e purificação. O isolamento do DNA baseia-se na solubilidade diferencial das macromoléculas – as células são homogeneizadas, e o homogeneizado, ou fração celular, é tratado com soluções que dissolvam ou precipitem o composto desejado. Por exemplo, para isolar DNA de células de sangue periférico, pode-se proceder do seguinte modo:

- O sangue é colhido com anticoagulante.
- Adiciona-se uma solução de lise para homogeneizar a amostra.
- O homogeneizado é centrifugado para concentrar os núcleos no fundo do tubo, o sobrenadante é desprezado e o precipitado é ressuspendido em solução salina, formando um caldo opaco.
- Adiciona-se um detergente para provocar a ruptura de membranas, e a solução é colocada na estufa a 37°C, por uma noite. Assim, o DNA que estava no interior dos núcleos é liberado. Do entrelaçamento de suas longas moléculas, resulta uma solução viscosa e transparente (as células foram dissolvidas e, assim, não refletem mais a luz).
- Para separar o DNA das demais substâncias presentes no lisado celular, adiciona-se fenol para remover as proteínas (o fenol desnatura as proteínas, tornando-as insolúveis em água). A mistura é, então, centrifugada para separar o fenol com proteínas da fase aquosa, que contém DNA. Essa centrifugação leva à formação de três camadas: uma clara, na parte inferior do tubo (fenol); uma branca intermediária (proteínas coaguladas) e uma superior, transparente (ácidos nucleicos).

- A camada superior é transferida para outro recipiente, e sobre ela são adicionados KCl mais álcool etílico gelado. Obtém-se, assim, uma mistura com duas fases: a inferior, aquosa, com DNA dissolvido; e a superior, alcoólica. Um bastão de vidro capilar é mergulhado na solução e girado suavemente de modo a ir misturando água e álcool, na região da interface. Quando as duas camadas são delicadamente misturadas com o bastão de vidro, as longas moléculas de DNA enrolam-se nele e são removidas da solução.
- O DNA isolado é transferido para um tubo que contém uma solução apropriada.

Como as moléculas de DNA isoladas são muito longas, é muito difícil trabalhar com elas. Para facilitar o estudo, as moléculas de DNA são fragmentadas, por enzimas de restrição, em pequenos segmentos.

Estudos com DNA

Nos cromossomos com estrutura e morfologia mantidas

Para localizar genes situados em meio a 1 a 2 milhões de *pb*, usa-se a hibridação *in situ*, que é a hibridação de sondas de DNA (ou RNA) com cromossomos metafásicos, em uma lâmina, e visualização do sinal de hibridação (portanto da posição do gene com a qual a sonda se hibridiza), ao microscópio. O DNA dos cromossomos da metáfase é desnaturado no lugar (daí *in situ*), sobre a lâmina, as sondas são adicionadas e a mistura é renaturada. A sonda é marcada com compostos fluorescentes, que podem ser visualizados com luz ultravioleta (Figura 10.6). Sondas marcadas com corantes fluorescentes, de cores diferentes, estão sendo usadas para marcar e identificar, ao mesmo tempo, diferentes regiões cromossômicas. Esse grau de resolução, embora seja um grande avanço em relação à microscopia óptica convencional, ainda é maior que o tamanho da maioria dos genes.

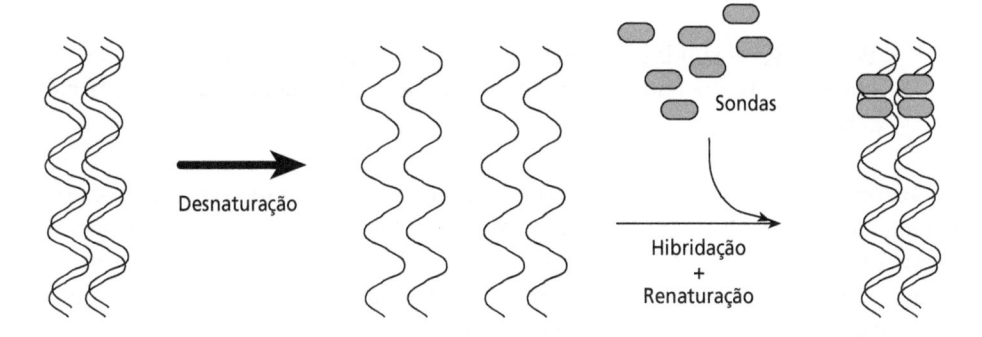

Figura 10.6 – Hibridação, *in situ*, do DNA com sondas marcadas.

Observação: Desnaturação e renaturação do DNA – a estrutura em dupla hélice dos ácidos nucleicos é mantida por ligações do tipo pontes de hidrogênio (duas entre timina e adenina e uracila e adenina e três entre citosina e guanina). A desnaturação é o rompimento dessas pontes, com a consequente separação das duas cadeias de polinucleotídios. A reação é realizada em tampão fosfato e aumento de temperatura. A renaturação, ou seja, o restabelecimento das pontes de hidrogênio entre as cadeias complementares, é feita em solução com concentração salina relativamente alta e temperatura $\pm$ 25°C mais baixa que a da desnaturação.

No DNA isolado

O mapeamento refinado, essencial à clonagem e à caracterização detalhada dos genes das doenças, exige métodos mais detalhados. Por exemplo, para procurar um defeito autossômico recessivo em determinado gene, é preciso examinar a integridade total do gene e de seu RNAm: ele está presente em quantidade (2 cópias) e estrutura normal? Para examinar a integridade do gene, ou seja, alterações (deleções ou inserções) não visíveis ao microscópio óptico (mas maiores que 50 a 100 *pb*), usa-se a transferência de Southern (*Southern blotting*). Esse é o método padrão para análise da estrutura de DNA, após clivagem por enzimas de restrição. Por esse método, o DNA total de qualquer célula é fragmentado com enzima(s) de restrição e os fragmentos são separados por eletroforese em gel de agarose (os fragmentos menores movem-se mais rápido). Em seguida, os fragmentos separados são transferidos do gel para papel de filtro de nitrocelulose (ou náilon), por borramento (*blotting*) e capilaridade, onde é feita a hibridação com sondas marcadas por 32P. O filtro é então superposto a um filme de raios X, que, depois de revelado, mostrará, qualitativa e quantitativamente, os fragmentos identificados.

O *Southern blotting* detecta dois tipos de mutação: deleções ou inserções (maiores que 50 a 100 *pb* = alteram o tamanho do fragmento) e diferenças em uma única base, desde que destrua (ou crie) um sítio de restrição para a enzima usada = altera o tamanho da banda. Alterações menores, de algumas *pb*, podem ser detectadas:

* Pelas ASO = sondas sintéticas (com 15 a 19 *pb*), construídas quando se conhece a sequência do gene (assim, podem-se detectar alterações de até uma base).

Observação: Nem todos os genes mutantes de um mesmo loco partilham exatamente a mesma mutação. Logo, a ausência de hibridação com a ASO do gene mutante não significa necessariamente que o DNA é normal: pode haver mutação em outra base do gene. Logo, as ASO devem ser usadas em genes que sabidamente têm número limitado e pequeno de mutações diferentes (p. ex., hemoglobinopatias, defeitos enzimáticos e receptores de membrana).

978-85-4120-004-2

- Por sondas feitas da clonagem dos genes defeituosos, para comparar com o gene normal. Essa clonagem dos genes mutantes (ou parte deles) é feita pela PCR, que gera milhões de cópias de um determinado fragmento gênico (Figura 10.7).

O estudo pode ser feito em uma única célula de pelo ou em uma gota de sangue seco e baseia-se na amplificação enzimática de um fragmento de DNA – ou seja, o método amplifica uma sequência curta de DNA, o que possibilita a sua análise, sem ter de cloná-lo:

- Sintetiza-se quimicamente dois desencadeadores (*primers*) que são oligonucleotídios curtos ($\pm$ 20 a 35 nucleotídios), com base na sequência conhecida de determinada região do DNA.
- Os *primers* são adicionados ao DNA genômico, que é então desnaturado pelo calor (a cerca de 95°C) em cadeias simples. Como os *primers* estão presentes em grande quantidade, cada um deles achará sua sequência complementar no DNA genômico e se hibridará com ela.
- Adicionam-se então nucleotídios livres de DNA e uma enzima especial – a Taq polimerase (capaz de resistir a temperaturas de até 95°C), obtida da bactéria termófila *Thermus aquaticus*, que é capaz de sintetizar um filamento de DNA a partir da ponta do *primer*, usando o DNA genômico como molde.
- A mistura é, então, desnaturada novamente, mais *primers* se ligam e a reação da polimerase se repete. O ciclo exige cerca de 5 min, podendo-se fazer até 30 ou 40 ciclos com as mesmas enzimas e *primers*. O resultado é o crescimento exponencial da quantidade de DNA situado entre os dois *primers*, e a quantidade de DNA dobra a cada ciclo. Ou seja, começando-se com quantidades muito pequenas de DNA, pode-se obter o suficiente para colocar a amostra em gel e visualizar a banda específica, que corresponde à região entre os dois *primers*.

Como saber se o RNAm está normal?

Para examinar alterações grandes no RNAm, usa-se o *Northern blotting*. O método é equivalente ao *Southern blotting*. O RNA não é clivado, mas existe na célula em diferentes tamanhos, que são separados por eletroforese e hibridados com a sonda apropriada.

Como saber se a proteína está normal?

Para estudar tamanho e quantidade de uma proteína mutante, em extratos celulares de indivíduos com doenças genéticas, usa-se o *Western blotting*: as proteínas são separadas pelo tamanho, por eletroforese, e transferidas para o

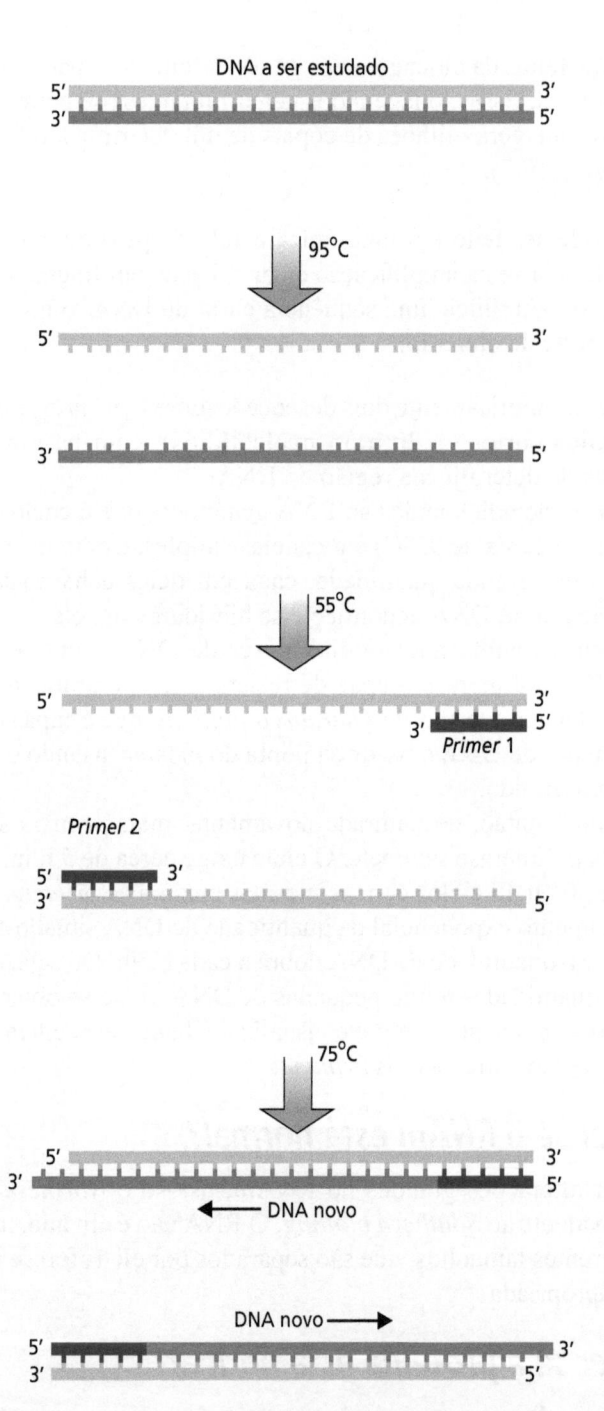

Figura 10.7 – Esquema do primeiro ciclo do processo de PCR. O DNA novo obtido é então aquecido novamente a 95ºC, desnaturado e o ciclo de resfriamento-aquecimento, na presença dos *primers*, dos nucleotídios e da polimerase, é repetido cerca de 30 a 40 vezes.

filtro de nitrocelulose. O filtro é encubado com antissoros que reconhecem a proteína a ser analisada. A reação antígeno-anticorpo é detectada por um segundo anticorpo contra o primeiro, marcado.

Quando não se conhece a sequência de bases do gene

O DNA que não faz parte das sequências que codificam proteínas (heterocromatina, ou *íntron*) não é objeto de seleção natural. Assim, as diferenças entre indivíduos são muito comuns – se procurarmos nas regiões não codificantes de 10 cromossomos diferentes, a cada 200 *pb* será localizado um nucleotídio diferente. Essas variações, geralmente uma simples troca de bases, são chamadas de polimorfismos de DNA. Os polimorfismos de DNA são diferenças na sequência de bases que resultam de mutações de ponto, deleções ou inserções casuais ou da presença de números variáveis de cópias repetidas de um determinado fragmento de DNA (repetições em tandem). Uma mutação que ocorra em uma região não codificante de um gene (heterocromatina ou *íntron*) não se expressa em fenótipo, constituindo apenas um polimorfismo. No entanto, uma mutação na região codificante de um gene (eucromatina ou *éxon*) pode ser detectada como uma alteração na sequência de aminoácidos da proteína codificada.

Com as técnicas de DNA recombinante, também é possível detectar polimorfismos nas regiões de DNA que não se expressam (íntrons).

RFLP

A maioria dessas alterações pode ser detectada quando envolvem um sítio de reconhecimento de alguma enzima de restrição (RFLP), caso em que podem ser reconhecidas com a transferência de Southern.

Por exemplo, imagine uma mutação em uma sequência TCGA de um íntron de um gene qualquer (Figura 10.8, *A*).

Usando uma enzima de restrição que reconhece a sequência TCGA e quebra o DNA entre as bases G e A dessa sequência, os fragmentos resultantes serão os observados na Figura 10.8, *B*.

Usando uma sonda 1, que reconhece o fragmento de 2 kb (a sonda hibridiza, mesmo que só parte do fragmento corresponda), os padrões de Southern seriam os ilustrados na Figura 10.9, *A*. Usando uma sonda 2, que reconhece os fragmentos de 3 kb, os padrões de Southern seriam os ilustrados na Figura 10.9, *B*.

Na análise dos RFLP, é preciso levar em conta:

- O padrão observado depende da sonda que está sendo usada.
- Em geral, a alteração de base, detectada pela enzima de restrição que origina um RFLP, não é a mutação que causa a doença, e sim um polimorfismo neutro, mas que pode ser usado para marcar um cromossomo específico e seguir a sua herança. Às vezes, a mutação causadora da doença altera o sítio de restrição, por exemplo, na anemia falciforme.

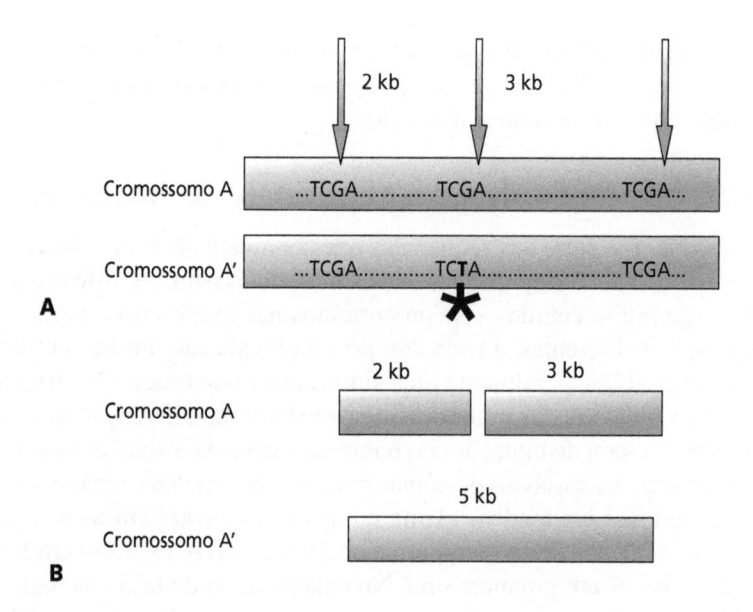

Figura 10.8 – RFLP (consultar o texto).

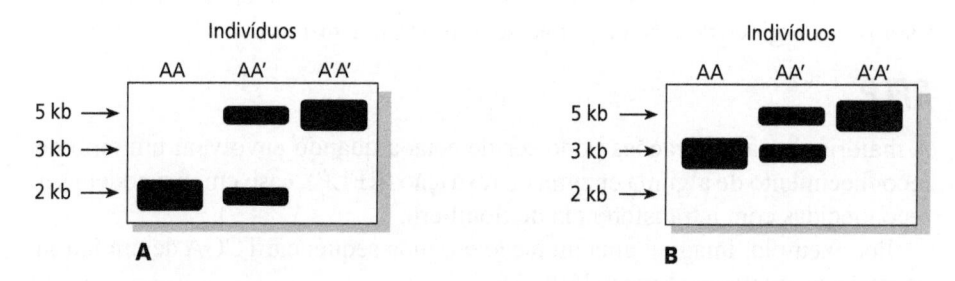

Figura 10.9 – (A e B) Padrões de Southern obtidos com duas sondas diferentes em regiões polimórficas (RFLP).

- A herança dos RFLP segue a expectativa mendeliana.
- Por exemplo, o gene do fator VIII de coagulação já foi clonado e é bem grande ($\pm$ 20.000 *pb*). A maioria das mutações nos *éxons* desse gene são mutações de sentido trocado (o novo trio de bases codifica um aminoácido diferente do original) ou sem sentido (o novo trio de bases não codifica qualquer aminoácido), por isso não é fácil detectá-las, pois os padrões de Southern não se alteram. Mas examinemos o caso de uma cadela da raça Cocker Spaniel que tem um irmão de ninhada com hemofilia. Sua mãe também tem um irmão de ninhada com essa doença. Isso significa que a cadela, com um tio e um irmão hemofílicos, tem 50% de probabilidade de ser portadora do gene para hemofilia. É possível saber se é mesmo? Como

já discutido, o DNA dos *íntrons* não é objeto de seleção natural e, por isso, as diferenças entre indivíduos são muito comuns. Ou seja, em muitas famílias é possível detectar esses polimorfismos nos *íntrons*.

Suponhamos que, nessa família de cães, um dos íntrons do gene do fator VIII contém uma mutação que altera o sítio de reconhecimento da enzima Hind III. Quando a mutação está presente e se utiliza a sonda apropriada, são produzidos fragmentos de 4 kb, mas, quando a mutação não existe, os fragmentos serão de 3 kb e de 1 kb.

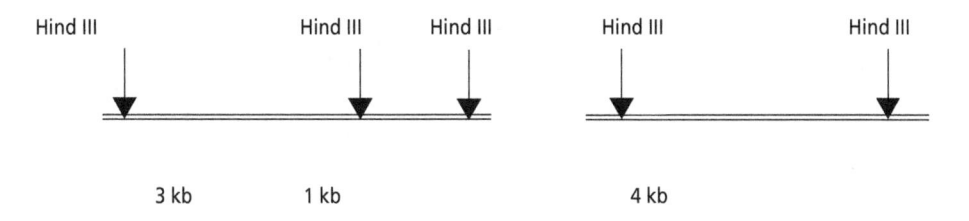

Ao estudar o DNA da cadela, de seu irmão hemofílico, de sua mãe e de seu pai, obteve-se o padrão de Southern esquematizado na Figura 10.10.

Observe que o animal afetado por hemofilia tem fragmentos de 3 e de 1 kb. Isso quer dizer que o gene da hemofilia (gene *h*), nessa família, não tem mutação no *íntron*. O afetado recebeu o gene da hemofilia de sua mãe, que, de fato, também tem fragmentos de 3 e de 1 kb. Observe que a mãe também apresenta fragmentos de 4 kb, que correspondem ao seu outro gene, *H*, que, portanto, apresenta mutação em um *íntron*. O gene H do pai tem fragmentos de 3 e de 1 kb, logo, também não tem mutação em seus íntrons. Assim, pode-se concluir que, como a cadela recebeu, com certeza, o gene *H* de seu pai, os fragmentos de

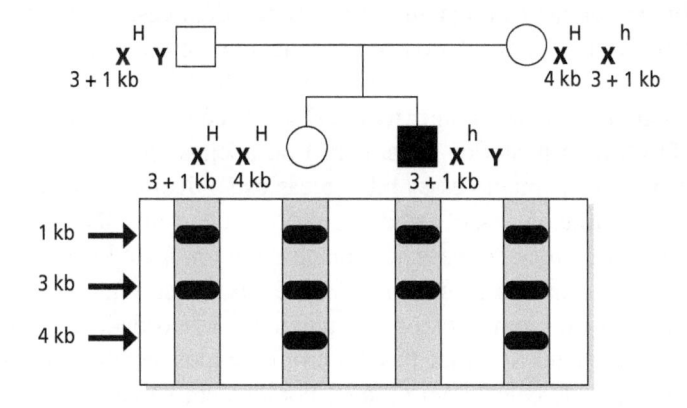

Figura 10.10 – Padrões de Southern obtidos do DNA de uma cadela, de seu irmão hemofílico, de sua mãe e de seu pai.

3 e de 1 kb nela presentes correspondem a esse gene. Os fragmentos de 4 kb, também observados na cadela, portanto, correspondem ao gene *H*, herdado de sua mãe. Logo, a cadela não é portadora do gene da hemofilia.

Observação: A identificação de um RFLP que marca um gene de interesse não implica nenhum conhecimento do produto ou função desse gene.

VNTR

Os RFLP são polimorfismos de ponto, que criam ou destroem sítios de restrição. Um outro tipo de polimorfismo são os polimorfismos de comprimento ou VNTR. Não se conhece a função dessas sequências, também chamadas de minissatélites, mas se sabe que o número de unidades repetidas dentro do elemento (logo, o comprimento deste) varia, mesmo de um cromossomo homólogo para outro. Assim, qualquer enzima de restrição que não corte a sequência produzirá fragmentos de tamanhos altamente variáveis. A sonda apropriada pode reconhecer o miolo comum e, assim, produzir um padrão de Southern semelhante a um código de barras. A variação é tão grande que a probabilidade de encontrar um padrão idêntico em dois indivíduos é praticamente nulo (o padrão dos gêmeos monozigóticos é idêntico). Essas sequências também são herdadas mendelianamente.

Clonagem de DNA

O DNA que será estudado pode ser isolado diretamente das células do organismo que se deseja. Assim, constrói-se um "banco ou biblioteca genômica": os fragmentos de DNA obtidos pela ação das enzimas de restrição são recombinados em vetores apropriados que, então, são inseridos em células hospedeiras, que formarão clones (ou seja, inúmeras cópias idênticas, a partir de um original). Podem ser usados para estudos de sequenciamento ou utilizados como sondas. O conjunto desses clones deve conter todo o DNA do organismo em estudo.

As bibliotecas podem conter todo o DNA da célula (com milhões de fragmentos de DNA para posterior isolamento) ou apenas clones de um determinado cromossomo. Atualmente essas bibliotecas estão disponíveis para todos os cromossomos humanos – são geradas pela clonagem do DNA de cromossomos separados dos outros com base no tamanho, por um método chamado de "classificação cromossômica ativada por fluorescência". Esse é um método que permite separar e purificar cromossomos segundo a sua intensidade após coloração com um ou mais corantes fluorescentes. Os cromossomos metafásicos são isolados de uma população de células em cultura, corados em solução e submetidos a um fluxo mediante um ou mais feixes de *laser*, ajustados para desviar partículas (= cromossomos), com determinada intensidade de fluorescência, para vasos de coleta. Assim, podem-se separar milhões de cópias de um determinado cromossomo dos demais e usá-las para mapeamento gênico ou clonagem de DNA.

O DNA a ser estudado também poderá ser sintetizado em laboratório, a partir de um RNAm conhecido, extraído de células onde o gene que se quer trabalhar esteja ativo. Assim, constroem-se "bancos ou bibliotecas de DNAc".

As bibliotecas de DNAc são bem menos complexas do que as genômicas, pois se originam de RNAm (só têm os éxons), e não de transcritos diretos de genes (que contêm também os íntrons). Para provocar a expressão de genes de eucariontes em bactérias, é necessário usar clones de DNAc (a bactéria não é capaz de processar diretamente um gene eucarionte completo, isto é, com éxons e íntrons).

Aplicações da tecnologia do DNA recombinante aos animais domésticos

Produção de vacina contra a febre aftosa

A febre aftosa é uma das doenças de animais mais importantes. A vacina contra ela é a mais produzida no mundo todo (só na América do Sul, são necessários, por ano, 500 milhões de doses da vacina). A vacina convencional é feita com vírus inativados, e sua produção em tão larga escala, às vezes, resulta em partidas com vírus vivos, o que ocasiona o aparecimento da doença. Esse problema pode ser evitado se a vacina basear-se apenas na porção antigênica do vírus. O genoma do vírus da febre aftosa é uma molécula de RNA com aproximadamente 8.000 bases. Entre outros, essa molécula codifica quatro polipeptídios (VP1, VP2, VP3 e VP4) que formam a capa proteica do vírus. A VP1 é a porção antigênica dessa capa. Se for construído um DNAc de cadeia dupla, a partir do RNAm do vírus, e este for introduzido em *Escherichia coli*, pode-se produzir até 10^6 molecular de VP1, por bactéria. O VP1 "purificado" seria uma vacina eficaz e sem perigo de infecção.

Melhoramento

A utilização de sondas conhecidas poderá permitir a detecção de indivíduos que tenham genes defeituosos ou, então, genes para resistência a doenças infecciosas. A longo prazo, pode fornecer uma nova ferramenta para criadores de plantas e animais que queiram melhorar determinadas características em sua criação.

Quando se deseja sequenciar um determinado gene, uma nova metodologia em uso é o EST. Sabendo-se que algumas regiões do organismo produzem proteínas específicas (como enzimas, por exemplo), pode-se tentar identificar o gene responsável por elas, sequenciando-se o RNAm obtido dessa região. Para isso, é produzido um DNAc a partir do RNA extraído da região de interesse e, então, é realizado o sequenciamento. Essa sequência é confrontada com o GENEBANK, para verificar se é um gene já conhecido. Caso contrário, a sequência é depositada nesse banco para averiguação da possibilidade de se tratar de um novo gene.

Para o estudo das características com herança quantitativa, começa-se a trabalhar com os milhares de marcadores moleculares dispostos ao longo de todos os cromossomos de cada genoma. Ao estudar esses marcadores, foi possível mapear, por proximidade, alguns genes que contribuem para a variação fenotípica quantitativa, cujos locos são chamados de *QTL*. O enfoque é tomar duas linhagens divergentes (ou seja, com fenótipos contrastantes) para uma determinada característica quantitativa e cruzar essas linhagens para gerar descendentes heterozigotos que contenham apenas um segmento de um pequeno número de segmentos de uma das linhagens. Tais híbridos serão então avaliados por seu genótipo quantitativo, com a feitura de estimativas das contribuições (ou a falta dela) de segmentos específicos da variação observada. O fenótipo médio de linhagens, digamos, a região A, é comparado com a média de linhagens sem a região A. Se houver uma diferença, a região A torna-se candidata a conter um QTL.

Essas técnicas visam ao melhor conhecimento do genoma do animal e como esse genoma determina as características, tanto produtivas como fisiológicas, de cada um. Assim, no futuro, será possível determinar de maneira precisa os genes que estão presentes em cada animal e qual o papel deles no fenótipo do animal.

Determinação do sexo de embriões

A sexagem de embriões antes de estes serem implantados nas receptoras é de interesse, principalmente em se tratando de animais de produção.

Para a sexagem de embriões, utiliza-se a técnica de PCR e a sonda "BRY 4a". Essa sonda é composta de fragmentos de DNA repetitivo que constituem 3/4 do cromossomo Y e podem ser identificados por meio da técnica de FISH (sonda marcada com fluoresceína) ou por gel de agarose (transferência de Southern), desde que a sonda esteja marcada radioativamente. Com uma pequena quantidade de DNA do embrião, é possível, por meio dessa técnica, multiplicar vários fragmentos de uma região do braço longo do cromossomo Y, permitindo a identificação do sexo: caso o gel apresente as bandas, o embrião é macho; na ausência delas, o embrião é fêmea.

Já para a identificação de outras características genéticas de interesse econômico ou mesmo de doenças genéticas, a técnica utilizada pode ser a mesma, desde que existam sondas disponíveis para o reconhecimento da região do DNA responsável por elas.

Alteração do potencial genético de células e organismos

A tecnologia do DNA recombinante abriu caminho para a transferência controlada de genes de um organismo para outro. A introdução de genes na linhagem germinativa dos mamíferos, isto é, a produção de *animais transgênicos*, oferece possibilidades excitantes para o melhoramento genético animal. Os genes podem ser introduzidos em animais (1) pela microinjeção de DNA clonado no pró--núcleo de um ovo fecundado (obteve sucesso em camundongos) ou (2) pela infecção de embriões com retrovírus vetores*. O DNA injetado que se incorpora aos cromossomos da célula-ovo será transmitido às células-filhas, quando o zigoto se dividir. Isso significa que todas as células do indivíduo conterão o gene transferido e, quando esse organismo transgênico se reproduzir, os genes incorporados serão transmitidos aos seus descendentes.

Mais de 50 genes já foram transferidos com sucesso para camundongos, mantidos em adultos e transmitidos para seus descendentes. Os genes estranhos, ou introduzidos, são chamados de *transgenes*; os animais que os contêm, *transgênicos*. Também já existem ovelhas, porcos, coelhos e galinhas transgênicos.

O camundongo transgênico inicial (G_0) é o que se desenvolve do ovo injetado, e do cruzamento de animais G_0 são produzidos os transgênicos G_1.

A possibilidade de introduzir e expressar genes em animais abre caminho para tentativas de corrigir defeitos genéticos. A "terapia gênica", isto é, a "cura" de um gene mutado, é complicada pelo fato de os novos genes introduzidos tenderem a se integrar em sítios distantes daquele do gene defeituoso, o que significa que o gene defeituoso e o normal irão, provavelmente, se segregar de maneira independente, indo para células diferentes na geração seguinte.

Outra perspectiva, nesse campo, é poder transformar animais domésticos em uma fonte de proteínas economicamente importantes, por exemplo, fazer que vacas leiteiras produzam leite enriquecido com proteínas como a betalactoglobulina (já injetada e funcionando em camundongos). Outros exemplos estão na Tabela 10.2.

Observação: O animal receptor pode secretar a proteína em seu leite se o transgene for colocado sob o controle de um promotor de gene que codifica uma proteína normal do leite (por exemplo, a betalactoglobulina). Já existem ovelhas transgênicas que secretam o fator IX de coagulação sanguínea.

Além de camundongos, já se conseguiu injetar genes em embriões de coelhos, ovelhas e porcos. Por exemplo, já existe uma ovelha que possui o gene humano que produz a proteína "alfa-1-antitripsina" e a excreta em seu leite. A deficiência dessa proteína, na espécie humana, causa deficiência hepática e suscetibilidade ao enfisema pulmonar, e o tratamento atual é feito com a proteína extraída do sangue de pessoas normais (muito difícil e caro).

978-85-4120-004-2

---

* Mais detalhes em: Jaenisch, R "Transgenic Animals". *Science* 240: 1468-1474, 1988.

Tabela 10.2 – Exemplos de genes injetados e que se expressaram em camundongos[2]

Gene	Espécie doadora	Tecido em que o gene se expressa
α-actina	Rato	Músculos
Elastase-1	Rato	Pâncreas
β-hemoglobina	Coelho	Hemácias
β-hemoglobina	Homem	Hemácias
Gonadotrofina-α	Homem	Hipófise
Imunoglobulina μ	Homem	Linfócitos
Insulina	Homem	Pâncreas (células β)
α₁(I)-colágeno	Homem	Vários
Miosina (cadeia leve 2)	Rato	Músculos
Transferrina	Galinhas	Vários

Terapia gênica

Trabalha com os mesmos princípios da transgênese. Havendo um indivíduo com funções ausentes, resultantes de um gene defeituoso, é possível introduzir o gene normal correspondente em um vetor, o qual irá se inserir em um dos cromossomos do indivíduo receptor (paciente) e, portanto, gerar um animal transgênico, agora "geneticamente curado".

Dois tipos básicos de terapia gênica podem ser aplicados: nas linhagens somática e germinativa.

Na terapia gênica somática, o objetivo é tentar corrigir um fenótipo de doença, tratando *algumas* células somáticas do animal afetado. Como ainda não é possível tornar todo o corpo transgênico, o método aborda doenças cujo fenótipo é causado por genes que são expressos predominantemente em um tecido. Em tais casos, é provável que nem todas as células desse tecido precisem ser transgênicas, ou seja, se apenas uma porcentagem das células for transgênica, os sintomas gerais da doença podem melhorar. Atualmente existem dois métodos de colocar o transgene nas células somáticas defeituosas. Ambos os métodos utilizam vírus. O método mais antigo usa um retrovírus desarmado, com o transgene colocado em seu genoma, substituindo a maioria dos genes virais. O ciclo natural dos retrovírus inclui a integração do genoma viral em algum local dos cromossomos da célula do hospedeiro. O retrovírus recombinante levará o transgene com ele, no cromossomo. Esse tipo de vetor cria um problema potencial, pois o vírus integrante pode agir como um mutágeno insercional e inativar algum gene residente desconhecido, causando uma mutação. Outro problema com esse tipo de vetor é que o retrovírus ataca somente células em proliferação, tais como as células sanguíneas. Outro vetor utilizado é o adenovírus. Esse vírus ataca o epitélio respiratório, injetando seu genoma nas células epiteliais. O genoma viral não se integra em um cromossomo, mas persiste extracromossomicamente em todas as células, o que elimina o problema da mutagênese insercional pelo vetor. Outra vantagem é que o adenovírus ataca células que não se dividem, tornando, em princípio, a maioria dos tecidos suscetível.

A meta da terapia gênica de linhagem germinativa é a mais ambiciosa: introduzir células transgênicas na linhagem germinativa e, como consequência, em toda a população de células somáticas. Essa terapia não só deverá obter a cura do paciente, como também permitirá que seus descendentes nasçam com o genótipo corrigido. Ainda não há técnica que tenha se mostrado eficiente para essa terapia, pois, para uma terapia gênica germinativa efetiva, será necessária uma substituição gênica dirigida eficiente, quando então o transgene tipo selvagem substitui a cópia defeituosa residente.

Atualmente estuda-se o uso de um cromossomo artificial para melhorar as técnicas de transgênese e terapia gênica. Esse cromossomo é uma mistura de DNA telomérico, DNA genômico e DNA α-satélites repetitivos que possuem atividade centromérica. Essa mistura é adicionada de lipofectina, substância necessária para a passagem pela membrana celular. Propõe-se que esse cromossomo, quando em contato com a célula, possa adentrar e fazer parte do novo genoma como um cromossomo novo.

Recuperação de espécies em extinção

O *Ursus arctos* é classificado em oito subespécies, que têm ampla distribuição geográfica e que diferem muito pouco umas das outras, a não ser pela cor da pelagem, que engloba o castanho-claro ao negro. Para evitar a extinção da subespécie dos ursos-pardos dos Pirineus (atualmente existem apenas nove exemplares), os cientistas estão estudando o DNA desses animais, bem como o de outras subespécies da Europa, em busca dos que tenham maior semelhança genética para promover cruzamentos que garantam o aumento do número de animais e que evitem a consanguinidade excessiva. O mesmo tipo de tentativa está sendo realizado com os pumas da Flórida, que, após estudos de DNA de várias espécies de felinos do mundo todo, receberam a companhia de onças brasileiras para evitar a consanguinidade.

Em 1993, cientistas da Universidade da Califórnia extraíram o DNA de um besouro do período Cretáceo, preservado em âmbar por uns 130 milhões de anos. Isso significa que a recuperação do material genético de seres extintos há milhares de anos é uma realidade, mas, por outro lado, essa recuperação não permite que se possa reconstruir o organismo inteiro, como foi proposto no filme *Jurassic*

Park, de Steven Spielberg. No entanto, nas espécies extintas mais recentemente (e que têm espécies geneticamente aparentadas ainda vivas), é possível "reconstruir" o animal extinto: a zebra-marrom (*Equus quagga*), que tem listas marrons apenas na parte anterior do corpo, foi extinta pelo homem – o último exemplar em cativeiro morreu no zoológico de Amsterdã, em 1883. Mas, em 1983 – cerca de 110 anos depois, os cientistas da Universidade da Cidade do Cabo, na África do Sul, conseguiram "recriar" a zebra *quagga*. Esses cientistas examinaram o DNA de zebras de outras espécies que tinham características da *quagga* (poucas listas na parte traseira, coloração amarronzada, patas e cabeça semelhantes) e compararam com o DNA das *quaggas* extintas, que estão empalhadas em museus. Assim, foram escolhidas as zebras geneticamente mais proximamente aparentadas da *quagga* e, a partir daí, foram feitos cruzamentos até que começaram a nascer *quaggas*.

Identidade individual através do DNA (DNA fingerprinting)

Quando se digere o DNA total da célula de um indivíduo com uma enzima de restrição que não reconheça sítios de restrição dentro dos minissatélites de DNA e, em seguida, hibridiza-se o DNA fragmentado com sondas que identifiquem o "miolo" comum dos minissatélites, observa-se um padrão de bandas altamente polimórficas (pela variação de seus tamanhos) no gel da eletroforese, à semelhança de um *código de barras* (Figura 10.11). Esses padrões são herdados *mendelianamente*; logo, em cada indivíduo, 50% vêm do pai e 50%, da mãe. O polimorfismo dessas bandas resulta da enorme variação do número de unidades de repetição, isto é, cada indivíduo representa uma combinação nova nos números e tipos (comprimento das unidades de sequências repetidas). Assim, o padrão de bandas é específico para cada indivíduo (com exceção, é claro, de gêmeos monozigóticos), daí a correlação com os padrões das impressões digitais.

Os minissatélites podem ser utilizados, por exemplo, na identificação de paternidade e maternidade, na detecção de zigosidade, na determinação de paternidade extracasal (ninhadas com mais de um pai) e no parasitismo intraninhada em aves (ovo fecundado colocado em ninho de outro casal).

Georges *et al.*[3] utilizaram combinações de quatro sondas diferentes e estimaram a probabilidade de dois indivíduos escolhidos ao acaso terem o mesmo padrão de minissatélites de DNA em $1,4\times10^{-11}$; $3,2\times10^{-12}$; $3,4\times10^{-12}$ e $4,1\times10^{-7}$ para bovinos, cavalos, cães e suínos, respectivamente. Isso significa que os padrões de minissatélites são realmente individuais e, por isso, podem ser usados na identificação de animais em situações, por exemplo, de dúvida na origem de sêmen utilizado na inseminação artificial.

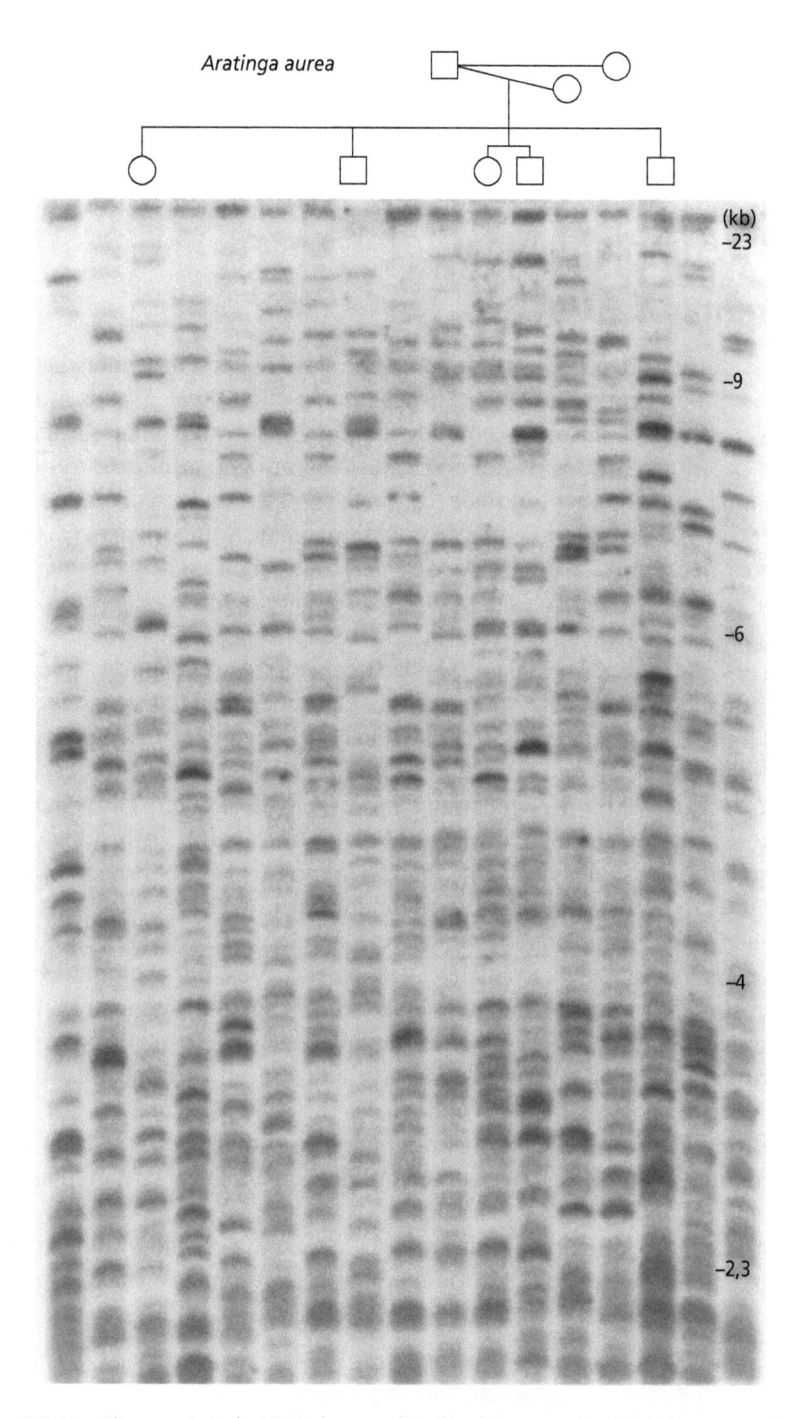

Figura 10.11 – *Fingerprints* do DNA de uma família de papagaios (*Aratinga aurea*). (Gentileza da Dra. Cristina Yumi Miyaki, do Departamento de Biologia do Instituto de Biologia da Universidade de São Paulo).

Os *fingerprints* de DNA também são um conjunto importante de marcadores para a análise de ligações. Esses marcadores devem acelerar substancialmente o mapeamento de genes economicamente importantes, como os relacionados com carne, leite e resistência genética a doenças, por exemplo.

Leitura complementar
Fingerprints *de DNA*[3]

Os minissatélites são compostos de repetições em tandem de sequências curtas, variando em comprimento de, aproximadamente, 4 a 40 *pb*. Alguns minissatélites são membros de um conglomerado de sequências relacionadas, espalhadas por todo o genoma. Todos os membros dessa família de minissatélites têm em comum uma sequência "miolo" de 15 *pb*. Usam-se sondas contendo essa sequência de 15 *pb* em experimentos de transferência de Southern para estabelecer as "impressões digitais "de DNA, características para cada indivíduo. Esses "códigos de barra" genéticos são muito úteis em medicina legal, testes de paternidade, estudos de ligação e determinação de zigosidade.

Georges *et al.*[3] testaram quatro sondas que, se sabe, revelam as "impressões digitais" do DNA na espécie humana [M13; a sequência de "miolo "de Jeffrey; a região hipervariável da globina α humana (HVR) e uma sonda de camundongo relacionada com o gene Per, de *Drosophila*], para saber se eram capazes de revelar o "código de barras" genético em bois, cavalos, porcos, cães galinhas e um peixe ciprinídeo europeu, o bárbus (*Barbus barbus L.*). Os resultados mostraram que, com o uso dessas quatro sondas, foi possível estabelecer "impressões digitais" de DNA em várias espécies de mamíferos, aves e peixes.

Os autores observaram uma considerável heterogeneidade na variação genética, dependendo da combinação sonda/espécie. Nos cavalos, por exemplo, os minissatélites estudados com as sondas M13 e "miolo" de Jeffrey mostraram muito pouca variação, ao passo que a sonda Per revelou padrões altamente polimórficos. Por outro lado, os padrões obtidos com a sonda Per em cães mostraram menor variabilidade quando comparados com os das duas outras sondas.

Apesar da variação genética ligeiramente menor quando comparada às "impressões digitais" humanas, os padrões obtidos são valiosas ferramentas para a criação animal.

Georges *et al.*[3] estimaram a probabilidade de que dois indivíduos, tomados ao acaso, tenham os mesmos padrões com as quatro sondas testadas em:

Bois:	$1,4 \times 10^{-11}$
Cavalos:	$3,2 \times 10^{-12}$
Cães:	$3,4 \times 10^{-12}$
Porcos:	$4,1 \times 10^{-7}$

Com esses números, fica claro que os *códigos de barra* genéticos podem ser usados para identificação animal, com aplicações tais como a identificação da origem do sêmen usado para inseminação artificial.

Os autores estimaram também a utilidade desses marcadores para teste de paternidade. A probabilidade de errar na determinação da paternidade, quando o pai verdadeiro e o suposto não são parentes, é:

Para cavalos:	2×10^{-4}
Para cães:	4×10^{-4}
Para porcos:	$2,8 \times 10^{-2}$

Quando o pai verdadeiro e o suposto são irmãos, é:

Para cavalos:	$3,2 \times 10^{-2}$
Para cães:	$2,8 \times 10^{-2}$
Para porcos:	$0,17$

Esses resultados mostram que as *impressões digitais* de DNA serão eficientes para testes de paternidade em espécies domésticas, sozinhos ou em complementação aos testes já existentes.

Os *códigos de barra* genéticos também são um conjunto valioso de marcadores para os estudos de ligação e mapeamento. De fato, eles devem acelerar substancialmente o mapeamento dos genes envolvidos com características economicamente importantes, como produção de carne e leite, resistência a doenças etc.

Animais em extinção[4]

A ararajuba, *Aratinga guarouba*, é um psitacídeo brasileiro em perigo de extinção, de tamanho médio (34 cm de altura), com plumagem corporal amarelo--brilhante e extremidades das asas verde-escuro. Ele habita a floresta tropical, no Nordeste do Brasil, e é endêmico em uma área que se estende do rio Xingu, estado do Pará, até o Noroeste do estado do Maranhão. Não existe evidência de contração da área ocupada, mas a distribuição desses animais tornou-se fragmentada como consequência da construção de estradas e da destruição de florestas.

Sabe-se muito pouco sobre seus hábitos no *habitat* natural, onde estão se tornando cada vez mais raros. Mas, ainda, podem-se observar pequenos grupos no alto das árvores, alimentado-se de frutos, sementes, nozes e bagas. Como para a maioria dos psitacídeos, não se observa dimorfismo sexual nos *A. guarouba*. Por causa de sua coloração brilhante, a ararajuba foi sugerida como símbolo do Brasil.

A reprodução em cativeiro dos *A. guarouba* tem sido bem-sucedida. Em geral, a postura consiste em três a quatro ovos, entre outubro e março, e a maioria dos filhotes sobrevive até a idade adulta. Se os filhotes são removidos para serem criados pelo homem, um mesmo casal pode produzir várias ninhadas. Em cativeiro, a maturidade sexual ocorre após 3 a 4 anos e a média de vida está entre 20 e 30 anos. Na edição de 1990 do International Studbook para a ararajuba, constam os registros de 339 aves em cativeiro, mas esse número é provavelmente apenas uma fração do número real.

O desmatamento e a captura, apesar de o tráfico de animais silvestres ser considerado, no Brasil, atividade ilegal, são os maiores problemas das populações nativas, especialmente porque os ovos, ou filhotes, são removidos de seus ninhos durante a estação de acasalamento. A remoção de um número considerável de filhotes de seu ambiente pode, em um futuro próximo, levar a população silvestre a um vértice de extinção, uma vez que, então, a população adulta, que se reproduz, terá atingido seu limite de longevidade.

Como as populações podem sofrer flutuações naturais no seu tamanho, é muito difícil quantificar o perigo imediato para as populações silvestres de psitacídeos. Entretanto, algumas populações parecem já estar tão exauridas que alguma estratégia de conservação deve ser adotada com urgência. Os programas de conservação devem incluir reprodução em cativeiro e também proteção *in situ* das aves. Os programas de reprodução em cativeiro podem ser a salvação de muitas espécies. Para o sucesso de tais programas, é necessário identificar as aves individualmente, evitar os acasalamentos consanguíneos e manter a variabilidade genética das populações cativas.

Miyaki *et al.* aplicaram a técnica de DNA *fingerprinting* ou *identificação individual pelo DNA* na espécie ameaçada *A. guarouba* e em outras cinco espécies do gênero *Aratinga*. Foram utilizadas duas sondas de minissatélite multiloco humano (33.6 e 33.15) e a enzima de restrição Hae III[4].

A hibridação com a sonda 33.6 resultou em padrões de bandas específicos de cada indivíduo, contendo de 18 a 33 bandas, dependendo da espécie. Foi possível realizar a análise de segregação de bandas apenas em *A. aurea,* na qual foi estudado um *pedigree* contendo cinco filhotes e identificados pelo menos 14 locos não ligados. Também foi possível determinar a filiação de três *A. guarouba* mantidos em um bando de sete pais em potencial.

A hibridação com a sonda 33.15 detectou um número menor de bandas em todas as espécies de *Aratinga*, com exceção de *A. jandaya*, em que $33,2 \pm 2,5$ bandas foram observadas. No entanto, em todas as espécies, a sonda 33.15 hibrida fortemente com uma ou mais bandas ligadas ao cromossomo W. Essa técnica permite a identificação individual, a confirmação da filiação e a determinação do sexo no gênero *Aratinga*. Ainda mais, o coeficiente de bandas em comum pode ser utilizado para prevenir cruzamentos entre parentes e, assim, manter a diversidade genética dessas espécies em cativeiro.

Como era esperado, os coeficientes de bandas em comum entre progenitores e progênie foram mais altos (0,45 ± 0,08 em *A. guarouba* e 0,46 ± 0,11 em *A. aurea*) do que os observados entre aves não aparentadas (0,16 ± 0,06 em *A. guarouba* e 0,12 ± 0,08 em *A. aurea*). Entretanto, os valores obtidos entre alguns indivíduos sobre os quais não se conhecia o parentesco biológico foram semelhantes àqueles esperados entre indivíduos aparentados. Assim, dois *A. guarouba*, dois *A. mitrata* e dois *A. jandaya*, originários do Parque Zoológico de Sorocaba, podem ter sido capturados no mesmo ninho e, possivelmente, são irmãos. Esse resultado ilustra como os *fingerprints* multilocos podem ser usados para monitorar a variabilidade genética de psitacídeos em perigo de extinção que estão em cativeiro e também como podem ajudar os criadores na escolha dos casais menos aparentados, para a reprodução. Essa técnica também permite identificar quais filhotes foram produzidos em cativeiro (pela comparação com seus progenitores) e quais foram capturados na natureza.

Em resumo, a técnica de *fingerprints* multilocos tem grande importância no manejo genético de populações em cativeiro: ela fornece a informação necessária para os criadores, dando-lhes a oportunidade de evitar a extinção de espécies; é uma ferramenta para a sexagem de algumas espécies; pode ser usada para monitorar a variabilidade genética de aves em cativeiro, aumentando a eficiência da *performance* reprodutiva e, consequentemente, da sobrevivência e também é uma ferramenta jurídica para o combate ao tráfico ilegal.

Hibridação in situ[5]

O cariótipo normal dos bovinos é constituído por 58 autossomos acrocêntricos e 2 cromossomos sexuais. Até o presente momento, apenas três translocações X/autossomo foram descritas em bovinos. Gallagher, Basrur e Womack descrevem uma translocação X/autossomo, importante na caracterização do CPH de bovinos (BoLA)[5].

Os cromossomos foram estudados em duas linhagens de fibroblastos derivadas de uma vaca fenotipicamente normal e de sua filha albina, ambas heterozigotas para a translocação.

Os pontos de quebra dos cromossomos translocados foram estudados após bandeamento. Já a localização do CPH – BoLA foi estudada por FISH.

A fêmea albina tinha 60 cromossomos. Um exame detalhado, no entanto, revelou a quebra em um cromossomo nº 23, entre as bandas q12 e q13, com translocação do segmento 23q13-q25 para o braço curto de um dos cromossomos X. O fragmento cêntrico resultante, contendo as bandas 23q11 e q12, estava presente em todas as células examinadas. A mãe, fenotipicamente normal, apresentou a mesma translocação [cariótipo 60,XX,t(X;23)], o que indica que o albinismo da filha não tem relação com a presente anomalia cromossômica.

Os autores usaram o FISH com uma sonda BoLA nos cromossomos metafásicos do animal albino. O loco BoLA foi escolhido porque já havia sido localizado no autossomo nº 23 de bovinos e permitiu a identificação do autossomo envolvido na translocação. Um sinal intenso foi localizado no material autossômico translocado, bem como no cromossomo nº 23 normal, nas bandas q21 e q22. Essa localização do BoLA confirma a anteriormente descrita.

Animais transgênicos: uma visão prática*

O desenvolvimento da habilidade de produzir animais transgênicos teve início com camundongos: em 1974, Jaenish e Mintz demonstraram que uma injeção do DNA do vírus Simian 40 (SV40), dentro da cavidade do blastocele de embrião de camundongo, resultava em animais que carreavam a sequência desse vírus. Estudos recentes demonstraram a habilidade de outros vírus injetarem seu DNA dentro de células. Nessa época, no entanto, ainda não haviam sido desenvolvidos vetores virais não replicantes para inserção de DNA exógeno.

O experimento que mais chamou a atenção dos pesquisadores da área animal foi o produzido em 1983, por Palmiter e colaboradores, que construíram um gene de fusão do promotor metalotioneína do hormônio de crescimento e o injetaram em um pró-núcleo de camundongo, resultando em um camundongo que cresceu muito mais rápido e, algumas vezes, chegando a ficar duas vezes maior do que o camundongo normal, não transgênico. Diversos cientistas dessa área reproduziram o experimento de Palmiter na tentativa de aumentar bastante a taxa de crescimento em porcos, ovelhas e bovinos. Infelizmente, a eficiência na produção de transgênicos apresentou-se baixa em animais domésticos (Tabela 10.3).

Além desse fator, as características determinantes do crescimento em espécies domésticas algumas vezes produziam uma carcaça maior, porém sem as melhorias esperadas na taxa de crescimento ou na eficiência de crescimento.

Segundo Lodish *et al.*, um animal transgênico é qualquer animal que carrega um transgene. Transgene é um gene clonado que é introduzido em um animal, permanece incorporado de maneira estável e que é transmitido para as próximas gerações. Dependendo da técnica utilizada, o animal produzido pode constituir-se somente de células que carregam o transgene (os chamados transgênicos) ou de conjuntos de células, com e sem o transgene (os chamados animais quiméricos ou mosaicos). Os animais quiméricos só darão origem a animais transgênicos após o cruzamento de indivíduos heterozigotos F_1 com animais normais.

A técnica de transgênese pode ser usada para introduzir uma cópia normal de um gene em um organismo mutante, o que permite o estudo das sequências necessárias para expressão gênica, o desenvolvimento de modelos animais para

---

* Texto adaptado daquele escrito por KAREN PALLOTTA TUNIN, do Departamento de Zootecnia da ESALQ/USP, 2003.

Tabela 10.3 – Eficiência de produção de gerações de animais transgênicos por zigotos microinjetados em animais de produção[6]

Espécie animal	Número de animais transgênicos/ número de zigotos injetados	Porcentagem (%) de êxito	Número de zigotos injetados para produção de um transgênico
Bovinos	8/5.030	0,16	625
Ovinos	45/5.394	0,80	125
Caprinos	12/985	1,20	83
Suínos	182/22.429	0,80	125

o estudo de formas dominantes de doenças humanas e a investigação da relação entre a estrutura de uma proteína codificada por um gene e a sua função no organismo vivo.

Métodos de produção de animais transgênicos

Várias técnicas são utilizadas para a introdução de genes em células germinativas e somáticas de várias espécies animais. Para a produção de animais domésticos transgênicos, as técnicas mais utilizadas são: microinjeção de DNA em pronúcleo; infecção por retrovírus; células embrionárias indiferenciadas; espermatozoides como vetores; biolística; eletroporação e lipofecção. Cada uma dessas técnicas é explicada a seguir.

MICROINJEÇÃO DE DNA EM PRONÚCLEO

Essa técnica consiste na microinjeção de genes diretamente no pronúcleo de um zigoto recém-fecundado. Geralmente, múltiplas moléculas de DNA em tandem integram-se estavelmente ao genoma do hospedeiro, em um único sítio de inserção. Entretanto, foi observado que, dependendo da estrutura do DNA injetado, em alguns casos o DNA injetado pode manter-se como um epissomo.

A grande vantagem dessa técnica é a eficiência na geração de linhagens transgênicas que expressem o transgene corretamente no tempo e no local desejados. No entanto, isso não ocorre quando é utilizado nos embriões em estágios mais avançados de desenvolvimento. Outra limitação é o rearranjo causado no genoma da célula microinjetada, que pode receber a inserção de várias cópias do transgene, ocasionando animais com expressão variável do transgene (Tabela 10.4).

INFECÇÃO POR RETROVÍRUS

Genes exógenos podem ser inseridos no genoma do retrovírus, os quais podem então ser utilizados como vetores de DNA. Ao contrário da técnica anterior, os retrovírus integram o gene exógeno no genoma da célula hospedeira por um

Tabela 10.4 – Porcentagem de sucesso na transgenia de animais domésticos pela técnica de microinjeção[7]

Espécie animal	Embriões que se desenvolveram em animais transgênicos (%)
Caprinos	1 a 3
Suínos	0,3 a 4
Ovinos	0,1 a 4,4
Bovinos	0,7 a 3,2

mecanismo totalmente conhecido. Nessa técnica, somente uma cópia do vírus é inserida em determinado cromossomo e nenhum rearranjo no genoma é induzido, exceto pela duplicação de uma pequena sequência do genoma viral no sítio de integração. Essa infecção pode ocorrer por exposição das células a uma alta concentração do vírus, por cocultura em monocamada de células infectadas com o retrovírus ou por microinjeção direta do vírus no blastodisco (somente em aves).

A grande vantagem dessa técnica é a possibilidade de sua utilização nos embriões em estágios mais avançados de desenvolvimento, porém sua maior limitação diz respeito ao tamanho do fragmento que pode ser introduzido no retrovírus (menos de 6 kb) e, geralmente, podem ocorrer problemas de expressão do gene por conta da alta instabilidade de tais vetores. Outras desvantagens são manipulação difícil dos retrovírus, produção de animais quiméricos e baixa eficiência na transformação de células germinativas. Ovos de galinha foram submetidos a essa técnica sem a produção de quantidades satisfatórias de animais transgênicos.

CÉLULAS EMBRIONÁRIAS INDIFERENCIADAS

As células embrionárias indiferenciadas (ES, *embryonic stem cells*) são estabelecidas *in vitro*, a partir do cultivo de células provenientes do botão embrionário em estágio de blastocisto. Essas células mantêm sua característica de pluripotência e conservam seu cariótipo normal, quando em cultura. Os genes podem ser eficientemente introduzidos nessas células por transferência direta de DNA, eletroporação, lipofecção ou por retrovírus. Quando injetadas em um blastocisto hospedeiro, as células ES transformadas podem colonizar o embrião e contribuir para a formação da linhagem germinativa, originando um animal quimérico, com células portadoras do transgene.

A grande vantagem dessa técnica é a possibilidade de seleção prévia, *in vitro*, de um genótipo particular, antes da introdução das ES no embrião. Além disso, essa técnica permite uma inserção sítio-específica do transgene por meio de recombinação homóloga. Por outro lado, a grande desvantagem consiste na formação de um animal quimérico e pelo fato de que a inserção do transgene nem sempre ocorre nas células germinativas do animal transgênico. Bovinos transgênicos quiméricos vivos foram obtidos com células ES, inclusive com a presença do transgene no tecido gonádico.

ESPERMATOZOIDES COMO VETORES

Os espermatozoides podem ser utilizados como vetores para a introdução de genes exógenos no núcleo dos oócitos no momento da fecundação. Animais foram produzidos a partir da incubação de espermatozoides em meio contendo o DNA exógeno. Esses espermatozoides foram posteriormente utilizados para fecundação *in vitro* ou para inseminação no oviduto.

Nessa técnica, observou-se que a integração estável dos genes exógenos no genoma de animais transgênicos é um evento raro e a eficiência de produção desses animais é baixa. Evidências sugerem que ocorrem mudanças na molécula de DNA, principalmente dentro de oócitos, onde podem ser total ou parcialmente degradadas e/ou rearranjadas ou, ainda, permanecerem sem integrar-se a um cromossomo. Esse fator limita a técnica.

BIOLÍSTICA

É um método físico para a introdução de ácidos nucleicos e outras substâncias no interior de células e tecidos intactos por meio da aceleração de micropartículas de metal a uma alta velocidade. Esse método também é conhecido por bombardeamento de partículas, bombardeamento de micropartículas, aceleração de partículas, biobalística (gene *gun*), entre outros.

O processo biolístico, inventado em 1984 por Wolf, Allen e Sanford, foi originalmente criado para introduzir genes exógenos no genoma nuclear de plantas superiores. Muitos equipamentos foram desenvolvidos para realizar essa técnica, sendo um dos mais eficientes aquele desenvolvido por Sanford e colaboradores, em 1991, em que o sistema de bombardeamento dava-se por pressão controlada de gás hélio, que acelera uma membrana de plástico carregada de partículas (membrana carreadora). Após percorrer uma curta distância, a membrana carreadora é desacelerada pelo impacto em uma tela fixa (tela de retenção) e somente as partículas continuam o seu percurso, até atingirem o explante-alvo, sob vácuo parcial. A pressão é controlada por um disco de ruptura que pode apresentar diferentes espessuras, de acordo com a pressão desejada. A distância entre o disco de ruptura e a membrana carreadora pode ser modificada, permitindo variar a velocidade das partículas, conforme o tipo de tecido-alvo.

Comparada com outras técnicas de transformação, a biolística pode ser considerada o sistema que demonstra a menor especificidade quanto ao uso de genótipos, permitindo trabalhar com espécies antes julgadas de difícil transformação. Essa técnica apresenta ainda outras vantagens, como bombardeamento simultâneo de muitas células, liberação de altas doses de DNA, cotransformação com dois ou mais plasmídios, independência quanto ao uso de protocolos específicos de cultura de tecidos e praticidade e eficiência relativas da técnica.

Embriões de galinha foram bombardeados com o gene *neo* e o gene da oval-bumina. A presença dos genes exógenos foi detectada nos frangos nascidos; porém, após cruzamento com galinhas normais, apenas 22% da progênie apresentava o transgene, demonstrando que a grande maioria apresentava o transgene em posição epissomal.

ELETROPORAÇÃO

Quando as células são submetidas a um campo elétrico de voltagem, as regiões da membrana citoplasmática sofrem quebras reversíveis, resultando na formação de poros suficientemente grandes para a passagem de macromoléculas. O DNA entra na célula e permanece livre no citosol e no nucleoplasma. Em decorrência desse fato, são observadas baixas taxas de mutação no genoma das células transformadas.

A vantagem dessa técnica diz respeito à facilidade de operação e à capacidade de controlar o número de cópias de moléculas de DNA a serem transferidas. Embora a expressão gênica seja transitória e o transgene provavelmente encontre-se na forma epissomal, o produto gênico gerado pode ser detectado por mais de 1 mês, dependendo do tecido e do transgene utilizado. Essa técnica já foi utilizada em embriões de galinha com bons resultados.

LIPOFECÇÃO

Essa técnica consiste na utilização de um lipídio sintético catiônico para transportar DNA através da membrana plasmática de células de mamíferos, após fagocitose ou fusão. Um dos componentes mais utilizados para a formação do lipídio catiônico é a lipofectina. Essa molécula associa-se, espontaneamente, ao DNA e, durante o processo, são formadas vesículas unilamelares, englobando o DNA. A lipofectina confere carga positiva às vesículas formadas. Quando essas vesículas são colocadas em contato com as células a serem transformadas, ocorre uma fusão com a membrana plasmática das células e o DNA é transferido para dentro do citoplasma. Essa técnica já foi utilizada em aves com bons resultados.

Exemplos de aplicação da transgênese

As diferentes técnicas de transgênese em animais domésticos foram desenvolvidas visando às seguintes linhas de pesquisa:

- *Estudo de regulação e da expressão gênica*: animais transgênicos são utilizados para a elucidação dos mecanismos moleculares que controlam a expressão e a regulação de diversos genes durante o desenvolvimento fetal e em tecidos adultos de diversas espécies animais.
- *Utilização de animais transgênicos como biorreatores*: a possibilidade de animais transgênicos expressarem proteínas em determinados órgãos, utilizando-se promotores tecido-específicos, torna-os viáveis como

biorreatores de proteínas com importância biomédica. Animais domésticos podem servir como biofábricas para a produção em larga escala de proteínas expressas no sangue ou no leite. Diversos trabalhos com ovinos, caprinos e suínos transgênicos são realizados, utilizando-os como biorreatores de proteínas expressas no leite (Tabela 10.5).

- *Geração de modelos animais para estudos biomédicos*: os animais transgênicos podem ser utilizados para estudar os mecanismos moleculares que contribuem para as doenças humanas, assim como para testar agentes terapêuticos que possam evitar o início da doença ou reduzir seus sintomas. A transgenia em animais também é utilizada na pesquisa do câncer. Outra linha de pesquisa utilizando animais transgênicos diz respeito à produção de órgãos para transplante, na qual esses animais estariam expressando fatores de inibição à rejeição. Essa técnica já está sendo testada em camundongos e suínos.

- *Melhoramento animal*: a técnica da transgenia pode ser utilizada para realização do melhoramento de uma espécie de interesse comercial pela inclusão em seu genoma de um gene de importância comercial, por exemplo, maior eficiência na conversão alimentar, maior quantidade de proteína na carne, maior taxa de crescimento corporal, maior produção de carcaça e maior resistência a doenças.

Em suínos, foram feitas tentativas visando ao crescimento corporal, porém foram observados efeitos negativos, como artrite, úlcera gástrica, dermatite, entre outros. Também foram realizados experimentos semelhantes com ovelhas, bovinos e peixes utilizando o gene do hormônio de crescimento, porém foi verificada uma limitação fisiológica na manipulação de animais já previamente selecionados para alta produtividade.

Animais transgênicos também vêm sendo utilizados visando à modificação da estrutura de fibras têxteis, como lã e *cashmere*. Foram produzidas ovelhas

978-85-4120-004-2

Tabela 10.5 – Espécies animais submetidas a transgenia para características com interesse biomédico

Espécie animal	Transgene	Local de expressão
Ovinos	Fator IX α-1-antitripsina	Leite Leite
Caprinos	Ativador de plasminogênio humano bioativo	Leite
Suínos	Proteína C (atividade anticoagulante) Hemoglobina humana	Leite Leite
Bovinos	κ-caseína β-lactoglobulina	Leite Leite

transgênicas utilizando o gene do fator de crescimento do tipo insulina 1, com o objetivo de afetar o metabolismo folicular e, portanto, a produção de lã. Os resultados mostraram aumento de 6% na produção de lã nos animais transgênicos e nenhuma modificação das características da fibra. Esse foi o primeiro trabalho com resultados favoráveis quanto à produção sem prejuízo à saúde do animal.

Quanto à produção de animais transgênicos resistentes a doenças, diferentes genes que conferem resistência a doenças genéticas já foram identificados e clonados em algumas espécies. A produção desses animais, porém, ainda permanece em estudo.

Considerações finais

A produção de galinhas transgênicas e o desenvolvimento do espermatozoide carreador de DNA em camundongos e suínos sugerem que estamos bem próximos do tempo em que animais transgênicos poderão ser eficientemente produzidos por espermatozoides carreadores de DNA exógeno. Os resultados promissores com a introdução de DNA por vírus, a produção de animais a partir de células transgênicas e, talvez, a transferência de DNA espermo-regulada sugerem que os geneticistas de animais e os criadores em geral poderão, em breve, considerar os avanços na transgenia como uma metodologia possível e acessível. A especificidade da introdução gênica em uma população, quando comparada com as técnicas de seleção genética realizadas até então, possui o impacto da velocidade e da precisão com a qual a mudança genética poderá ser feita e abrirá portas para a introdução de genes exógenos em uma população. Isso poderá ser especialmente útil em animais de produção de carne, como suínos, bovinos e frangos, uma vez que a melhoria no potencial de desenvolvimento muscular poderá ser realizada pela supressão do gene da miostatina.

Projetos Genoma*

Uma visão histórica

Em abril de 1953, foi publicada, na revista *Nature*, a proposta de James Watson e Francis Crick para a estrutura da molécula de DNA. A estrutura molecular proposta apresentava a molécula de DNA com duas cadeias de nucleotídios (adenina, guanina, citosina e timina), organizadas em estrutura tridimensional, conhecida como alfa-hélice. A determinação da estrutura dessa molécula, que corresponde ao material genético da maioria das células vivas, representou umas das descobertas mais importantes na área da biologia, além de ser considerado um marco histórico para o início de uma série de descobertas que revolucionaram a ciência da vida.

---

* Texto adaptado daquele escrito por: ERIKA CRISTINA JORGE, do Departamento de Zootecnia da ESALQ/USP, 2003.

A consequência direta dessa descoberta ocorreu em 1966, quando o código genético foi determinado por grupos independentes, coordenados por Khorana e Nirenberg. A identificação do código genético permitiu o estabelecimento do dogma central da biologia molecular, que descreveu como os genes codificados na molécula de DNA são copiados em moléculas intermediárias (RNAm), para posteriormente serem traduzidos em proteínas funcionais. Dessa forma, a identificação do código genético permitiu esclarecer as dúvidas sobre as reais funções dos genes na célula. Mais importante ainda, gerou uma expectativa de que a função do gene poderia ser lida em sua estrutura. Agora, tudo o que era preciso era uma maneira de chegar à sequência de nucleotídios do DNA.

Desde a determinação da estrutura molecular e da função biológica do DNA, apenas 10 anos se passaram até que surgissem as primeiras iniciativas em se determinar a sequência completa de nucleotídios dessa molécula (em 1977). Existiam vários problemas para se identificar e isolar um gene. Entre eles, o fato de o DNA ser uma molécula relativamente simples e muito regular e também o fato de tratar-se de uma molécula longa, com milhares de genes com características químicas muito semelhantes, o que tornava a sua identificação praticamente impossível.

Metodologia

Esses problemas só puderam ser superados com o desenvolvimento de métodos que permitiram a obtenção de uma molécula de DNA recombinante. Quando se pretende analisar uma estrutura complexa, fica mais fácil se houver uma separação organizada da estrutura em pequenas partes. Foi exatamente isso o que a metodologia de obtenção de DNA recombinante permitiu: a molécula de DNA poderia, agora, ser cortada de forma controlada em pequenos fragmentos; estes deveriam ser inseridos em outras moléculas de DNA, conhecidas como vetores, com capacidade para transportar os fragmentos para dentro de bactérias. Estas, por sua vez, realizariam o trabalho de multiplicar em número de cópias o fragmento de interesse. Esse processo é conhecido como clonagem gênica, pois cria um conjunto de clones geneticamente idênticos, em que cada clone representa um conjunto de múltiplas cópias de um mesmo fragmento de DNA. A coleção desses clones, ou dessas moléculas de DNA recombinantes, foi denominada biblioteca de DNA.

Simultaneamente, foram desenvolvidas metodologias para o sequenciamento automático das moléculas de DNA recombinantes. A técnica utilizada até hoje (com algumas modificações) para sequenciamento de DNA é conhecida como *método da terminação em cadeia*, descrito por Sanger *et al.* Resumidamente, essa metodologia envolve a participação de nucleotídios marcados cada um com uma fluorescência diferente, além dos nucleotídios normais não marcados. Durante a reação de sequenciamento, toda vez que um desses nucleotídios marcados é incorporado à fita que está sendo sintetizada por uma enzima polimerase, a cadeia termina. A posterior separação desses fragmentos sintetizados por tamanho, técnica conhecida como eletroforese, e a detecção da fluorescência por *lasers* permitem identificar cada uma das bases da molécula sequenciada. Programas de computadores sofisticados foram desenvolvidos para a identificação dos sinais fluorescentes e a tradução desses sinais em seus nucleotídios correspondentes.

Entre as diferentes metodologias para análise de genomas, duas são mais utilizadas atualmente. A primeira envolve a análise da sequência completa de nucleotídios do DNA. Essa metodologia é normalmente empregada em organismos que apresentam genomas pequenos (bactérias, por exemplo), ou de grande interesse biológico e comercial, como o genoma humano. A segunda envolve a análise apenas das sequências expressas por um tecido ou organismo na forma de RNAm, conhecidas como *EST*. Representam sequências das regiões do DNA que codificam proteínas e que, portanto, permitem a identificação dos genes no genoma. Como é extremamente caro e difícil sequenciar o genoma completo de todos os organismos de interesse, o estudo das EST representa uma alternativa mais simples e que gera uma quantidade enorme de informações, uma vez que facilita a localização dos genes. Essa metodologia está sendo empregada para a identificação dos genes em diversos organismos, entre eles cana-de-açúcar, arroz, milho, suínos, aves, bovinos e humanos.

Projetos Genoma no Brasil

A iniciativa de tornar o Brasil competente em análise genômica ocorreu em 1997, com o anúncio do Projeto Genoma da *Xylella fastidiosa* pela FAPESP. Pretendia-se, ao mesmo tempo em que se financiava a realização de um projeto de pesquisa na fronteira do conhecimento, com o estudo de problemas de relevância socioeconômica, propiciar a formação de recursos humanos altamente qualificados na área de genética molecular. A bactéria *Xylella fastidiosa* foi escolhida essencialmente porque se enquadrava nos dois aspectos exigidos para o início das pesquisas no Brasil: causa CVC ou amarelinho, uma das piores pragas dos laranjais do Brasil, e apresenta um genoma de tamanho suficientemente grande para o estabelecimento da metodologia e para o número de pesquisadores envolvidos. A FAPESP investiu cerca de US$ 12 milhões e conseguiu mobilizar 30 laboratórios do estado de São Paulo para o desenvolvimento desse projeto.

Seguindo-se à *Xylella fastidiosa*, surgiram novos projetos. Em 1998, foi iniciado o EST da cana-de-açúcar, outra cultura de importância para o estado de São Paulo. O principal objetivo era identificar cerca de 50 mil genes envolvidos especialmente com o crescimento, o desenvolvimento, a produção e o teor de açúcar da planta. Já em 1999, o projeto da cana havia atraído um investimento de cerca de US$ 30 milhões, contando com a participação da Fundecitrus, com US$ 1 milhão, e a Copersucar, com mais US$ 500 mil. Em 2000, surgiu o terceiro projeto de sequenciamento de uma outra bactéria, a *Xanthomonas citri*, causadora do cancro cítrico, viabilizado pelo investimento de US$ 5 milhões pela FAPESP.

Mas não foi apenas na área da agroindústria em que os projetos genoma se concentraram no Brasil. O projeto genoma do câncer, também iniciado em 1998, resultou da associação da FAPESP com o Instituto Ludwig de Pesquisa contra o Câncer. Esse projeto vem contribuindo muito para os avanços nas pesquisas sobre câncer, especialmente entre aqueles de maior incidência no País. Mais de um milhão de EST foi identificado em tipos e fases diferentes de câncer, classificando o Brasil como um dos países que mais depositam sequências expressas (EST, referentes aos genes) de diferentes tumores.

Outras duas culturas de importância econômica foram selecionadas para novos projetos genoma: eucalipto e café. Esses dois projetos também foram realizados no estado de São Paulo, em 2002, e contaram com a associação de empresas privadas (Votorantim Celulose e Papel, Susano, Ripasa, Duratex e Embrapa) à FAPESP. Essa associação demonstrou, mais uma vez, o poder desses projetos em atrair capital privado para o setor de Ciência e Tecnologia, o que raramente acontecia no Brasil. O interesse da iniciativa privada está justamente na identificação de genes que conferem características produtivas ou de resistência às espécies selecionadas. Os investimentos foram de US$ 1 milhão para os dois projetos. Os contratos assinados determinavam que cada um dos setores de interesse (tanto a FAPESP quanto as empresas) contribuiria com 50% do valor necessário e que os *royalties* provenientes das descobertas das pesquisas seriam divididos entre FAPESP, empresa e pesquisadores. A proeminência da FAPESP, entretanto, foi apenas um dos vários sinais de avanço da pesquisa brasileira, na qual tanto o governo, por intermédio do MCT, como o setor privado começaram a investir.

Restritos inicialmente a instituições de pesquisa do estado de São Paulo, os projetos genoma rapidamente espalharam-se pelo Brasil. Em 2000, foi criado o BRGene, pelo MCT. Com o investimento de R$ 26 milhões, o BRGene iniciou o sequenciamento do genoma da *Chromobacterium violaceum*, bactéria verificada em regiões tropicais, que produz compostos como a violaceína, que, a princípio, poderiam ser empregados no tratamento de algumas doenças. O CNPq investiu mais R$ 3 milhões, no início da década passada, no programa de sequenciamento nacional, reforço que permitiu o início do estudo de outro genoma, o do vírus *Mycoplasma synoviae*, que ataca bovinos.

Dessa forma, a pesquisa genômica avançou rapidamente no Brasil desde a *Xylella fastidiosa* (1997), atraindo investimentos federais, estaduais e privados para a ciência e a tecnologia. Nunca houve tanto interesse em uma área de conhecimento como ocorreu em genômica, despertando o interesse não apenas de cientistas envolvidos nessa área da biologia, como também de outras áreas, como informática, física, química, médica, farmacêutica, agrária, entre outras. Mas por que esses projetos despertaram o interesse e a curiosidade de diversas áreas do conhecimento e do capital privado?

Objetivos dos Projetos Genoma

O principal interesse na determinação da sequência de nucleotídios do DNA está em compreender a complexidade da organização da molécula que coordena todos os processos biológicos da célula, o DNA[8,9]. Mais especificamente, o interesse está voltado para compreender como um gene ou um conjunto deles é ativado (ou desativado) no momento e no local apropriados, a fim de se estabelecer ou regular uma função biológica.

O conhecimento acumulado desses projetos permite reconstruir a relação evolutiva dos seres vivos, recontando a história da vida em nosso planeta. Uma vez que todos os organismos derivam de um ancestral comum, é possível estabelecer mapas comparativos entre espécies, simplesmente com base em sequências conservadas dos nucleotídios dos genomas de diferentes organismos. Já estão disponíveis dados para diversos organismos em bancos públicos de sequências (http://www.ncbi.nlm.nih.gov), desde bactérias primitivas até o homem, passando por fungos, parasitos, vermes, mosca-das-frutas e camundongos.

Uma outra aplicação das sequências de DNA obtidas nesses projetos está na medicina e na farmacologia. O interesse dessas duas áreas em genômica é estabelecer associações entre genes e doenças, ou melhor, entender como os genes funcionam, quando normais, e porque causam doenças, quando alterados. O objetivo é estabelecer a medicina preventiva e tornar mais eficaz e diminuir os custos da produção de medicamentos. Diversas proteínas, assim como drogas baseadas em anticorpos, estão em fase final de experimentação. Uma das promessas é a manipulação genética de alimentos (feijão mais nutritivo, milho com hormônio de crescimento, ovos que contenham anticorpos de combate ao melanoma etc.)[10].

Entre outras inúmeras potencialidades, um Projeto Genoma permite identificar polimorfismos no DNA. Esses polimorfismos são alterações na sequência de nucleotídios (às vezes de uma única base), responsáveis pela diversidade biológica e pelas diferenças entre indivíduos da mesma espécie. São, portanto, prováveis chaves para diversas questões biológicas, entre elas as diferenças individuais na predisposição ou proteção ao desenvolvimento de doenças nas respostas às drogas e no de ganho de peso, a qualidade da carne e a produção de sementes, por exemplo. Com isso, tornam-se importantes ferramentas moleculares, conhecidas como marcadores moleculares, tanto para a manipulação farmacêutica como para programas de melhoramento genético de plantas e animais, podendo ser empregadas para selecionar indivíduos com propensão a doenças ou mais produtivos ou resistentes. Mas até onde é possível interferir no processo biológico?

Críticas

O verdadeiro impacto do conhecimento acumulado com o desenvolvimento de Projetos Genoma virá quando for possível decifrar, compreender e associar todas as informações obtidas. Isso significa que terá sido possível observar, depois de alguns anos, que a sequência completa de um genoma, apesar de ser peça

978-85-4120-004-2

importante, está longe de permitir esclarecer as dúvidas sobre a complexidade dos organismos. Características de comportamento, habilidade de ter ações conscientes, de capacidades criativas, musicais e científicas, a capacidade de aprender, de memória e inúmeras outras não podem ser explicadas unicamente pela composição genética do organismo.

Essa é uma das principais críticas a esses projetos, basicamente fundamentadas na relação custo-benefício. Foi possível observar que a genética não é absoluta, ou seja, não responde todas as dúvidas. Tornam-se questionáveis os altos investimentos exigidos para o desenvolvimento desses projetos, especialmente em países de Terceiro Mundo, como o Brasil. Ainda há muito para aprender com o estudo das interações do genoma com o ambiente, além de conhecer e desvendar inúmeras sutilezas do genoma, ainda desconhecidas da comunidade científica. É interessante observar que, mesmo após o entusiasmo inicial gerado pela finalização dos rascunhos do sequenciamento dos primeiros genomas desvendados, um imenso esforço ainda será necessário para que seja possível conhecer o significado de todas as sequências obtidas.

Um outro aspecto crítico muito abordado está associado às questões éticas. Os resultados gerados permitem obter informações sobre características estritamente individuais, que nem sempre deverão se tornar de domínio público. Isso é particularmente problemático para os seres humanos, por exemplo. Pessoas clinicamente normais deveriam ter seus testes genéticos disponíveis? Até onde vai o direito dos cientistas de interferir? Como agir quando a análise de DNA revelar dados inesperados, como uma falsa paternidade? Mesmo havendo concordância para todas as respostas a essas perguntas, como controlar uma informação pública? Como estabelecer regras? É preciso lembrar que os resultados de um teste genético não mudam com o tempo e podem influenciar a vida de uma pessoa ou de uma família para sempre. Mecanismos de privacidade genética terão de ser criados para evitar a discriminação feita com base nas informações do genoma, antes que essas informações cheguem ao mercado de trabalho ou possam ser utilizadas como base de preconceitos, por exemplo.

Os problemas éticos também atingem os interesses da agroindústria em genômica, especialmente quanto ao desenvolvimento de organismos geneticamente modificados, conhecidos como transgênicos. Há uma grande polêmica sobre esse assunto, o que vem comprometendo o ritmo das pesquisas nessa área em todo o mundo. A genômica ainda está em fase inicial nos subsídios para o desenvolvimento de transgênicos, contribuindo apenas para a identificação de inúmeros genes de interesse econômico, que, no futuro, poderão ter possível aplicação direta na produção desses organismos. Mesmo com todas as críticas à produção desses organismos geneticamente modificados, há muito tempo está claro o interesse na produção de espécies animais e vegetais mais produtivas e resistentes, melhores do ponto de vista econômico. Mas pouco se investe em pesquisas voltadas aos problemas ecológicos provenientes da inclusão dessas espécies modificadas no ecossistema, por exemplo, ou também aos problemas relacionados com o consumo a longo prazo.

978-85-4120-004-2

Considerações finais

A partir de agora, e por várias gerações, os cientistas estarão ocupados em encontrar o significado biológico de todos os genes identificados nos Projetos Genoma. Esses projetos representam, portanto, os primeiros passos para a compreensão completa dos processos biológicos reguladores da vida.

O genoma de um organismo representa um mapa, que poderá auxiliar na busca por respostas de como o genoma interage com o ambiente; identificar pessoas predispostas a determinadas doenças e corrigir eventos genéticos que levam ao câncer, ao diabetes, a ataques cardíacos, ao reumatismo ou às degenerações neuropsiquiátricas. Será possível decifrar os mecanismos de envelhecimento e obesidade. Compreender a biodiversidade, ou seja, quais são os mecanismos que levam o genoma a originar um indivíduo diferente de qualquer outro. Além disso, estar-se-á mais perto de entender por que certos genes humanos são quase iguais aos das bactérias ou dos fungos. Ou por que os chimpanzés, que compartilham 98% de identidade genética conosco, não conseguem passar um fio de linha pelo buraco da agulha, compor sinfonias ou viajar pelo espaço sideral. Medicamentos desenvolvidos com base na genética para doenças como Alzheimer e Parkinson serão disponibilizados em alguns anos.

Um outro aspecto foi o progresso nítido da comunidade científica brasileira a partir dos primeiros Projetos Genoma, o que pôde ser verificado pelo aumento significativo no número de artigos publicados em revistas internacionais. Nos últimos anos, esse número triplicou para 1,2%, segundo o instituto de informação científica, que acompanha o número de artigos produzidos em todo o mundo (dado obtido do *site* http://www.fapesp.br). Além disso, o número de citações de cientistas brasileiros cresceu três vezes mais rápido do que o nível mundial, segundo o último ministro de Ciência e Tecnologia, Ronaldo Sardenberg. Justificam-se, assim, os investimentos realizados por instituições federais, estaduais e privadas, especialmente a FAPESP, para o desenvolvimento desses projetos. Aliás, com investimento relativamente pequeno (menos de 5% do faturamento anual), a FAPESP conseguiu promover esse avanço expressivo da ciência brasileira.

Solução do problema proposto no início do capítulo

Sim. A cadela não é portadora do gene para hemofilia. A fêmea herda um cromossomo X de seu pai e outro, de sua mãe. Como o cromossomo X do pai resulta em fragmentos de DNA com 1 e 3 kb, o fragmento de 4 kb detectado na cadela veio do cromossomo X de sua mãe. Seu irmão hemofílico herdou o cromossomo X com o gene da hemofilia de sua mãe, heterozigota normal. O fragmento de DNA com 3 kb desse animal corresponde a esse cromossomo X materno. Logo, a fêmea herdou o cromossomo X normal de sua mãe.

Exercícios

1. Um cliente seu pretende comprar um potro, que o vendedor afirma ser filho do garanhão "*b*", que é belíssimo. Mas seu cliente sabe que ele possui outro garanhão, o animal "*a*", que não é tão valioso, e, por isso, pediu a sua ajuda para ter certeza sobre a linhagem do potro. Você, então, solicitou um exame de DNA para confirmar a paternidade. O laboratório enviou o filme de raios X com a impressão dos *fingerprints* de DNA obtidos (Figura 10.12).
   Examine os resultados do exame e dê o seu diagnóstico – o potro é mesmo filho do animal "*b*"? Justifique sua conclusão.

2. O touro (*A*) teve um bezerro com a vaca *B* e outro bezerro com a vaca *C*. O criador juntou os dois bezerros recém-nascidos com um terceiro, descendente de outro touro e de outra vaca. Como os três bezerros eram muito

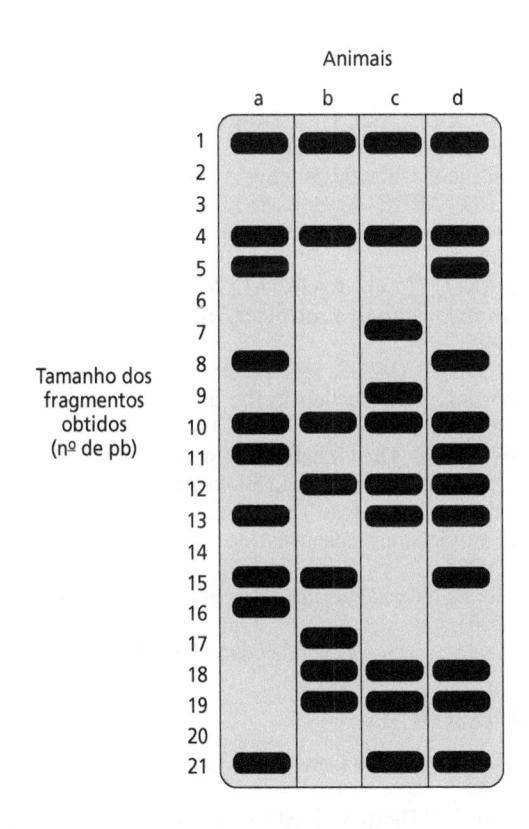

Figura 10.12 – Esquema representando o filme de raios X com a impressão dos *fingerprints* de DNA obtidos (animal *a* = macho ruim; animal *b* = macho ótimo; animal *c* = mãe do potro; animal *d* = potro).

semelhantes fenotipicamente, após alguns dias o criador ficou em dúvida e, para ter certeza sobre a paternidade dos animais, mandou realizar um teste de DNA. O resultado foi o seguinte:

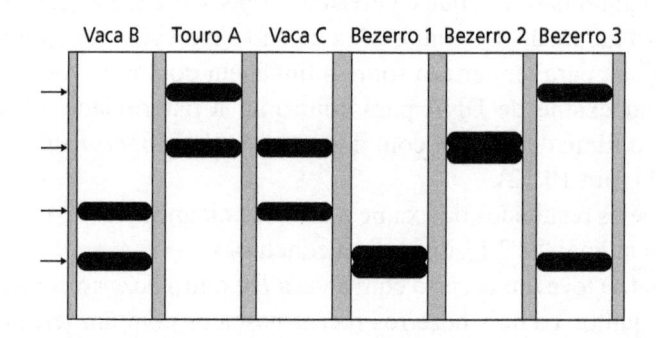

Com base nesse resultado, ajude o criador, dizendo qual dos três bezerros não é filho do touro *A*?

REFERÊNCIAS

1. GELEHRTER, T. D.; COLLINS, F. S. **Fundamentos de Genética Médica**. Rio de Janeiro: Guanabara-Koogan, 1992. p. 11.
2. JAENISCH, R. Transgenic animals. **Science**, v. 240, p. 1468-1474, 1988.
3. GEORGES, M.; LEQUARRÉ, A. S.; CASTELLI, M. et al. DNA fingerprinting in domestic animals using four different minisatellite probes. **Cytogenet. Cell. Genet.**, v. 47, p. 127-131, 1988.
4. MIYAKI, C. Y.; HANOTTE, O.; WAJNTAL, A. et al. DNA fingerprinting in the endangered parrot *Aratinga gaurouba* and other Aratinga species. **Braz. J. Genet.**, v. 18, n. 3, p. 405-411, 1995.
5. GALLAGHER Jr., D. S.; BASRUR, P. K.; WOMACK, J. E. Identification of an autossome to X chromosome translocation in the domestic cow. **J. Hered.**, v. 83, n. 6, p. 451-453, 1992.
6. FRIES, R.; RUVINSKY, A. **The Genetics of Cattle**. 1. ed., CABI, 1999.
7. REGITANO, L. C. A.; COUTINHO, L. L. **Biologia Molecular Aplicada à Produção Animal**. 1. ed., Embrapa Informação Tecnológica, 2001.
8. NIERMAN, W. et al. Genoma data: what do we learn? **Curr. Opin. Struct. Biol.**, v. 10, p. 343-348, 2000.
9. NAGY, A. et al. Tailoring the genome: the power of genetic approaches. **Nature Genetics**, v. 33, p. 276-284, 2003.
10. DIAS NETO, E. Quebra-cabeças da complexidade. **Revista Fapesp**. v. 36, p. 15-19, 2003.

BIBLIOGRAFIA COMPLEMENTAR

GRIFFITHS, A. J. F. et al. **Introdução à Genética**. 7. ed., Rio de Janeiro: Guanabara-Koogan, 2002.
LODISH et. al. **Molecular Cell Biology**. 4. ed., W. H Freeman and Company, 2001.
SANGER, F. et al. DNA sequencing with chain-terminating inhibitors. **Proceed. Nat. Acad. Sci.**, v. 74, p. 5463-5467, 1977.
WATSON, J.; CRICK, F. **Nature**, v. 25, p. 737, 1953.

SITES

Conceiving a clone: www.abc.lv/thinkquest/tq-entries/24355/home.html – traz informações sobre clonagem: técnicas, pesquisas, atualizações e também permite que você crie seu próprio clone.

National Animal Genome Research Program: www.genome.iastate.edu – traz informações sobre todos os Projetos Genoma em animais que estão em andamento no mundo todo.

National Center for Biotechnology Information: www.ncbi.nlm.nih.gov/ – traz informações sobre todas as áreas da biotecnologia, com ferramentas de busca para artigos científicos e acesso ao GENEBANK.

Online Mendelian Inheritance in Animals: http://omia.angis.org.au – traz informações sobre doenças genéticas em diversos animais, com referências bibliográficas e, em alguns casos, um resumo da patologia e genética da doença.

Capítulo 11

Genética Bioquímica

Introdução

Ao terminar de estudar os conceitos discutidos neste capítulo, você deverá estar apto a resolver problemas, por exemplo, do tipo que se segue:

Para um cão que necessita de transplante de pele, quais seriam os doadores ideais?

Imunogenética

É a área da genética que estuda as bases hereditárias da imunidade. Quando uma substância "estranha" entra no organismo de um animal, este responde ao "ataque", tentando inativar ou destruir o invasor. Essa resposta é chamada de *resposta imune*; a proteção que ela fornece, *imunidade*.

A reação do organismo à presença de um antígeno inicia-se no tecido linfoide (nódulos linfáticos, amígdalas e baço). Essa resposta imunológica pode ser realizada tanto pelos anticorpos, que são produzidos pelos linfócitos B e pelos plasmócitos, como também pelos linfócitos T (originários do timo).

Os anticorpos ligam-se ao antígeno e promovem a aglutinação (aglomerados de antígenos + anticorpos) ou a precipitação ou, ainda, a lise celular.

Os anticorpos são moléculas de proteína chamadas de imunoglobulinas. A molécula de imunoglobulina é formada por 4 cadeias de aminoácidos: 2 leves ($\pm$ 220 aminoácidos) e 2 pesadas ($\pm$ 500 aminoácidos), unidas por pontes de dissulfeto. Cada cadeia tem uma região constante e outra variável (Figura 11.1). Sendo polipeptídios, os anticorpos são, portanto, produto de genes.

Um outro tipo de resposta imune ocorre quando um linfócito T detecta um antígeno (órgão ou tecido transplantado, fungos, bactérias, vírus, protozoários ou células cancerosas, por exemplo), se transforma em linfoblasto e passa a se dividir ativamente. Esses linfócitos sensibilizados (células *killer*) atuam diretamente contra os antígenos, fagocitando-os.

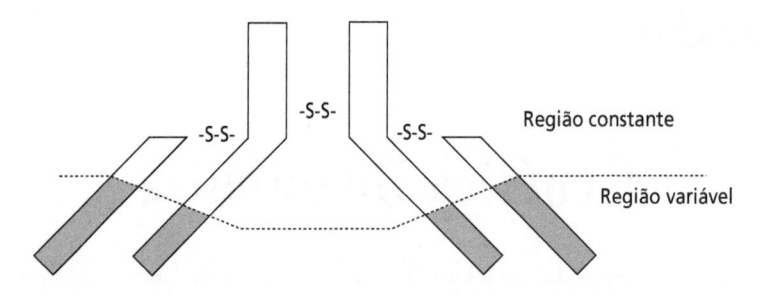

Figura 11.1 – Esquema simplificado de uma molécula de anticorpo.

Antígenos de superfície das hemácias

As hemácias de um indivíduo raramente são exatamente iguais aos de outro. A diferença consiste nas estruturas químicas da superfície celular, denominadas *antígenos de grupos sanguíneos*. Os antígenos das hemácias são determinados geneticamente. A Tabela 11.1 mostra alguns grupos sanguíneos conhecidos em animais domésticos.

O antígeno é inofensivo ao indivíduo que o possui, mas pode pôr em risco a vida de quem não o tem: a exposição a um antígeno "estranho" pode induzir o organismo de um indivíduo a produzir uma substância cuja função é destruir o antígeno. Essa substância, observada no soro, é chamada de *anticorpo*. Uma vez produzido, o anticorpo pode ser observado na circulação durante anos, pronto para destruir aquele determinado antígeno, caso ele seja reintroduzido. O anticorpo é muito específico em sua ação: ele destruirá apenas um antígeno idêntico àquele que estimulou a sua produção, sendo inofensivo para outros antígenos e para o hospedeiro.

Mais de uma dúzia de sistemas de grupos sanguíneos foi descrita nos cães. Os diferentes sistemas são chamados pela abreviação DEA, seguida de um número. Com exceção do sistema DEA 1, todos os outros apresentam apenas um antígeno. O sistema DEA 1 tem três subtipos: DEA 1.1 (também chamado de A1); DEA 1.2 (também chamado de A2) e DEA 1.3 (também chamado de A3). Giger *et al.* determinaram que 33% dos cães são DEA 1.1-positivos[2].

Os estudos mostram que o antígeno DEA 1.1 é o mais imunogênico de todos os DEA, seguido do DEA 1.2 e do DEA 7. Todos os anticorpos anti-DEA reagem como aglutininas, mas os anti-DEA 1.1 têm também ação hemolítica.

A administração de transfusão a um cão previamente sensibilizado pode resultar em reação aguda à transfusão. As reações mais sérias são observadas quando um cão DEA 1.1-negativo, previamente sensibilizado, recebe sangue DEA 1.1-positivo. Os sinais clínicos associados a reações hemolíticas agudas são variados, mas se desenvolvem de minutos a horas após a transfusão e incluem

Tabela 11.1 – Exemplos de sistemas de grupos sanguíneos em animais domésticos[1]

Porcos

Locos	A	B	C	D	E	F	G	H	I	J	K	L	M	N	O
Nº de alelos*	2	2	2	2	15	3	3	7	2	3	5	6	18	3	2

Ovelhas

Locos	A	B	C	D	M	R	X
Nº de alelos*	3	52	4	2	4	2	2

Bovinos

Locos	A	B	C	F	J	L	M	S	Z	T
Nº de alelos*	10	600	77	4	4	2	3	15	2	2

Cavalos

Locos	A	C	D	K	P	Q	U
Nº de alelos*	11	2	11	2	3	5	2

Galinhas

Locos	A	B	C	D	E	H	I	J	K	L	P	R
Nº de alelos*	5	35	5	5	9	3	5	3	4	2	10	2

* = número mínimo de alelos.

salivação, febre, pigmentúria, tremores, urticária, vômitos e incontinência. Hemoglobinúria e hemoglobinemia podem desenvolver-se mesmo após administração de pequenas quantidades de sangue. Apesar de alguns cães desenvolverem prostração, paresia, taquipneia, taquicardia, convulsões e mesmo choque, essas reações raramente são fatais, pois o rim do cão é capaz de excretar grandes quantidades de hemoglobina sem maiores consequências (na espécie humana, ocorre nefrose). Experimentalmente, as reações de incompatibilidade associadas a outros antígenos que não o DEA 1.1 não causam sinais clínicos ou, então, estes são muito leves.

Assim, para os cães, o doador universal é o *DEA 1.1-negativo*, que, de preferência, também é *DEA 1.2* e *DEA 7-negativo*. O sangue DEA 1.1 positivo só deve ser transfundido para cães igualmente DEA 1.1-positivos.

Doença hemolítica do recém-nascido

Pode ocorrer em qualquer parto (incluindo o primeiro) de qualquer espécie de animal doméstico, se a mãe tiver sido previamente sensibilizada, como resultado de ter recebido transfusão sanguínea de doador que seja positivo para antígenos clinicamente importantes. Em outras situações, a doença pode vir a ocorrer mesmo sem história prévia de transfusão sanguínea.

Potros recém-nascidos, perfeitamente normais, às vezes podem tornar-se fracos 24 h após o parto e desenvolver anemia aguda, icterícia e hemoglobinúria. Os batimentos cardíacos e a frequência respiratória elevam-se, e eles, geralmente, morrem em poucos dias. Esse problema é conhecido como doença hemolítica do recém-nascido.

Essa doença, nos equinos, é consequência da hemorragia que ocorre algumas vezes durante a gravidez ou o nascimento (no descolamento da placenta) e que libera hemácias do feto na circulação sanguínea da égua. Se o feto tiver herdado o antígeno A do sistema de grupos sanguíneos A de seu pai, isto é, se tanto o garanhão como o feto forem positivos para A (A^+) e se a égua não tiver o antígeno A (A^-), quando as células do feto entrarem na corrente sanguínea, o organismo dela reagirá, produzindo anticorpos anti-A. Em uma segunda gravidez, esses anticorpos estarão presentes, com todos os outros anticorpos, no colostro da égua, que o segundo potro, também A^+, mamará. Esses anticorpos são absorvidos no aparelho digestivo do potro e passam para a corrente sanguínea, onde rapidamente destroem todas as células que têm o antígeno A na sua superfície.

O tratamento dos potros afetados envolve a transfusão de sangue total de um doador adequado ou a transfusão de hemácias "lavadas" da mãe. O ponto crucial é que as células ministradas ao potro afetado não devem ter nenhum dos antígenos que o pai tem e a mãe não tem, uma vez que foi contra esses antígenos que a égua produziu anticorpos. Por esse motivo, o pai não é um doador adequado. Em contraste, a mãe deveria sê-lo, uma vez que nenhum dos anticorpos que o potro obteve no colostro será dirigido contra as hemácias da mãe. Mas o soro da égua contém esses anticorpos do colostro. Logo, se as células da mãe forem usadas para a transfusão, elas devem ser lavadas antes com salina estéril, para remover todo o plasma e, junto, os anticorpos.

A doença pode ser evitada simplesmente não permitindo que o potro mame o colostro de sua mãe durante as primeiras 24 a 36 h de vida, após o que o intestino delgado do potro não mais será capaz de absorver proteínas. Para saber se o recém-nascido estará em situação de risco, pesquisam-se os anticorpos no soro da égua grávida, na 4ª, na 2ª e na 1ª semana antes da data prevista para o parto. As células utilizadas nesse teste podem ser as do pai do potro. Como a doença hemolítica do recém-nascido ocorre com frequência de menos de 1%, esse procedimento seria um desperdício se realizado em todas as éguas. Um procedimento mais econômico seria determinar o grupo sanguíneo de todas as éguas e, então, pesquisar nas últimas semanas de gravidez apenas naquelas que sejam A^-.

978-85-4120-004-2

O motivo para se ater apenas ao sistema A é que os anticorpos desse sistema são a causa de mais de 80% dos casos da doença em equinos. No mínimo, todas as éguas que já tiveram um potro afetado deveriam ser testadas. Se isso não for possível, todos os potros seguintes dessas éguas devem receber colostro de outra égua, como precaução.

A doença hemolítica do recém-nascido já foi descrita também em bovinos, suínos, cães e gatos. Em cães, o antígeno DEA 1.1 é capaz de induzir a formação de anticorpos. Esse antígeno é determinado por um par de genes com relação de dominância. As fêmeas DEA 1.1-negativas, sensibilizadas, podem vir a ter filhotes com doença hemolítica do recém-nascido se a ninhada for de pai DEA 1.1-positivo e se os cãezinhos mamarem o colostro durante as primeiras 24 h de vida.

Nos casos de bovinos e suínos, a causa do problema é diferente da descrita anteriormente. Nicholas[1], em 1987, comenta que estudos realizados nos EUA e na Austrália, onde o problema da doença era mais agudo, mostraram que o estímulo externo para a produção generalizada de anticorpos, em bovinos, era realizado com o uso de vacinas contra a babesiose (febre do carrapato), na Austrália, e contra a anaplasmose, nos EUA. Essas vacinas eram formadas pela mistura de sangue total de vários animais infectados. Sendo mistura de sangue de vários animais, certamente havia células com o antígeno, que estimulavam, nos animais negativos, a produção de anticorpos. Como consequência, os anticorpos já estavam presentes em todos os animais negativos para o antígeno (machos e fêmeas), à semelhança dos anticorpos do sistema ABO humano. A vacina usada nos EUA tinha origem e efeitos semelhantes. Em ambos os casos, as perdas de bezerros chegavam a, mais ou menos, 20%, sendo, portanto, importante causa da morte de recém-nascidos. Um problema semelhante ocorreu em suínos, associado ao uso de vacinas de sangue total para a febre suína. Esses problemas foram superados usando-se como vacina apenas o soro, sem as células.

Os gatos têm um grupo sanguíneo conhecido, com dois antígenos principais: A e B. O gene que produz o antígeno A é dominante sobre o alelo, que produz o antígeno B. Existe ainda um alelo AB, raro, que é recessivo em relação a A, mas dominante em relação a B, ou seja: $A > a^{ab} > b$.

A maioria dos anticorpos de grupos sanguíneos somente ocorre como resultado da inoculação de hemácias que contêm antígenos que não existem nas células do receptor. Existem, no entanto, exceções à regra de que os anticorpos só são produzidos como resposta à presença do antígeno específico: em relação aos sistemas de grupos sanguíneos ABO, na espécie humana; J, em bovinos; e AB, em gatos, todos os indivíduos das respectivas espécies apresentam anticorpos "naturais". Acredita-se que os anticorpos "naturais" sejam formados como resposta imunológica à presença de antígenos semelhantes aos desses grupos sanguíneos mencionados, que estão presentes em alimentos e microrganismos, já que os anticorpos naturais somente aparecem no soro algumas semanas após o nascimento. A favor dessa explicação, existem os resultados de experiências realizadas com pintos da raça Leghorn, os quais, após algumas semanas de vida, apresentam em seu soro um anticorpo que reconhece o antígeno B das hemácias humanas. Entretanto, quando tais pintos são mantidos em ambiente estéril e supridos com alimento também esterilizado, os anticorpos anti-B não aparecem.

Gatos do tipo B possuem poderosas aglutininas e hemolisinas contra hemácias do tipo A. Gatos do tipo A possuem anticorpos contra hemácias tipo B, mas são um pouco menos reativos que os anteriores. Assim, a transfusão de sangue tipo A para um gato tipo B pode causar reação grave, mas ela é menos grave quando o gato tipo A recebe sangue tipo B. Os gatos do tipo AB podem receber qualquer tipo de sangue, pois não possuem anticorpos anti-A e anti-B.

A preexistência de anticorpos anti-A nos gatos tipo B também pode causar doença hemolítica do recém-nascido em gatos tipo A, nascidos de mãe tipo B.

Complexos de histocompatibilidade

Os transplantes de órgãos e tecidos são geralmente rejeitados pelo receptor. Sabe-se que essa rejeição diminui muito quando o doador é um parente próximo do receptor – isso quer dizer que existe uma base genética para a rejeição de transplantes.

Sabe-se que a rejeição é determinada por antígenos de superfície celular, chamados de *antígenos de histocompatibilidade*, que têm herança autossômica, com codominância. Nos camundongos, a espécie mais estudada sob esse aspecto, existem mais de 30 locos responsáveis pelos antígenos de histocompatibilidade. Destes, um grupo de locos, chamado de H-2, tem papel mais importante que os outros. Por isso, ele é chamado de *CPH*. Todos os vertebrados superiores têm um CPH (Tabela 11.2). Os CPH são formados por locos muito próximos, de tal modo que os conjuntos de alelos são herdados como uma unidade, chamada de *haplótipo*. Cada indivíduo tem, portanto, um par de haplótipos (um herdado da mãe e outro, do pai).

Tabela 11.2 - Exemplos de CPH em animais domésticos[1]

Espécie	Nome	Símbolo
Suína	*Swine Lymphocyte Antigens*	SLA
Macaco *Rhesus*	*Rhesus Lymphocyte Antigens*	RhLA
Ovina	*Ovine Lymphocyte Antigens*	OLA
Caprina	*Goat Lymphocyte Antigens*	GLA
Bovina	*Bovine Lymphocyte Antigens*	BoLA
Equina	*Equine Lymphocyte Antigens*	ELA
Canina	*Dog Lymphocyte Antigens*	DLA
Galinha	B	B

978-85-4120-004-2

Em um experimento, cães foram tipados para quatro locos DLA (A, B, C e D) e, em seguida, foram realizados transplantes de rim entre:

- Irmãos, com DLA iguais.
- Não irmãos, mas com DLA iguais.
- Irmãos de ninhada, com um dos haplótipos diferente.
- Animais não aparentados e com ambos os haplótipos diferentes.

Todos os animais transplantados receberam terapia imunossupressiva por 150 dias. Nos dois primeiros casos, os transplantes tiveram 100% de sucesso; no terceiro, 43% de sucesso e no quarto, apenas 4%.

Os genes dos CPH são divididos em pelo menos três tipos: os da classe I, II e III. As moléculas classes I e II são glicoproteínas de superfície celular envolvidas na apresentação de antígenos às células T. As moléculas da classe I expressam-se em todas as células somáticas e as da classe II, nas células de apresentação de antígenos, como macrófagos. Em contraste com humanos e camundongos, os produtos classe II, nos cães, estão presentes em quase todos os linfócitos.

Na fisiologia normal, os produtos dos genes dos CPH são responsáveis pela apresentação dos antígenos, próprios e estranhos, ao sistema imunológico. Eles ligam-se aos linfócitos T e apresentam os antígenos. Dessa apresentação de antígenos, podem resultar vários eventos, incluindo a eliminação de células infectadas e a rejeição de órgãos e tecidos transplantados.

Além da rejeição de órgãos e tecidos transplantados, os produtos dos genes dos CPH também são importantes na resposta imune a infecções e, ainda, estão associados a várias doenças autoimunes, em que o organismo produz anticorpos contra suas próprias proteínas, por defeito no reconhecimento do que é antígeno próprio.

Muitas das doenças comuns dos cães têm um componente imunológico, incluindo-se o hipotireoidismo, as doenças autoimunes (como lúpus eritematoso sistêmico, miastenia *gravis*, diabetes, pênfigo vulgar e doença de Addison) e as dermatites alérgicas. Além disso, sabe-se que drogas ou vacinas podem iniciar um processo que resulta em doenças autoimunes. Os conhecimentos sobre o componente genético da imunidade podem ser especialmente importantes no tratamento dos cães de raça pura, que têm um conjunto gênico restrito. Quando for possível entender completamente o componente genético, poder-se-á, por exemplo, controlar os cruzamentos para que certas doenças, como as supracitadas, não se propaguem.

Erros inatos do metabolismo

Resultam quando um gene responsável pela produção de uma enzima sofre mutação e o gene mutante codifica uma enzima com defeito ou, então, não a produz. A Tabela 11.3 apresenta características de alguns desses erros inatos do metabolismo.

Dentre os erros inatos do metabolismo, as *doenças de armazenamento lisossômico* são particularmente importantes. Os lisossomos são organelas intracelulares associadas ao catabolismo de macromoléculas (proteínas, lipídios e açúcares). O acúmulo, nos lisossomos, dessas substâncias não digeridas acontece quando a capacidade de digestão atinge seu limite ou, então, em casos em que ocorre algum bloqueio catabólico específico. As doenças de armazenamento podem ser adquiridas, após a ingestão de algum inibidor de enzima lisossômica, como ocorre, por exemplo, na doença de equinos, bovinos e ovinos chamada de "locoismo", em que os animais ingerem a swainsonina (que contém um inibidor da α-manosidase), encontrada nas sementes de astrágalo, leguminosa da subfamília Papilionacea, dos gêneros *Swainsona* (Austrália); *Astragalus* e *Oxytropis* (EUA). As duas últimas são conhecidas como *locoweeds*.

As doenças de armazenamento lisossômico também podem ser herdadas, na maioria das vezes com herança autossômica recessiva. Nesses casos, são chamadas pelo nome químico do substrato acumulado. Por exemplo:

- α-manosidose (ou pseudolipidose): resulta do acúmulo, nos lisossomos, de manose e N-acetilglicosamina. Ocorre principalmente em gado Angus e Galloway (como consequência do efeito do fundador – ver Capítulo 6).

Tabela 11.3 – Características de algumas deficiências enzimáticas com herança autossômica recessiva em bovinos[3]

Doença (enzima deficiente)	Raça	Principais sinais clínicos
Citrulinemia (arginino-succinato-sintetase)	Holstein	Bezerros nascem normais, mas, com 24 h, param de mamar, passam a andar sem rumo, a pressionar a cabeça e a ter convulsões. Morte aos 5 dias de vida
Doença do xarope do bordo	Hereford e Shorthorn	Recém-nascidos com postura em base alargada, rigidez de membros, cabeça baixa; opistótono terminal. Morte aos 5 dias de vida
Protoporfiria	Limousine	Fotossensibilidade grave. A exposição à luz leva à formação de eritemas e úlceras
Deficiência de fator XI	Holstein	Hemorragias pós-traumas
Deficiência de uridina-monofosfato-sintetase	Holstein	Morte fetal entre 30 e 60 dias de gestação

A idade de início e a intensidade dos sinais clínicos são variáveis. Alguns bezerros podem parecer normais ao nascimento e outros podem ter dificuldade para se levantar e mamar. Os que sobrevivem desenvolvem marcha progressivamente descoordenada e atáxica. A morte ocorre, no máximo, aos 2 anos de idade.

- *Doença de Pompe*: resulta do acúmulo de glicogênio nos lisossomos. Foi descrita em bovinos e ovinos. Os animais afetados apresentam miopatia vacuolar dos músculos cardíacos e esqueléticos. A morte ocorre por volta dos 3 meses de idade, por insuficiência cardíaca. Na espécie humana, foram descritos oito tipos diferentes de doenças de acúmulo de glicogênio. O descrito em bovinos e ovinos corresponde ao tipo II humano.
- *Gangliosidoses*: os gangliosídeos, glicolipídios complexos, são componentes normais das membranas celulares. Quando determinadas enzimas lisossômicas estão ausentes (ou deficientes), ocorre acúmulo de gangliosídeos nos lisossomos. Por exemplo, o gangliosídeo GM_1 acumula-se quando há deficiência da enzima β-galactosidase, e o resultado desse acúmulo são lesões no SNC. Essa doença foi descrita no gado bovino Friesian, na Irlanda. Os bezerros afetados já mostram sinais da doença aos 3 meses de idade. Os sinais clínicos incluem descoordenação dos membros posteriores, relutância em se movimentar e marcha com base alargada. A morte ocorre por volta dos 6 meses de idade. A gangliosidose GM_1 também foi descrita em ovelhas da raça Suffolk: os cordeiros afetados morrem por volta dos 5 meses de idade.

Quando a enzima deficiente é a hexosamidase, a gangliosidose resultante é do tipo GM_2, já descrita em suínos da raça Yorkshire, no Texas. Os leitões afetados têm crescimento pós-natal retardado e se tornam descoordenados por volta de 8 semanas de idade. A descoordenação vai se agravando e a morte ocorre por volta dos 6 meses de idade.

Farmacogenética

Alguns indivíduos podem ser especialmente sensíveis aos efeitos de determinada droga, ao passo que outros são bem resistentes. Essas variações individuais podem ser devidas a fatores não genéticos (por exemplo, idade), mas também sofrem influência de fatores genéticos. A ação de uma droga depende do tempo decorrido até que ela seja ativada, ou desativada, nos organismos dos pacientes. Como ambos os processos dependem de enzimas, e como estas são produtos dos genes, segue-se que a reação às drogas está, pelo menos parcialmente, sob controle genético. A farmacogenética estuda a natureza e as implicações desse controle.

O metabolismo de uma droga no organismo geralmente segue uma sequência de eventos: a droga ingerida é absorvida no aparelho digestivo, passa para a corrente sanguínea e, então, é distribuída a vários órgãos e tecidos. Apenas uma

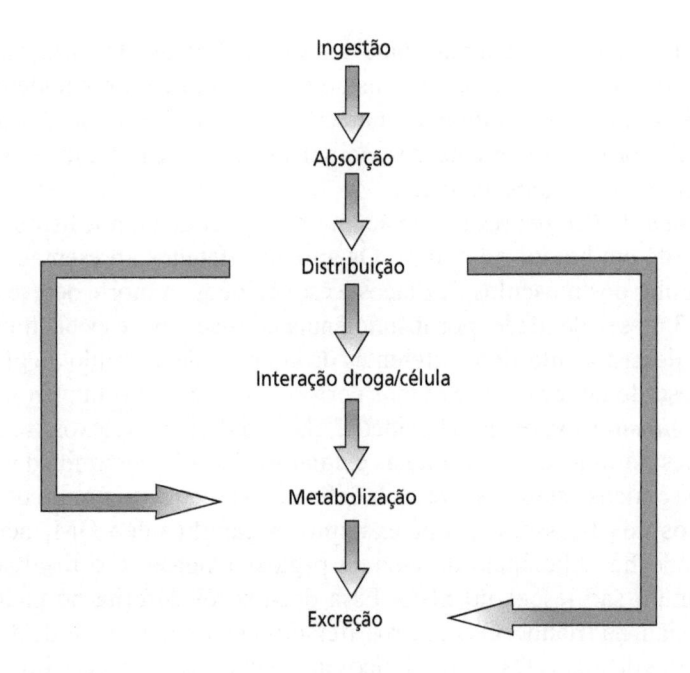

Ingestão

Absorção

Distribuição

Interação droga/célula

Metabolização

Excreção

978-85-4120-004-2

Figura 11.2 – Caminhos possíveis para uma droga em um organismo, desde sua ingestão até a excreção.

pequena parte da dose inicial produzirá o efeito farmacológico específico, e a maior parte será metabolizada ou excretada diretamente. O processo de metabolização, que geralmente ocorre no fígado, varia para diferentes drogas: algumas são completamente oxidadas até CO_2 e excretadas na expiração; outras são excretadas pelos rins, via urina, ou pelo fígado, via bile e fezes (Figura 11.2).

Anestesia versus genética

A síndrome do *stress* suíno (SSS ou PSS), descrita em algumas raças de porcos, consiste em respiração ofegante, aumento rápido da temperatura corporal, manchas descoloradas e avermelhadas na pele, colapso e morte rápida, seguida de *rigor mortis* praticamente imediato. A síndrome é precipitada por vários estímulos, como desmame, luta, coito e abate. O ataque torna a carcaça sem valor, uma vez que resulta na diminuição da qualidade da carne. A SSS tem herança autossômica recessiva, e o loco do gene responsável está localizado no cromossomo nº 6.

A presença da doença pode ser testada fazendo-se que os animais inalem o gás halotano (1%). Os animais sensíveis ao gás têm sinais de enrijecimento dos quadris após 2 min de exposição ao halotano, associado a rápida hipertermia e acidose metabólica, que levam à morte se a droga não for removida. Os animais insensíveis ao gás não têm essa reação. Os animais sensíveis ao halotano são homozigotos recessivos (*aa*) para o gene que causa a SSS. Os animais heterozigotos (*Aa*) são insensíveis ao halotano, mas podem ser diagnosticados quando testados simultaneamente com halotano (1%) e succinilmetônio (1 mg/kg). A frequência dos animais sensíveis varia entre as raças, desde 0 nos Large White até 100% em determinadas linhagens da raça Pietrain.

A mesma reação ao gás halotano, potencialmente fatal, ocorre na espécie humana, com frequência de 1/10.000 indivíduos.

Na espécie humana, a succinilcolina (ou succinilmetônio) é utilizada como relaxante muscular durante a anestesia. Normalmente seu efeito dura pouco tempo e, assim, o paciente necessita do respirador artificial por um curto período de tempo após a administração da droga. Alguns indivíduos, no entanto, são especialmente sensíveis à succinilcolina e necessitam do respirador artificial por muitas horas após a administração da droga. Essa sensibilidade é devida a um gene autossômico recessivo, que codifica uma forma inativa da pseudocolinesterase, que não consegue inativar a succinilcolina. É muito provável que um efeito semelhante ocorra em outros mamíferos.

Resistência aos cumarínicos

Os cumarínicos são anticoagulantes amplamente utilizados na medicina e também como veneno para roedores.

O processo normal de coagulação envolve vários *fatores de coagulação*, em uma série bastante complexa de reações químicas. Alguns desses fatores (II, VII, IX e X) necessitam da vitamina K para a sua ativação. A vitamina K é oxidada nesse processo e vai ao fígado, onde volta à sua forma original pela ação de uma enzima redutase. O cumarínico inibe essa redutase do fígado. Logo, a quantidade de vitamina K normal diminui, ocasionando a redução da atividade dos fatores mencionados anteriormente, o que, por sua vez, prejudica a coagulação sanguínea.

Nos roedores, um gene autossômico dominante (*R*) produz uma redutase um pouco diferente, não sensível à droga. Os animais que têm apenas esse gene precisam de até 20 vezes mais vitamina K na dieta para compensar a enzima "diferente". Na ausência do cumarínico e com dieta normal de vitamina K, os animais *rr* são os mais bem adaptados, seguidos dos *Rr*. Os animais *RR* têm o valor adaptativo mais baixo, pois apresentam doenças hemorrágicas. Na presença da droga, os animais *rr* são eliminados e, embora com problemas de hemorragias, os *RR* e *Rr* são os que sobrevivem. Isso resulta no aumento da frequência do gene *R* na população, o que leva, após algumas gerações, ao aumento de ratos resistentes aos cumarínicos.

Herança multifatorial versus drogas

Nos exemplos comentados anteriormente, o metabolismo é influenciado por um único loco gênico. Entretanto, para a maioria das drogas, essa influência é exercida

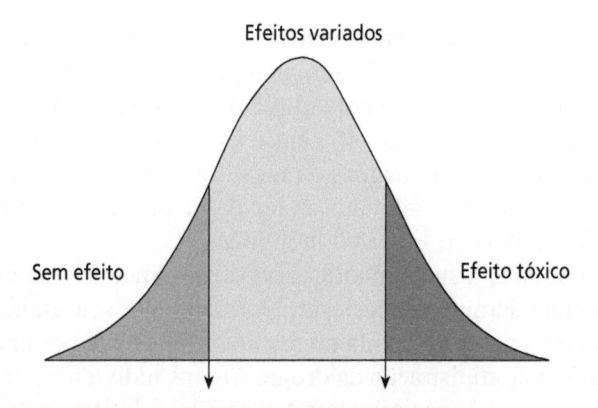

Figura 11.3 – As respostas dos diferentes indivíduos a uma mesma dose de determinada droga (medida na concentração da droga após determinado tempo) formam uma curva normal[4].

por mecanismos multifatoriais (poligenes + ambiente). Isso significa que é muito difícil prever a resposta de um determinado indivíduo à droga, uma vez que as respostas de diferentes indivíduos a uma mesma dose da droga são tão diferentes que, quando colocadas em gráfico, revelam uma curva normal (Figura 11.3).

A curva da Figura 11.3 mostra que a resposta de cada indivíduo à mesma dose de determinada droga pode ser diferente, desde nenhum efeito até efeito tóxico. Não se pode saber, *a priori*, em que ponto da curva um determinado animal se situa.

Leitura complementar

Imunodeficiências primárias e adquiridas[5]

Em animais domésticos, já foram descritas algumas imunodeficiências adquiridas: já foi identificado e caracterizado um lentivírus bovino relacionado com o HIV. Esse BILV é geneticamente semelhante ao HIV, mas a infecção pelo BILV, em bovinos, não está associada a imunodeficiência profunda. Outro retrovírus bovino, o vírus da leucemia bovina, foi associado à deficiência clínica da resposta imune.

Os animais domésticos também estão sujeitos a IDP, que são deficiências congênitas ou herdadas nas respostas imunes, tanto inatas quanto adaptativas. A consequência mais comum da IDP é a suscetibilidade a doenças infecciosas. Com frequência, a IDP é observada em animais jovens na forma de infecções graves ou recorrentes, embora algumas imunodeficiências possam ser benignas, sem predisposição para infecções ou neoplasias observável. Relativamente poucas IDP foram descritas em animais domésticos, em contraste com o observado na espécie humana, na qual já foram descritas várias IDP graves. É pouco provável que os animais – especialmente os domésticos – recebam os cuidados intensivos necessários à sobrevivência em casos de sistema imunológico não funcionante. Os veterinários são, em geral, consultados quando o animal está em estágio terminal da doença e, como consequência, poucos sobrevivem. A exceção a essa afirmação são as IDP que ocorrem com alguma frequência em determinadas raças ou linhagens familiais.

Os problemas que resultam em imunodeficiências podem ser: no funcionamento dos fagócitos; nos mecanismos de adesão; na maturação dos linfócitos e na síntese de imunoglobulinas. Alguns exemplos, descritos em animais domésticos, são:

- Deficiência primária no funcionamento das células fagocíticas:
  - *Síndrome de Chédiak-Higashi*: essa síndrome é uma doença hereditária já descrita em bovinos, *mink*, gatos persas, camundongos, raposas, tigres brancos, baleias e humanos. Os monócitos, os neutrófilos e os basófilos contêm grânulos citoplasmáticos anormalmente grandes. Outras células contêm lisossomos aumentados. Os grânulos dos leucócitos são frágeis, rompem-se espontaneamente e causam danos aos tecidos, como catarata. Outra consequência é a redução na capacidade de fagocitose, o que resulta em infecções bacterianas repetidas.
- Deficiência primária nos mecanismos de adesão:
  - *Síndrome de granulocitopatia*: os bezerros afetados têm infecções recorrentes de tecidos moles, dificuldades de cicatrização e neutrofilia. Os estudos indicam que parece haver uma disfunção dos leucócitos inflamatórios. A morte ocorre entre o 2º e o 7º mês de vida. A doença, em bovinos, parece ser herdada como autossômica recessiva. Essa síndrome é semelhante à deficiência de adesão leucocitária, descrita em humanos e em cães da raça Irish Setter.
- Deficiência primária na maturação dos linfócitos:
  - *Hipoplasia de nódulos linfáticos, timo e baço*: os bezerros afetados sofrem infecções graves de pele, por volta do 2º mês de vida. Os sinais observados são exantema, perda de pelos nas pernas, diarreia, conjuntivite, rinite e broncopneumonia. Essa doença é herdada como autossômica recessiva.
- Deficiência primária na síntese de imunoglobulinas:
  - *Deficiência de IgG descrita na raça bovina Red Danish*: aproximadamente 1% (8 em 720 animais adultos) não apresentava a IgG e era suscetível a mastite gangrenosa e broncopneumonia. O tipo de herança não foi definido, mas detectado que cerca de 15% dos animais dessa raça têm concentrações séricas de IgG diminuídas.

Devem existir outras imunodeficiências herdadas, ainda não descritas. Os veterinários devem estar cientes da existência dessas doenças e procurar os laboratórios para, com a ajuda dos exames, estabelecer os diagnósticos corretos. Tendo em vista a etiologia genética dessas doenças, os criadores necessitarão da ajuda dos veterinários para identificar os portadores e estabelecer seus programas de melhoramento.

Hipertermia maligna[6]

A hipertermia maligna (HM) é uma alteração farmacológica herdada, caracterizada por aceleração do metabolismo e rigidez da musculatura esquelética. A HM ocorre em indivíduos suscetíveis, após a exposição a agentes detonadores, como anestésicos inalados (como o halotano) e relaxantes musculares despolarizantes (como a succinilcolina).

Um episódio, ou crise, de HM caracteriza-se por rigidez muscular e metabolismo acelerado que ocasionam aumento da temperatura corporal, taquicardia e elevação dos níveis arteriais de P_{CO_2}, o que resulta em hiperventilação e aumento do nível de potássio no sangue. Uma crise não tratada leva rapidamente à morte.

Uma alteração semelhante à HM de humanos foi descrita em algumas raças de suínos: a SSS. Ela resulta em respiração ofegante, aumento rápido da temperatura corporal, áreas de palidez e de vermelhidão na pele, colapso e morte rápida, seguida de *rigor mortis* quase imediato. A SSS pode ser precipitada por vários estímulos, como temperatura ambiental elevada, separação, desmame, briga, coito e abate. A condição torna a carcaça sem valor, pois resulta na perda de qualidade da carne. Nos anos de 1970, a SSS tornou-se um grande problema econômico em muitos países, em parte porque houve seleção extensiva para carne magra, característica essa correlacionada com a SSS.

A SSS foi considerada transmitida por um gene autossômico recessivo, o *Hal*. Os animais podem ser testados se submetidos à inalação de quantidades crescentes de halotano: os que são *halotano-positivos* exibem rigidez de membros, já os que são *halotano-negativos* não têm reação. Esse teste, quando positivo, detecta apenas os animais homozigotos para o gene *Hal*. Para detectar os heterozigotos, é necessário submeter os animais, simultaneamente, a halotano (1%) e succinilmetônio (1 mg/kg).

Fisiologia da HM

O aumento rápido da temperatura corporal na HM reflete a elevação súbita e massiva do metabolismo celular, o que causa aumento na produção de calor, potássio no sangue, dióxido de carbono e lactato. Como a musculatura esquelética corresponde a cerca de 40% da massa corporal, essas alterações têm efeito profundo em todo o corpo, induzindo grave acidose metabólica. Esta, por sua vez, produz uma grande demanda de oxigênio, o que causa aumento de calor.

Vários estudos mostram o papel central do cálcio na produção do estado hipermetabólico dos músculos esqueléticos. O cálcio é o principal regulador da contração e do metabolismo nos músculos. A força da contração muscular é proporcional à concentração de cálcio, e a contração contínua poderia explicar a rigidez muscular e o excesso de calor observados na HM. Assim, possivelmente, o defeito primário na HM resulte em alteração da homeostase do cálcio.

Vários estudos que compararam suínos, de diferentes raças, halotano-positivos com os halotano-negativos detectaram uma anomalia na liberação de cálcio pelo retículo sarcoplasmático dos músculos esqueléticos como a causa primária da HM.

A atividade da bomba de cálcio parece estar normal, pois a atividade da Ca--ATPase é idêntica nos animais halotano-positivos e halotano-negativos. O canal de liberação do cálcio do retículo sarcoplasmático retém o alcaloide vegetal rianodina e, por isso, é frequentemente chamado de *receptor de rianodina*. O canal de liberação do cálcio dos suínos halotano-positivos mostra mais afinidade para reter a rianodina do que o dos animais halotano-negativos. Além disso, o limiar de retenção da rianodina é mais baixo nos animais positivos. Essas observações indicam que, nos suínos, o canal de liberação do cálcio pode estar relacionado com o loco Hal.

Mapeamento gênico em suínos e humanos

O mapeamento genético nos suínos mostrou que o loco Hal está muito próximo aos locos da glicose fosfato isomerase e do grupo sanguíneo H, no cromossomo nº 6. Essa região do cromossomo suíno é homóloga a uma região do braço longo do cromossomo nº 19 humano, o que forneceu a primeira pista para a localização do gene da HM na espécie humana.

A sequência do DNAc do canal de liberação do cálcio em animais halotano--positivos apresentou 18 substituições de bases, quando comparada com a sequência dos halotano-negativos. Destas, apenas uma (C para T no nucleotídio nº 1843 do gene do canal de liberação do cálcio, do retículo sarcoplasmático) resultava em alteração em um aminoácido. Essa mutação resulta na substituição de uma arginina por uma cisteína na posição 615 do canal de liberação do cálcio, sendo observada em todos os animais positivos estudados (mais de 450, de seis raças diferentes). O teste de genótipo por PCR, baseado na mutação causativa, é utilizado extensivamente em vários países, resultando na eliminação do problema em muitos rebanhos.

Como parece que a mutação que causa a SSS também predispõe ao aumento da massa muscular, uma única mutação pode ter sido espalhada pelas seis raças de suínos como resultado de seleção e endocruzamentos realizados pelos criadores. O teste de genótipo por PCR, baseado na detecção de um RFLP que resulta da substituição de base causativa, é utilizado em muitos países, resultando na eliminação da mutação em muitas criações. No entanto, como o gene do canal de liberação do cálcio é muito grande (> 250 kb), é possível que outras mutações também possam resultar no fenótipo SSS.

Aplicações "medicinais" dos animais[7]

Sob o título de *Patrimônio Genético do País está Ameaçado*, o jornal O Estado de S. Paulo publicou, em 18 de julho de 1998, uma reportagem da jornalista Juliana Junqueira. A seguir, leia alguns trechos dessa reportagem:

- As organizações não governamentais (ONG) sabem da existência de muitos pesquisadores estrangeiros que, em solo brasileiro, se ocupam na coleta de dados e captura de animais. Esse comércio cresce na esteira da crendice e também dos avanços da medicina. Foi o que ocorreu há alguns anos com o sapo *Epipedobetes tricolor*, natural da Amazônia. A Abbott Laboratories, dos Estados Unidos, descobriu na superfície da pele desse anfíbio um analgésico considerado 200 vezes mais potente que a morfina e passou a industrializá-lo.
- As discussões sobre roubo de informações sobre o patrimônio genético estão crescendo no Brasil. Os debates, no entanto, referem-se à flora e à qualidade terapêutica das plantas, mas não sobre a utilização de produtos ou subprodutos da fauna brasileira na produção de medicamentos. Pouco se sabe da relação entre os bichos e a fabricação de "remédios caseiros", e mesmo os órgãos governamentais e as entidades de defesa dos animais têm poucas informações sobre o tema.
- O que fazer quando, na mira dos "caçadores científicos", estão animais ameaçados de extinção? O tamanduá-bandeira, por exemplo, não é perseguido apenas por sua beleza, que encanta colecionadores no Brasil e no exterior. Desse animal de cauda longa e densa é retirada a gordura para a produção de remédios contra úlcera e gastrite.
- Assim como o tamanduá, que figura na lista do Ibama de animais ameaçados, da gordura, osso ou pele da onça-pintada e da capivara também são feitos remédios caseiros. Fora da lista de extinção, mas igualmente abatidos, estão o macaco-prego, o poraquê, a anta, a sucuri e os lagartos. "Não ficaria surpreso se as informações sobre o patrimônio genético desses animais já estiverem nas mãos de laboratórios estrangeiros", diz Lídio Coradin, gerente do Programa Nacional da Diversidade Biológica do Ministério do Meio Ambiente.
- Cada país tem soberania sobre seus recursos e precisa ser recompensado quando outro utiliza seu patrimônio. Alguns projetos de lei tentam regu-

Tabela 11.4 – Animais mais utilizados para a produção de remédios caseiros[7]

Animal	Parte utilizada	Indicação
Macaco-prego	Banha e ossos	Reumatismo
Anta	Banha	Garganta e asma
Capivara	Banha	Dor de cabeça e queimadura
Tamanduá-bandeira	Banha	Gastrite e úlcera
Onça-pintada	Banha	Coqueluche
Gambá	Pele	Má-digestão
Galinha	Banha e ovário	Garganta e unheiro
Carneiro capado	Sebo	Dores articulares
Abelha-do-mato	Picada	Reumatismo
Jumenta	Leite	Coqueluche
Pata	Ovos	Fraqueza e nervosismo
Vaca	Fezes	Sarampo
Cobra (cascavel)	Banha e chocalho	Feridas e fraturas
Lagarto	Banha	Amígdalas e garganta
Cavalo-marinho	Corpo inteiro	Asma
Grilo-do-mato	Corpo inteiro	Infecção urinária
Tartaruga	Banha	Problemas na pele
Sapo	Pele e banha	Erisipela e problemas na pele

978-85-4120-004-2

larizar o uso: a lei nº 5.197, de proteção à fauna, permite o uso sustentável para finalidades científicas e o decreto-lei nº 98.830 regulariza as expedições científicas nas matas brasileiras.

- Ainda não existem projetos para estudar o uso dos animais. Um dos primeiros passos nesse sentido foi a inauguração, pelo Ministério do Meio Ambiente, do Centro de Biotecnologia da Amazônia, em Manaus. Esse centro faz parte do Programa Brasileiro de Ecologia Molecular para Uso Sustentável da Biodiversidade da Amazônia (Probem).

Segundo a reportagem, os animais mais utilizados para a produção de remédios caseiros estão mencionados na Tabela 11.4.

Solução do problema proposto no início do capítulo

Irmãos, ou não irmãos do animal, mas que tenham DLA – CPH iguais.

Exercícios

1. Uma égua que teve doença hemolítica do recém-nascido é cruzada com um garanhão que não teve a doença, mas que tem dois irmãos mais velhos que tiveram o problema.
   a) Quais são os genótipos da égua, do garanhão e de seus pais?
   b) Qual é a probabilidade de o potro resultante desse cruzamento vir a ter a doença? Explique.

> **Observação:** indivíduo $A\_$ = produz antígeno.
> indivíduo aa = não produz antígeno.

Nenhum desses animais mencionados recebeu tratamentos especiais após seu nascimento.

2. Suponha que, em bovinos, os antígenos do grupo sanguíneo P sejam determinados por três alelos: P_1, P_2 e p. Os genes P_1 e P_2 são codominantes, mas ambos são dominantes em relação ao gene p. Os grupos sanguíneos determinados por esses genes são:
   $$P^* (P_1); \; P^{**} (P_2); \; P^{***} (P_1P_2) \text{ e } P^{****} (pp).$$
   Em uma mesma noite, quatro vacas deram à luz, no pasto, quatro bezerros, cujos grupos sanguíneos eram P*, P**, P*** e P****. O criador sabe os grupos sanguíneos dos quatro pares de progenitores, que são:
   a) $P^{****} \times P^{****}$.
   b) $P^{***} \times P^{****}$.
   c) $P^* \times P^{**}$.
   d) $P^{**} \times P^{**}$.
   Ajude-o a identificar os pais dos quatro bezerros.

3. O seguinte casal de bovinos gerou um par de bezerros gêmeos, do mesmo sexo. Os quatro animais foram tipados para três locos BoLA (A, B e C):

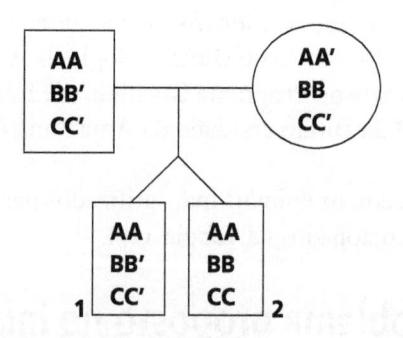

   a) Esses gêmeos são monozigóticos? Por quê?
   b) Como eram os gametas que originaram os dois bezerros?

4. Qual é a causa da *doença hemolítica do recém-nascido* nos equinos?

5. Como se explica a existência de anticorpos "naturais" para os antígenos dos grupos sanguíneos J de bovinos, AB, de gatos e ABO de humanos?

6. O grupo sanguíneo AB dos gatos tem dois antígenos principais: *A* e *B*. O gene *A* que produz o antígeno *A* é dominante sobre o alelo *b*, que produz o antígeno *B*. Existe ainda um alelo a^{ab}, que é recessivo em relação a *A*, mas dominante em relação a B e que produz os dois antígenos (*A* e *B*), ou seja: $A > a^{ab} > b$.

Gatos com alelo *b* possuem poderosas aglutininas e hemolisinas contra as hemácias com antígeno A. Gatos com alelo *A* possuem anticorpos contra hemácias com antígeno B, mas que são bem menos reativos que os anteriores. Assim, a transfusão de sangue tipo *A* para um gato tipo *B* pode causar reação grave, mas a reação é bem menos grave quando o gato tipo *A* recebe sangue tipo *B*. Os gatos com alelo a^{ab} podem receber qualquer tipo de sangue, pois não possuem anticorpos anti-A e anti-B.

Dos três cruzamentos mencionados a seguir, qual deles resultaria em problemas graves para gatinhos recém-nascidos? Explique.

	Mãe	×	Pai
a)	$a^{ab}\ a^{ab}$		AA
b)	bb		AA
c)	AA		bb

REFERÊNCIAS

1. NICHOLAS, F. W. **Veterinary Genetics**. New York: Oxford University, 1996.
2. GIGER, U.; GELENS, C. J.; CALLAN, M. B. et al. An acute hemolytic transfusion reaction caused by dog erythrocyte antigen 1.1 incompatibility in a previously sensitized dog. **JAVMA**, v. 206, n. 9, p. 1358-1362, 1995.
3. HEALY, P. J.; DENNIS, J. A. Inherited enzyme deficiencies in livestock. **Vet. Clin. North Am. Food Anim. Pract.**, v. 9, n. 1, p. 55-63, 1993.
4. VOGEL, F.; MOTULSKY, A. G. **Human Genetics:** problems and approaches. Berlin: Springer-Verlag, 1979.
5. SCOTT MCVEY, S.; TIZARD, I. Primary immunodeficiencies of food animals. **Vet. Clin. North Am. Food Anim. Pract.**, v. 9, n. 1, p. 65-75, 1993.
6. BALL, S. P.; JOHNSON, K. J. The genetics of malignant hyperthermia. **J. Med. Genet.**, v. 30, p. 89-93, 1993.
7. JUNQUEIRA, J. Patrimônio genético do país está ameaçado. **O Estado de São Paulo**, 18/07/1998.

Capítulo 12

Genética e Doenças Infecciosas

Introdução

Ao terminar de estudar os conceitos discutidos neste capítulo, você deverá estar apto a resolver problemas, por exemplo, do tipo que se segue:

A bactéria *Escherichia coli K88* causa diarreia neonatal em suínos que não são geneticamente resistentes a ela. Como a seleção pode ajudar a planejar um programa de eliminação das mortes por diarreia neonatal em uma criação?

Como já discutido (Capítulos 7 e 8), tanto as mutações gênicas como as cromossômicas ocorrem espontaneamente. Os agentes mutagênicos podem alterar a taxa de mutação, mas o fazem em todos os locos, indiscriminadamente.

O indivíduo mutante possui a mutação em todas as suas células, uma vez que ele a recebeu de seus progenitores. Assim, quando um indivíduo passa a estar mais bem adaptado a uma determinada mudança ambiental, isso quer dizer que ele já era pré-adaptado (herdou a mutação), e não que se tornou adaptado por causa da mudança no ambiente.

O equilíbrio entre a mutação genética, fornecendo a variabilidade, e a seleção natural, privilegiando os indivíduos mais bem adaptados, pode ser claramente observado quando se estuda a interação entre hospedeiros muito sensíveis e parasitos muito virulentos. Um bom exemplo foi a tentativa de controlar a praga de coelhos na Austrália e em outros países com a introdução de linhagens patogênicas do vírus do mixoma, que resultou na morte de quase 100% dos coelhos infectados. Esse sucesso inicial do esquema significou uma seleção direcional muito forte, favorável não só a hospedeiros resistentes, como também a vírus menos patogênicos. De fato, nos anos seguintes a população de coelhos voltou a crescer, pois os coelhos resistentes reproduziram-se e aqueles que haviam sido infectados por vírus não tão patogênicos também deixaram descendência.

Resistência genética de hospedeiros

Os membros de determinadas espécies (tanto animais como vegetais) não são igualmente suscetíveis às doenças infecciosas. Alguns indivíduos apresentam muito mais resistência do que outros e podem sobreviver a infecções que são letais, ou causam doença grave, em outros da mesma espécie. Evidências de que os animais domésticos apresentam variação na capacidade de resistir a infecções causadas por protozoários, artrópodes e helmintos são descritas desde o início do século XX. Essa variabilidade de resposta, sabe-se hoje, existe também em várias raças de bovinos, ovinos, suínos e caprinos[1].

A base genética da variabilidade de resistência fica evidente quando se observam as diferentes raças, os híbridos entre elas e também os resultados de estudos em laboratório. A capacidade aumentada de resistir à infecção é claramente herdada e pode ser transmitida dos pais para os descendentes. Em relação aos animais domésticos, os exemplos mais bem documentados referem-se aos coccídeos em galinhas, os nematódeos em ovelhas, além de tripanossomas e carrapatos em bovinos.

Os animais podem ser chamados de resistentes se o parasito, após entrar no organismo:

- Não consegue estabelecer a infecção.
- Estabelece a infecção, mas não consegue completar seu desenvolvimento.
- Estabelece e desenvolve a infecção, mas é controlado ou eliminado pelo hospedeiro.

No primeiro caso, a resistência costuma ter uma base puramente fisiológica, no sentido de que o hospedeiro não consegue prover um ambiente que seja adequado para o parasito. Esse tipo de resistência pode ser chamado de "natural" ou "não específico".

O hospedeiro é suscetível quando o parasito pode estabelecer a infecção, mas mecanismos de reação inatos (por exemplo, de inflamação aguda) entram em operação para evitar a continuação do processo.

O hospedeiro pode ser considerado "totalmente suscetível" quando o parasito pode se desenvolver, reproduzir e continuar a sobreviver.

Diarreia neonatal em suínos

Uma das causas mais importantes da diarreia neonatal em suínos é a bactéria *Escherichia coli*, que tem um antígeno de parede celular chamado K88. A diarreia ocorre em leitões sensíveis, isto é, que têm nas células de sua parede intestinal um receptor glicoproteico para o antígeno K88. Uma vez ligada ao receptor, a bactéria prolifera e libera enterotoxinas, o que resulta na diarreia. A presença ou a ausência do receptor é determinada por um par de genes autossômicos com dominância, localizados no cromossomo 13 – o gene dominante produz o receptor e seu alelo recessivo, não. Para evitar o problema, então, podem-se utilizar para a reprodução apenas machos *ss*. Se isso for feito, a fêmea não importa – se for *ss* também, ótimo; se for *SS* ou *Ss*, uma vez adulta (*i. e.*, sobrevivente à diarreia), produz anticorpos contra a *E. coli* K88 e, assim, protege seus filhotes sensíveis, que ingerirão os anticorpos prontos no colostro/leite e não terão diarreia. Na verdade, apenas terão a doença os leitões *SS* ou *Ss* filhos de mãe *ss*, o que é evitado, usando-se, sempre, o macho *ss*.

Carrapatos e gado bovino

Sabe-se que o gado zebuíno (*Bos indicus*) é muito mais resistente aos carrapatos do que o gado europeu (*Bos taurus*) e que essa resistência é transmitida aos descendentes híbridos do cruzamento entre essas duas espécies.

Existem evidências de que ocorre resistência genética do hospedeiro a vários outros parasitos, por exemplo, do homem a algumas espécies de *Plasmodium* (incluindo *P. falciparum* e *P. vivax*) e de *nematódeos* (incluindo *Enterobius vermicularis* e *Necator americanus*); de ovelhas a alguns *nematódeos* (incluindo *Haemonchus contortus* e *Trichostrongylus colubriformis*) e de aves domésticas a alguns protozoários do gênero *Eimeria*, a *nematódeos* (como *Ascaridia galli*) e artrópodes (como *Ornithonyssus sylviarium*).

Resistência genética de parasitos

Variação antigênica em protozoários

Os protozoários dos gêneros *Plasmodium* (causadores da malária), *Babesia* (causadores da babesiose ou febre do carrapato) e *Trypanossoma* apresentam variação antigênica: os tripanossomas têm uma capa glicoproteica, onde a parte proteica (cadeia única, com ± 600 aminoácidos) é antigênica. Quando uma população de tripanossomas penetra em um hospedeiro, todos os seus membros têm o antígeno básico da espécie. O organismo hospedeiro responde imediatamente fabricando anticorpos contra esse antígeno, e a maioria dos tripanossomas é destruída. Mas alguns parasitos "desligam" o gene que produz o antígeno básico e "ligam" outro, que produz um antígeno diferente. Os tripanossomas com o 2º gene funcionando sobrevivem e se multiplicam rapidamente. Quando o organismo hospedeiro consegue produzir anticorpos contra o novo antígeno, alguns tripanossomas já estão produzindo um 3º antígeno (o genoma do parasito contém mais de 100 genes que codificam, cada um, um tipo diferente de antígeno). A tripanossomíase africana é a doença de animais mais importante na África – ela mata muitos milhares de bovinos por ano e diminui a produção de outros tantos animais infectados. Além de bovinos, a doença ataca também

978-85-4120-004-2

ovelhas, cavalos, porcos, cabras, camelos, espécies selvagens e a própria espécie humana (doença do sono). A doença é causada por várias espécies de tripanossomas e transmitida pela mosca tsé-tsé.

Resistência a inseticidas em moscas-varejeiras de ovelhas[3]

Nicholas[2] descreve que a mosca-varejeira de ovelhas, *Lucilia cuprina*, é a maior causa de perdas na indústria de lã na Austrália, pelo dano causado pelas larvas nos animais vivos, que chega mesmo à morte dos hospedeiros. As tentativas de controle são feitas com inseticidas – em 1955, começou a ser utilizado o dieldrin (organoclorado). Três anos mais tarde, no entanto, sua eficiência decaiu sensivelmente. Em 1958, passou-se a usar o diazinon (organofosfato), mas este também, após algum tempo de uso, deixou de ser eficaz. As moscas "se tornam" resistentes porque a seleção natural é muito forte no sentido de favorecer os genes para resistência. Esses genes, em geral, codificam enzimas que conseguem bloquear a ação tóxica do inseticida ou, então, variantes das enzimas contra as quais o inseticida age. Antes da introdução do inseticida, esses alelos são mantidos, na população de moscas, com frequência muito baixa. A introdução do inseticida produz uma alteração imediata no valor adaptativo, de tal modo que o gene mutante passa a ser vantajoso e, por isso, se espalha pela população. Isso significa que a consequência inevitável do uso disseminado de inseticida é que os insetos tornar-se-ão resistentes a ele. Assim, quanto mais efetiva inicialmente for a droga, mais rapidamente a resistência aparecerá.

Pelos mesmos motivos descritos, inúmeras espécies de carrapatos estão, atualmente, resistentes a vários acaricidas.

Resistência das bactérias aos antibióticos

Muitos microrganismos (bactérias e fungos, por exemplo) produzem substâncias que inibem o crescimento de outros à sua volta. Essas substâncias são os antibióticos. Vários desses antibióticos podem ser usados para o tratamento de animais e pessoas, pois não afetam as células eucarióticas. Na Tabela 12.1, há exemplos dos mecanismos de ação de alguns antibióticos.

A informação genética das bactérias está contida em um cromossomo único, circular, com informação para a produção de 2.000 a 3.000 proteínas diferentes e, em algumas, também em minicromossomos, os plasmídios. Estes variam de tamanho (de três até centenas de genes) e de número (de zero até, mais ou menos, uma dúzia). São também circulares. Alguns plasmídios se duplicam independente do cromossomo da bactéria, o que resulta em grande número de cópias (20 ou mais); outros se duplicam proporcionalmente ao cromossomo (são os que têm tamanho maior), o que resulta em poucas cópias.

978-85-4120-004-2

Tabela 12.1 – Mecanismos de ação de alguns antibióticos[4]

Antibiótico	Modo de ação
Estreptomicina	Leitura errada do RNAm
Tetraciclina	Inibe a ligação do RNAt
Cloranfenicol	Inibe as enzimas que fazem as ligações peptídicas
Rifampicina	Inibe a RNA polimerase
Penicilina e ampicilina	Inibem a formação da parede celular

Os plasmídios podem ser divididos em duas classes: aqueles que promovem transferência por conjugação (plasmídios transmissíveis ou plasmídios com fator sexual) e aqueles incapazes de promover conjugação (não transmissíveis ou sem fator sexual). Uma propriedade comum a todos os plasmídios é sua capacidade de se integrar no cromossomo da célula hospedeira.

Existem vários tipos de plasmídios, e a grande maioria não é indispensável, embora muitos possam conferir vantagens seletivas aos indivíduos que os contenham. Existem, por exemplo, plasmídios em *Streptococcus lactis*, que têm genes que produzem enzimas que fermentam o leite, produzindo queijo; existe o plasmídio *F* (fator sexual) em *Escherichia coli*, envolvido com a conjugação; existem os plasmídios que produzem bacteriocinas, isto é, proteínas antibióticas que matam os indivíduos que não as possuem; e existem os plasmídios R, que conferem resistência às bacteriocinas, ou seja, aos antibióticos.

A maioria dos plasmídios R possui dois componentes: um segmento com genes envolvidos na conjugação e outro segmento (R) com genes que conferem resistência a antibióticos. Ligados a esses últimos, existem sempre transpósons, isto é, elementos responsáveis pela transposição do segmento R de um plasmídio R para outro. Isso significa que a maioria dos plasmídios R, que dão resistência a antibióticos, é transponível entre plasmídios e transmitida entre bactérias.

Os plasmídios conseguem transferir resistência, de uma bactéria para outra, para sulfamídios, estreptomicina, tetraciclina, cloranfenicol, canamicina, neomicina, gentamicina, espectinomicina, ampicilina, cefalosporinas, trimetoprima e outros. A disseminação dessa resistência aos antibióticos é bastante fácil não só entre bactérias da mesma espécie, como também entre bactérias de espécies diferentes.

Para evitar esses problemas do relacionamento hospedeiros/parasitos, o homem tem experimentado outros métodos de controle, por exemplo, o controle biológico. Uma experiência bem-sucedida é o combate à mosca da bicheira, nos EUA: grandes quantidades de moscas da mesma espécie das selvagens são criadas em laboratório e esterilizadas com radiação. As moscas estéreis são, então, liberadas de avião. A ideia é que, se for possível liberar quantidades suficientes de moscas estéreis, a maioria das moscas selvagens cruzará com as esterilizadas. Mas, infelizmente, em alguns casos a relação custo-benefício de programas como esse não é compensatória.

Uma outra abordagem está sendo empregada em relação à bactéria *Escherichia coli* K88: sabe-se que quatro genes estruturais estão envolvidos na produção do antígeno K88 e que todos eles estão localizados em um plasmídio grande. Três dos quatro genes são adjacentes e o 4º é separado dos outros. O antígeno K88 é codificado por esse gene separado (os outros três são um regulador positivo e dois responsáveis pela ligação do antígeno à superfície da bactéria). A quantidade de antígeno K88 obtida de linhagens patogênicas da bactéria, criadas em laboratório, é insuficiente para a produção de vacina, mas, quando os plasmídios da K88 são introduzidos em linhagens de laboratório não patogênicas, estas produzem uma quantidade bem maior do antígeno, o que viabiliza a produção de vacina.

Doenças causadas por *príon*

O príon é uma "partícula proteica infecciosa". Existem, normal e especialmente na superfície dos neurônios de mamíferos, proteínas com a função de proteger o cérebro contra problemas degenerativos relacionados com o envelhecimento, especialmente as células de Purkinje do cerebelo, que são essenciais para o equilíbrio e a função muscular. Essas proteínas, com cerca de 250 aminoácidos, são codificadas por um único éxon de um gene de cópia única. A proteína normal é sensível a proteases. Quando essas proteínas têm sua estrutura secundária (ou terciária) alterada (não a sequência de aminoácidos), elas se transformam em um príon, que é relativamente resistente às proteases, e o resultado são as doenças neurológicas fatais, as *encefalopatias espongiformes*. Estas se caracterizam por coceira, perda de controle motor, demência, paralisia e morte, geralmente por pneumonia. À necropsia, são observados grandes vacúolos, especialmente no córtex e no cerebelo. Na Tabela 12.2, há alguns exemplos de encefalopatias espongiformes em diferentes espécies de mamíferos.

O gene que codifica a proteína é chamado de *gene da PrP*. Mutações no gene da PrP, que resultem na alteração na estrutura da proteína príon (glicosilação e formação de pontes de dissulfeto intracadeias), além de causarem a doença, podem também ser herdadas como herança autossômica dominante.

Além disso, a proteína príon distorcida tem a capacidade de se ligar a outras proteínas príons, normais, e induzi-las a também se alterarem. Assim, por ingestão, ou inoculação, a "infecção" pode ser transmitida de um indivíduo a outro. Príons ingeridos podem ser absorvidos pela parede intestinal nas áreas de Peyer, que fazem parte do tecido linfoide associado à mucosa. Acredita-se que essas áreas *apresentem* os microrganismos ao sistema imunológico, de maneira controlada, para facilitar a resposta imunológica. As células linfoides, então,

Tabela 12.2 – Exemplos de encefalopatias espongiformes em algumas espécies de mamíferos

Doença	Hospedeiro natural	Nome do príon
Scrapie	Ovelhas e cabras	*Scrapie*
Encefalopatia priônica transmissível (*transmissible mink prionencephalopathy*)	*Mink*	TME
Encefalopatia espongiforme bovina (*bovine spongiform encephalopathy*)	Bovinos	BSE
Encefalopatia espongiforme felina (*feline spongiform encephalopathy*)	Gatos	FSE
Kuru	Humanos	*Kuru*
Doença de Creutzfeldt-Jakob	Humanos	CJD
Síndrome de Gerstmann-Sträussler-Scheinker	Humanos	GSS
Insônia familial fatal	Humanos	FFI

fagocitam as partículas e as transportam para amígdalas e baço. Esses locais são inervados, assim o príon ganha acesso a um nervo e se propaga pelo axônio até a medula e, eventualmente, chega ao cérebro. A transmissão entre indivíduos de mesma espécie é certa, já entre indivíduos de espécies diferentes parece estar condicionada a que a proteína príon, normal, do hospedeiro seja semelhante ao príon infeccioso. Em outras palavras, a transmissão entre espécies diferentes é mais provável quanto mais aparentadas evolutivamente elas forem. Um exemplo foi a epidemia da "vaca louca" na Inglaterra, em 1986, que ocorreu porque o gado estava se alimentando com ração, malcozida, que continha restos de ovelhas com *scrapie*.

Leitura complementar

Vírus do mixoma na Austrália[2]

Em 1859, um inglês com saudades de casa e que estava um pouco cansado de não ver, em sua propriedade próxima a Geelong, na Austrália, nada além de cangurus, importou alguns coelhos da Inglaterra. Ele pensava que isso poderia incrementar a caça. Mas o que ele não sabia era que essa importação inocente daria origem a uma praga de coelhos tão séria que ameaçaria a própria existência da agropecuária na Austrália.

Nada do que foi empregado teve algum efeito sobre a população de coelhos, até que foi introduzida, nessa população, em 1950, uma linhagem do vírus do mixoma. Como os coelhos jamais haviam sido expostos ao mixoma, a sensibilidade deles ao vírus era muito alta, de modo que quase 100% dos animais infectados pelo vírus morreram. A combinação de hospedeiro sensível e patogênico virulento garantiu o sucesso inicial: a mixomatose espalhou-se rapidamente e os coelhos morreram aos milhares. Mas esse mesmo sucesso inicial indicava que a estratégia não poderia ser bem-sucedida a longo prazo – a morte de grande número de coelhos significava uma seleção natural muito forte em favor dos hospedeiros resistentes e também uma seleção natural muito forte em favor dos patogênicos não virulentos.

Se não existisse variação genética para a sensibilidade à mixomatose em coelhos, essa seleção natural não teria qualquer efeito. Mas havia a variabilidade genética (a herdabilidade dessa sensibilidade é de, mais ou menos, 35%), e os animais que possuíam genes para resistência tinham uma grande chance de sobreviver e se reproduzir e, assim, transmitir esses genes da resistência a seus descendentes. Do mesmo modo, se não houvesse, nos vírus, variabilidade genética, a virulência não poderia mudar. Assim surgiu um mutante novo, menos virulento: os coelhos por ele infectados viviam mais tempo, o que também permitia a reprodução da linhagem do vírus menos patogênico.

Não foi, portanto, surpresa que tivessem surgido linhagens de coelhos com vários graus de resistência à mixomatose, assim como linhagens de vírus com vários graus de patogenicidade.

Em laboratório, foram então desenvolvidas novas linhagens patogênicas do vírus, introduzidas na população de coelhos com considerável efeito no período imediatamente seguinte à sua liberação. Mas, mais uma vez, o próprio sucesso dos novos vírus permitiu a ação da seleção natural no sentido de diminuição da virulência e, assim, cada vez menos coelhos morriam.

Em uma situação como essa existe, obviamente, uma interação muito dinâmica entre hospedeiro e patogênico, em que cada lado está continuamente tentando atingir uma posição ótima. A espécie humana pode, de tempos em tempos, interferir nesse processo, mas sua capacidade de exercer um efeito duradouro, no sentido que lhe interessa, é limitada pelas realidades biológicas, que devem sempre ser levadas em conta.

Isso não quer dizer que o programa da mixomatose não deveria existir. Pelo contrário, o programa é bem-sucedido e continua a ser importante no controle da população de coelhos. Mas, para evitar desapontamentos, as limitações impostas pela genética não podem ser esquecidas sempre ao se planejar um programa desse tipo.

A mixomatose não é exclusiva da Austrália: ela também foi introduzida na França, de onde se espalhou para a Grã-Bretanha, alguns anos depois da introdução na Austrália. Apesar de terem ocorrido algumas diferenças entre esses três países com relação ao progresso da doença e seus efeitos nos coelhos, os resultados gerais foram praticamente os mesmos.

978-85-4120-004-2

Encefalopatia espongiforme dos bovinos[5]

O primeiro caso clínico de BSE foi diagnosticado no Reino Unido, em dezembro de 1984. No início de 1985, outras vacas do mesmo rebanho também apresentaram os sintomas. Em novembro de 1986, a BSE foi reconhecida como uma nova doença dos bovinos e, desde então, se tornou uma epidemia. Cerca de 40% dos rebanhos bovinos do Reino Unido foram acometidos pela BSE, afetando em torno de 180.000 bovinos, em mais de 35.000 fazendas. A doença disseminou-se a outros países da Europa, como Portugal, Dinamarca, Alemanha, Itália, Suíça, França, Luxemburgo, Holanda, Bélgica, Liechtenstein, Espanha, Áustria, República Tcheca, Finlândia, Grécia, Eslováquia e Eslovênia, ocorrendo inicialmente em animais importados do Reino Unido e, posteriormente, pela incidência em animais nativos. Fora da Europa, a doença foi diagnosticada nas Ilhas Malvinas, Omã, Canadá e Japão, também em animais importados do Reino Unido. A ocorrência de BSE ocasiona perdas incalculáveis aos diferentes setores da cadeia de produção de bovinos e promove modificações nos hábitos alimentares da população europeia.

A BSE pertence a um grupo de doenças infecciosas, não inflamatórias, transmissíveis: as TSE. Elas são caracterizadas por um longo período de incubação e por ocasionarem modificações neuropatológicas progressivas, debilitantes, graves e fatais. Nos animais, são conhecidas a *scrapie* em ovinos e caprinos, a encefalopatia transmissível dos mustelídeos (iraras, furões, jaritatacas e ariranhas) e a doença crônica debilitante dos cervos, alces e mulas. No ser humano, incluem-se entre as TSE, o *kuru*, a CJD, a síndrome de Gerstmann-Sträussler-Scheinker, a insônia familial fatal e uma doença que se assemelha à CJD, conhecida como vCJD.

A teoria em que o agente causal são os príons (partículas proteicas infecciosas) assume que a propagação do agente é feita mediante uma proteína infecciosa. A proteína infecciosa introduzida no hospedeiro age na proteína precursora normal presente nas células e resulta em uma forma parcialmente resistente à degradação pelas proteases. A sequência de aminoácidos, da proteína precursora normal e da proteína infecciosa, é igual, o que significa que a modificação ocorre após a síntese.

É importante notar que a proteína precursora da proteína alterada infecciosa está presente normalmente nas células, especialmente naquelas do sistema nervoso. Sua ação não é clara. Camundongos com a proteína suprimida não apresentaram sintomas clínicos da doença e são resistentes à infecção com o príon que causa *scrapie*.

O agente causal da BSE é altamente resistente ao calor, à radiação ultravioleta, à radiação ionizante, à formalina, aos pH extremos, aos solventes orgânicos e aos desinfetantes comuns, normalmente capazes de inativar vírus e bactérias. O agente permanece vivo, mesmo após o enterramento das carcaças por vários anos e o tratamento a altas temperaturas. Estudo recente relata a sobrevivência do agente e a manutenção de sua capacidade de infecção mesmo após o tratamento em temperaturas de 150°C, 300°C e 600°C. Somente quando submetidos à temperatura de 1.000°C, os príons foram completamente destruídos. O teste de 15 métodos de tratamento de carcaças e vísceras para produção de farinha de carne, de carne e osso e de ossos demonstrou que a sobrevivência do agente infeccioso é prejudicada quando ocorre a combinação de temperatura e pressão.

O período de incubação da BSE varia de 2 a 8 anos. Bovinos infectados desenvolvem sintomas associados à degeneração progressiva do sistema nervoso. Os sintomas associados à doença envolvem modificações no temperamento (apreensão, nervosismo, agressividade), anormalidades na postura e na movimentação (incoordenação, ataxia, tremores e dificuldades de levantar) e modificações na sensibilidade (hipersensibilidade ao som, à luz e ao toque). Os animais afetados reduzem a produção de leite e perdem peso. Após o aparecimento dos sintomas clínicos, a condição do animal deteriora-se progressivamente. O período entre o aparecimento dos sintomas e a morte do animal pode variar de 2 semanas a 6 meses. A maioria dos casos ocorreu em gado de leite entre 3 e 6 anos de idade. O animal mais jovem acometido pela doença tinha 20 meses de idade e o mais velho, 19 anos.

Em estudos que utilizaram a inoculação oral, verificou-se que a infecção inicia-se no sistema linforreticular associado ao sistema digestivo, envolvendo as placas de Peyer e os linfonodos mesentéricos. Acredita-se que a rota de migração do agente da BSE envolva a movimentação dos príons das placas de Peyer via sistema linfático até os linfonodos mesentéricos, e através do sangue eles se dispersam a locais secundários de multiplicação no sistema linforreticular. Após a propagação, eles dirigem-se às fibras nervosas do sistema nervoso autônomo, onde se movimentam para os gânglios nervosos ao longo das vértebras, daí para a medula espinal e, em seguida, para o cérebro.

Os estudos sobre a epidemiologia da BSE indicam que ela teve origem comum associada ao consumo de farinha de carne e osso como suplementação proteica. É importante notar que a maioria dos casos de BSE foi identificada em rebanhos de leite. Nesses rebanhos, ocorre maior utilização de concentrados proteicos. A proibição do uso de farinha de carne e osso promoveu um decréscimo no número de casos. O número de animais vitimados, que atingiu o pico de cerca de 1.000 casos por semana nos anos de 1992 e 1993, decresceu para cerca de 50 casos por semana no ano de 2000. A disseminação da doença nos outros países da Europa coincidiu com a importação de animais do Reino Unido e com a importação de farinha de carne e osso.

Ruminantes e felídeos selvagens mantidos em zoológicos no Reino Unido, assim como felídeos domésticos, apresentaram encefalopatia espongiforme. A tipificação dos príons originados desses animais por meio do bioensaio em camundongos não detectou diferenças quando comparados com a BSE, sugerindo que esses animais possivelmente tenham sido contaminados pela ingestão de farinha de carne e osso contaminada. Gatos domésticos acometidos pela BSE também foram relatados na Noruega, na Irlanda do Norte e em Liechtenstein.

A BSE foi transmitida experimentalmente para bovinos, ovinos, caprinos, mustelídeos, suínos, saguis, macacos e camundongos, mediante inoculação intracerebral. Pela VO, a doença foi experimentalmente transmitida a bovinos, ovinos, caprinos, camundongos e mustelídeos. A tentativa de infectar suínos VO não foi bem-sucedida. As inoculações parenteral e oral também foram experimentadas em aves, mas sem evidências de produzirem doença.

Existem alguns relatos da ocorrência de suspeitas de encefalopatia espongiforme em suínos e aves de forma natural, mas não houve confirmação de tratar-se de TSE. Em peixes, a ocorrência de encefalopatia espongiforme ainda não foi relatada.

Em março de 1996, o governo britânico reconheceu oficialmente que a BSE é uma doença zoonótica, ao notificar a existência de uma doença no ser humano associada à BSE. A doença, com alguma semelhança à CJD, foi denominada vCJD. A doença já conta com 95 vítimas no Reino Unido, 3 na França e 1 na Irlanda. A vCJD diferencia-se da CJD por acometer indivíduos mais jovens, com idade média de 28 anos, ao passo que a CJD atinge indivíduos com mais de 63 anos; por seu curso ser mais longo (média de 13 meses), uma vez que os casos de CJD duram cerca de 6 meses; pelo perfil do eletroencefalograma e pela formação, no cérebro, de agregados proteicos de tamanho maior.

Nenhum método de diagnóstico está disponível para identificação de animais portadores de BSE. A suspeita da doença é feita pela observação dos sinais clínicos e sua diferenciação com outras doenças neurológicas (raiva, listeria, febre do leite, tetania da lactação, intoxicação por chumbo, babesiose cerebral, plantas tóxicas). A confirmação é feita pela observação de lesões histopatológicas do cérebro. As lesões são geralmente observadas na matéria cinzenta do pedúnculo cerebral. Essas modificações são caracterizadas pela presença de vacúolos e microcavidades nas células nervosas que se apresentam de forma ordenada e simétrica. O pericário neural e os axônios de alguns núcleos contêm vacúolos intracitoplasmáticos de tamanhos variados, dando ao tecido o aspecto de esponja.

Não existe tratamento para a BSE ou qualquer outra TSE.

Não existem vacinas para a proteção dos animais contra a BSE. A doença pode ser prevenida em regiões livres, por meio de restrições à importação de ruminantes e produtos derivados (especialmente farinha de carne e osso) de países que contenham a doença. As medidas preventivas devem considerar a proibição da alimentação de ruminantes com proteínas de ruminantes.

Nos países onde a BSE já foi detectada, várias ações foram colocadas em execução visando controlar e/ou erradicar a doença. Elas incluem a notificação obrigatória da doença, a proibição da inclusão de algumas proteínas de ruminantes na dieta dos animais e a depopulação de animais em grande risco. Para prevenir riscos na população humana, vários países proibiram a inclusão de tecidos de alto risco na alimentação humana, assim como o seu uso nas indústrias farmacêutica e cosmética.

Solução do problema proposto no início do capítulo

Utilizar, para a reprodução, apenas machos *ss*.

Exercícios

1. Discuta: "Quanto mais efetivo inicialmente for o método escolhido de combate aos parasitos (drogas, infecções etc.), mais rapidamente aparecerão os parasitos resistentes".
2. O que é *controle biológico* de parasitos?
3. Em qual, ou quais, dos seguintes cruzamentos entre suínos os leitões terão diarreia neonatal por *Escherichia coli* K88? Explique por que.

   a)   Macho *S_*   ×   fêmea *S_*
   b)   Macho *S_*   ×   fêmea *ss*
   c)   Macho *ss*   ×   fêmea *S_*
   d)   Macho *ss*   ×   fêmea *ss*

4. Em qual, ou quais, dos seguintes cruzamentos entre suínos os leitões não terão diarreia neonatal por *Escherichia coli* K88? Explique por que.

   a)   Macho *S_*   ×   fêmea *S_*
   b)   Macho *S_*   ×   fêmea *ss*
   c)   Macho *ss*   ×   fêmea *S_*
   d)   Macho *ss*   ×   fêmea *ss*

5. a) Assinale a alternativa correta:
   O príon, agente infeccioso causador de encefalopatia espongiforme, é:
   (1) Um vírus.
   (2) Uma bactéria.
   (3) Um protozoário.
   (4) Um verme.
   (5) Um inseto.
   (6) Nenhuma das anteriores.
   b) Justifique a sua resposta.

6. A "tristeza canina", ou babesiose, é uma doença infecciosa causada por protozoários do gênero *Babesia*. Transmitida por carrapatos, a *Babesia canis* parasita as hemácias e as destrói, causando assim anemia hemolítica, que pode ser letal. Tais protozoários têm uma capa glicoproteica antigênica. Explique por que não foi possível, até hoje, desenvolver uma vacina contra a "tristeza canina".

REFERÊNCIAS

1. WAKELIN, D. Genetic control of susceptibility and resistance to parasitic infections. **Advances in Parasitology**, v. 16, p. 219-308, 1978.
2. NICHOLAS, F. W. **Veterinary Genetics**. 2. ed., New York: Oxford University, 1996.
3. WHARTON, R. H. Tick-borne livestock diseases and their vectors. 5. Acaricide resistance and alternative methods of tick control. **World Animal Review**, v. 20, p. 8-15, 1976.
4. DE ROBERTIS, E. D. P.; DE ROBERTIS, E. M. F. **Bases da Biologia Celular e Molecular**. Rio de Janeiro: Guanabara, 1985. p. 281.
5. PADILHA, T. **Encefalopatia Espongiforme dos Bovinos**. In: Fórum de Discussão sobre a Doença, Embrapa Gado de Leite, mar/2001.

Capítulo 13

Como Controlar as Doenças Hereditárias

Introdução

Ao terminar de estudar os conceitos discutidos neste capítulo, você deverá estar apto a resolver problemas, por exemplo, do tipo que se segue:

Ao orientar os criadores para estabelecer um programa para erradicar uma doença genética em determinada raça, quais são os problemas que você encontrará se a doença tiver herança multifatorial?

Existe o conceito, popular entre os criadores de animais domésticos, de que, quando ocorre a doença genética, o que se pode fazer é sacrificar o animal, se ele for seriamente afetado, ou não se importar muito com o problema, se ele não impedir a reprodução. Isso se torna especialmente preocupante quando os criadores acreditam que os benefícios do endocruzamento compensam a disseminação de problemas genéticos em uma raça, por exemplo, o da displasia de quadril nos cães Pastores Alemães, ou a atrofia progressiva da retina, em Poodles e Cocker Spaniels. Mas a pergunta que cabe aqui é se é justo para o animal afetado, ou seu futuro proprietário, que, para se obter um exemplar com todas as medidas dentro dos padrões criados pelo homem e, portanto, artificiais, ele tenha de ficar aleijado, ou cego, em plena juventude? Principalmente sabendo que evitar a doença genética não significa desistir do melhoramento, apenas que os padrões desejados levarão um pouco mais de tempo para serem obtidos. Cabe, principalmente aos futuros veterinários, orientar os criadores e incentivar os clubes ou associações deles a estabelecer programas de controle genético de doenças herdadas.

Os programas de controle genético baseiam-se em evitar que determinados indivíduos transmitam seus genes deletérios para seus descendentes. Essa seleção, no entanto, não significa que o animal deva ser sacrificado, mas sim que não deve ser utilizado em cruzamentos ou, então, deve ser cruzado com animais de outras raças. Esses programas podem ser voluntários ou compulsórios. Nos programas voluntários, os direitos dos criadores não são limitados, mas existe o risco de que a erradicação do problema seja mais demorada, ou mesmo não tenha sucesso, pois alguns criadores podem não participar.

Existem várias doenças genéticas que resultam em problemas sérios, mas que não prejudicam a reprodução. Se o gene deletério é dominante, basta impedir a reprodução dos indivíduos afetados; mas, se o gene deletério é recessivo, é preciso impedir a reprodução não só do afetado (homozigoto recessivo), mas também de seus pais (heterozigotos).

Um exemplo de programa de controle genético, para bovinos, é o da manosidose: essa é uma doença devida a alterações no catabolismo dos lisossomos, causada por gene recessivo que não produz a enzima α-manosidose (ver Capítulo 11). O acúmulo da substância que deveria ser degradada reflete-se clinicamente em desaceleração do desenvolvimento do bezerro afetado, com alterações neurológicas progressivas e morte ainda no primeiro ano de vida. Os animais heterozigotos podem ser detectados por testes bioquímicos. Na Nova Zelândia, por volta de 1974, cerca de 3.000 bezerros Angus, por ano, eram afetados. A partir de 1978, as sociedades de criadores de gado Angus, na Nova Zelândia e na Austrália, passaram a registrar somente os animais cujo teste bioquímico era normal (indivíduos homozigotos dominantes). Em 1982, todo o rebanho já era homozigoto dominante.

Em cães, a deficiência do fator X de coagulação, por exemplo, possuía, por volta de 1972, incidência de 20% em cães da raça Cocker Spaniel, nos EUA[1]. Fez-se, então, um levantamento voluntário, por meio de testes bioquímicos, dos cães heterozigotos, que foram impedidos de se reproduzir. Com essa medida, após aproximadamente 9 anos, a incidência de afetados caiu para menos de 3%.

Quando não existem testes bioquímicos, os programas devem ser, por exemplo, o da Galloway Cattle Society, da Inglaterra, que estabeleceu um programa de controle para a hemimelia tibial (o bezerro afetado nasce com hérnia abdominal, membros posteriores encurtados e entortados e fístula cranial), que é causada por um gene autossômico recessivo. Esse programa baseou-se na manutenção de um registro atualizado dos portadores do gene, que, na verdade, é uma relação dos animais que tiveram pelo menos um descendente afetado. Além disso, existe um seguro obrigatório para qualquer macho comercializado: se o touro vier a produzir algum bezerro afetado (o que significa que ele é portador), a sociedade deve ser informada, o touro, descartado e o comprador, receber o valor do seguro. A maior vantagem desse sistema é o incentivo para que os bezerros afetados sejam mencionados à sociedade e, assim, a resolução do sério problema, que é o criador preferir esconder o fato para não desvalorizar a sua criação.

As doenças oculares genéticas nos cães, causadas por genes recessivos, ainda não têm testes bioquímicos para detecção de heterozigotos. Mas, mesmo assim, alguns programas de controle têm sido bem-sucedidos. O melhor exemplo foi

978-85-4120-004-2

o programa para controlar a atrofia progressiva da retina (degeneração retinal progressiva, cujo primeiro sinal é a cegueira noturna; em seguida, ocorrem perda da visão periférica e dificuldades em enxergar objetos parados e muito próximos; o animal fica, alguns anos, completamente cego) nos cães da raça Irish Setter, na Inglaterra, onde a doença foi erradicada. O controle iniciou-se em 1947 e durou, aproximadamente, 13 anos. Nesse programa, os criadores foram obrigados, pela Irish Setter Association, a assinar um documento em que se comprometiam a não cruzar afetados ou portadores certos (pais de afetados). Além disso, o Kennel Club só registra, até hoje, animais dessa raça cujo proprietário assinar uma declaração de que os pais dos filhotes a serem registrados não são afetados e que não tem conhecimento de qualquer descendente, ou ascendente, deles que o sejam.

Um outro tipo de doença hereditária é aquela em que a herança é multifatorial, como a displasia do quadril em cães. Nessa doença, ocorre subluxação da articulação coxofemoral, devida à instabilidade, ou à flacidez, da articulação (porque o acetábulo não tem profundidade suficiente para acomodar corretamente a cabeça do fêmur) e que evolui para a degeneração da articulação. O diagnóstico da displasia de quadril é feito por avaliação subjetiva de radiografias. Essa situação causa confusão, pois fica muito difícil convencer um criador cujo cão é clinicamente normal de que seu animal tem displasia de quadril e, pior ainda, que é possível que gere descendentes bastante afetados: isso ocorre porque a displasia de quadril tem herança multifatorial (ver Capítulo 4), isto é, poligenes mais ambiente (a parte ambiental, no caso, é devida à quantidade de alimento e a exercícios durante o crescimento). Nessas características com herança multifatorial: (1) quanto mais gravemente o indivíduo é afetado, maior será o número de afetados e também a gravidade da doença entre os seus descendentes e (2) entre os indivíduos normais, quanto menor o seu relacionamento genético com indivíduos afetados e quanto maior a proporção de seus parentes que é normal, menor será o número e menor será a gravidade da doença entre seus descendentes.

Nos estágios iniciais de um programa de controle da displasia de quadril, quando a incidência é ainda muito alta, todos os pais em potencial devem ser classificados de acordo com a gravidade e tantos quanto possível devem ser descartados, com base na gravidade da doença. Quando a incidência começar a cair, atingir-se-á um estágio em que a categoria de pais em potencial, com menos gravidade, terá mais animais do que o necessário. Nesse estágio podem-se escolher os animais que têm o menor parentesco genético com indivíduos afetados e a maior proporção de parentes normais. Com a continuidade do programa, os animais afetados desaparecerão gradualmente dos heredogramas dos animais selecionados.

Quando a seleção foi aplicada desse modo, por vários anos, a incidência de displasia de quadril decaiu substancialmente (Tabela 13.1).

Nem todos os programas, entretanto, obtiveram sucesso: alguns não produziram alteração na frequência de displasia de quadril, apesar de terem sido

Tabela 13.1 – Exemplos dos resultados de programas de controle da displasia de quadril[1]

Alteração na incidência de (%)	para (%)	Nº de anos	Raça	País
45	29	7	Pastor Suíço	Suíça
40	20	4	Pastor Alemão	EUA
44	12	7	Pastor Alemão	Alemanha
41	28	14	Pastor Alemão	Finlândia
43	10	14	Boxer	Finlândia
50	27	5	Pastor Alemão	Suécia

radiografados milhares de cães e da existência de instruções práticas e claras para os criadores. Na maioria dos casos, essas falhas podem ser atribuídas ao fato de apenas alguns criadores terem seguido à risca o programa: os outros cruzaram cães que não foram radiografados (porque tinham quase certeza de que esses cães não seriam aprovados) ou, então, cruzaram animais não aprovados.

No Brasil, as sociedades de criadores de cães da raça Pastor Alemão já estão tentando programas semelhantes – os animais livres do problema são registrados e tatuados na orelha e são os que devem ser usados em cruzamentos.

Leitura complementar
Atrofia progressiva da retina[2]

A retina do cão está sujeita a várias doenças genéticas, por exemplo, a *atrofia progressiva da retina* (APR). A APR não é uma única doença, mas sim uma coleção de condições etiologicamente distintas que podem ser, clínica e oftalmoscopicamente, agrupadas em dois tipos distintos: APRG e APRC. Em ambos os casos, a principal alteração patológica é a degeneração do neuroepitélio, que ocasiona a perda de organização das camadas. Ambas, também, são condições progressivas, levando à cegueira total e afetando os dois olhos. Elas não são acompanhadas de outros sinais neurológicos ou sistêmicos e não são dolorosas.

Atrofia progressiva da retina generalizada

A APRG foi descrita pela primeira vez em 1911, em Gordon Setter, e desde então foi relatada em várias raças e também em cães SRD. Em todos os casos, a herança é autossômica recessiva.

O primeiro sinal clínico da APR é a cegueira noturna. O cão pode ter dificuldade em achar o caminho de volta quando levado para um passeio à noite ou mesmo ter medo de ficar sozinho no escuro. Como a retina periférica parece ser afetada em primeiro lugar, a visão tende a ser melhor quando se dirige para a frente do que para os lados: por exemplo, uma bola girando em direção ao animal poderá ser vista por ele, mas não um objeto que cruze transversalmente o seu campo de visão. A visão a distância tende a ser melhor do que a de perto e os objetos imóveis são mais difíceis de serem vistos. A visão deteriora-se progressivamente, culminando com a cegueira total.

A idade na qual a condição pode ser diagnosticada oftalmoscopicamente varia de algumas semanas a alguns anos de idade, mas é característica de cada raça (Tabela 13.2).

As APRG mais bem descritas são: a displasia de bastonetes, em Norwegian Elkhounds; a displasia de bastonetes e cones, em Irish Setters e Collies; e a degeneração de bastonetes e cones no Poodle miniatura, no Cocker Spaniel, no Labrador Retriever, no Cão de Água Português e em outros. O loco da APRG situa-se no cromossomo nº 9.

Displasia dos bastonetes em Norwegian Elkhounds

Nesse caso, os bastonetes estão envolvidos precocemente e não chegam a atingir a maturidade funcional antes de degenerarem. Os cães jovens (cerca de 6 meses de idade) têm a visão prejudicada na penumbra; aos 3 a 5 anos de idade,

Tabela 13.2 – Idades para diagnóstico de APR em diferentes raças caninas[2]

Tipo	Raça afetada	Idade do 1º diagnóstico	Idade de confirmação
APRG	Cairn Terrier	3 meses	5 anos
	Cocker Spaniel	1 ano	5 anos
	Elkhound	1 ano	3 anos
	Dachshund	3 meses	3 anos
	Poodle miniatura	2 anos	5 anos
	Irish Setter	3 meses	3 anos
	Tibetan Terrier	9 meses	3 anos
APRC	Briard	1 – 1/2 anos	5 anos
	Border Collie	2 anos	3 anos
	Collie	1 ano	3 anos
	Sheetland Sheepdog	1 – 1/2 anos	3 anos
	Golden Retriever	1 – 1/2 anos	3 anos
	Labrador Retriever	1 – 1/2 anos	4 anos

os cães afetados já estão cegos tanto de dia como à noite. As alterações oftalmológicas são detectadas por volta dos 5 meses de idade, quando a retina tapetal sofre uma alteração cromática (brônzeo até castanho), com um aspecto granular em redemoinho. Com o tempo, a hiper-reflexibilidade tapetal é bastante perceptível no polo posterior, imediatamente acima da cabeça do nervo óptico. O adelgaçamento vascular torna-se evidente após os 2 anos de idade, e o resultado final é uma retina avascularizada.

Não são observadas lesões retinais (pela microscopia óptica) nos globos oculares dos cães com 6 meses de idade, mas, por volta dos 2 anos, as camadas externas da retina estão adelgaçadas (em consequência da perda dos "membros" externos dos bastonetes e cones e da deformação, em forma de bastão, dos segmentos internos). A camada nuclear tem sua espessura reduzida, e a camada plexiforme externa também está adelgaçada. Cães mais idosos apresentam desorganização retinal completa, gliose e migração de células pigmentares.

Displasia dos bastonetes e dos cones em Irish Setters e Collies

Nesse tipo de APR, a cegueira ocorre precocemente e a doença é um defeito de desenvolvimento (displasia), e não uma degeneração prematura. Por volta dos 24 dias de vida do animal, os segmentos externos de cones e bastonetes já estão anormais, principalmente na região central da retina: os segmentos externos apresentam-se desorganizados, em número reduzido e com menor quantidade de lamelas. O epitélio pigmentar retinal contém poucas inclusões fagossômicas. No cão com 14 semanas de idade, alguns núcleos de bastonetes estão picnóticos e o espaço internuclear está muito expandido por processos citoplasmáticos das células de Müller. O material segmentar exterior de bastonetes e cones é escasso e está adelgaçado.

Nos Irish Setter, a displasia de bastonetes e cones foi associada a um defeito do metabolismo da GMFc, que resulta no acúmulo dessa substância no interior das células fotorreceptoras. Em comparação aos cães normais, o acúmulo de GMFc é dez vezes maior nas retinas dos cães afetados.

A APR em Collies é semelhante à descrita nos Irish Setters. Os cães apresentam a cegueira noturna por volta de 6 semanas de idade, ficando cegos por volta de 1 ano de idade.

Atrofia progressiva da retina central

A alteração essencial da retina na APRC é a hipertrofia e a migração de células epiteliais pigmentadas. A degeneração subsequente dos fotorreceptores e a perda da arquitetura da retina tendem a ser mais graves na retina central do que na periférica.

Os cães afetados têm uma visão melhor na penumbra do que na luz do sol, tendem a apresentar melhor visão periférica e podem ver objetos que se movem através de seu campo visual, mas não conseguem reconhecer objetos, inclusive grandes, colocados diretamente à sua frente. Os cães tendem a andar atrás do dono sem vê-lo e, assim, "trombando". Se estiverem distantes e forem chamados, se aproximam andando em círculos. Quando se fala com os animais afetados, eles parecem não olhar diretamente para o orador, e seus olhos parecem proeminentes, com expressão ansiosa. A condição não progride até a cegueira completa.

As raças afetadas incluem o Labrador Retriever, o Golden Retriever, o Collie, o English Spaniel Springer e o Briard.

Solução do problema proposto no início do capítulo

Por exemplo, no caso da displasia coxofemoral em cães, é preciso convencer o criador, cujo cão é clinicamente normal, de que seu animal tem o problema (diagnosticado por radiografia) e que é possível que origine descendentes muito afetados.

Exercícios

1. Como você planejaria um programa de controle genético das doenças oculares hereditárias (atrofia progressiva de retina e catarata, por exemplo), cuja incidência está bastante alta em cães das raças Cocker Spaniel e Poodle, no Brasil?
2. Para estabelecer um programa para erradicar uma doença genética em determinada raça, qual será a principal dificuldade que você encontrará, ao orientar os criadores, se a doença em questão tiver herança autossômica recessiva?

REFERÊNCIAS

1. NICHOLAS, F. W. **Veterinary Genetics**. 2. ed., New York: Oxford University, 1996.
2. CASTRO, R. C. C. **Retinopatias Hereditárias**. São Paulo, 1991. Monografia (disciplina "Genética e Evolução") – Faculdade Medicina Veterinária e Zootecnia da Universidade de São Paulo, 1991.

Respostas dos Exercícios

Capítulo 1

1. A característica *com chifres* é recessiva nas fêmeas e dominante nos machos.
2. a) 1/4.
   b) 1/16.
   c) 1/4096.
   d) $\dfrac{6!}{5!\,1!} \times (1/2)^5 \times (1/4)^1$
3. Autossômica recessiva. No caso *B*, os afetados são filhos de pais normais.
4. Não. Em ambos os casos, 1/2 dos filhos machos de uma fêmea heterozigota seriam afetados.
5. Recessiva ligada ao X, porque, do cruzamento entre dois animais normais (Figura 2, *A*), nasceram afetados e porque a proporção sexual entre os afetados é diferente (seis machos para uma fêmea).
6. Meiótica. Se todas as células do animal apresentam a trissomia, isso significa que o zigoto foi formado a partir de um gameta normal e outro portador de um cromossomo a mais. Se fosse mitótica, ou seja, durante o desenvolvimento do embrião, este apresentaria duas populações diferentes de células.
7. Recessiva ligada ao X, porque se observam afetados filhos de pais normais e porque a proporção sexual entre os afetados é diferente (cinco machos para uma fêmea).

Capítulo 2

1. 1/2 amarelo:1/2 aguti; 2/3 amarelo:1/3 aguti. No primeiro tipo, uma vez que, no segundo, 1/4 dos óvulos fecundados não se desenvolvem.
2. 4/10 normais:6/10 diluídos.
3. Fêmea.
4. *Fenocopia*: característica resultante de causa ambiental, indistinguível de característica com causa genética.
   Heterogeneidade genética: características fenotípicas indistinguíveis, com causas genéticas diferentes.

5. a) Penetrância incompleta do gene A.

b) Em 2.000 animais AA, 1.600 são afetados, logo a penetrância é de 80%.

6. *Expressividade variável*: todos os indivíduos que têm o gene manifestam o fenótipo, porém a manifestação pode ser diferente em diferentes indivíduos. *Penetrância incompleta*: nem todos os indivíduos que têm o gene manifestam o fenótipo.

Capítulo 3

1. Porque o gene E^m pertence ao loco E, que, nos animais amarelos *ee*, já está preenchido.

2. Se os dois filhotes cinza-azulados tiverem a marca *tan* ($a^t a^t$), são filhos (*dd*) do casal de Dobermans.

3. $C\_; B\_; a^t a^t; D\_; s^i s^i; tt; rr; gg; mm.$

4. Sim. O pai é o macho preto, heterozigoto *Bb* como a fêmea.

5. a) Não. Rosilho é dado por um alelo dominante (*G*).

b) Não. Baio é *B_ A_* e Preto, *B_ aa*.

c) Sim. Alazão é *BB A?* e Preto pode ser *B_ aa*. Baios poderão ser *Bb Aa*.

6.

Casal	Preto-e-tan	Preto-e-tan
1ª ninhada	Preto-e-tan	Preto-e-tan
2ª ninhada	Cinza (azul) e *tan*	Marrom-e-tan
3ª ninhada	Bege (isabela) e *tan*	Preto-e-tan

7. $C\_; B\_; a^t a^t; D\_; S\_ tt; rr; gg; mm.$

8. $C\_; bb; D\_; s^w s^w; T\_;rr; gg; mm.$

Capítulo 4

1. 0,68.

2. 0,79.

3. 15.53.

4. Peso da lã tosquiada.

5. Cerca de três pares de genes.

6. a) 0,7.

b) Aproximadamente 19 pares de genes.

7. Quantidade de manchas brancas/gado Friesian ($h^2_E = 0{,}95$), porque 0,95 da variância total tem causa genética.

8. Porque a herança da displasia coxofemoral é multifatorial (poligenes + ambiente), com efeito limiar. Entre o limiar e a cauda da curva, quanto mais genes de predisposição o indivíduo tem, mais grave é o defeito.

978-85-4120-004-2

9. 0,8.
10. 0,1.
11. Aproximadamente seis pares de genes.

Capítulo 5

1. Por exemplo:

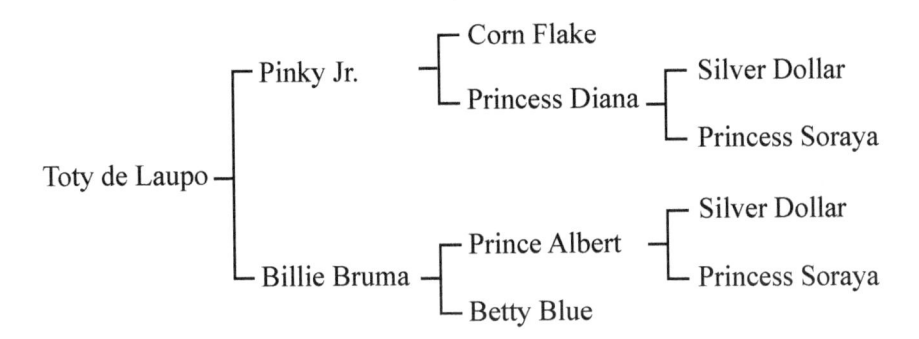

Toty de Laupo
— Pinky Jr.
— Corn Flake
— Princess Diana
— Silver Dollar
— Princess Soraya
— Billie Bruma
— Prince Albert
— Silver Dollar
— Princess Soraya
— Betty Blue

2. Produção de sementes.
3. a) $F_x = 0,28125$.
  b) $F_x = 0,3515625$.
4. $F_x = 0,3125$.
5. Animal B, porque ele tem coeficiente de endocruzamento maior ($F = 0,19$) do que aquele do animal A ($F = 0,03$).
6. a) $F = 0,046$.
  b) $F = 0,050$.
7. 50% dos descendentes de F_1 serão heterozigotos para o gene deletério. Tais heterozigotos cruzados entre si e com o genitor heterozigoto originarão descendentes homozigotos recessivos, isto é, afetados pela doença.
8. $F = 0,099$.

Capítulo 6

1. Heterozigotos = 42%.
  Homozigotos dominantes = 49%
2. 0,3528.
3. Indivíduos A (genótipo AA) = 75,7%.
  Indivíduos B (genótipo BB) = 0,13%.
  Indivíduos C (genótipo CC) = 0,88%.
4. 18%.

5. Vermelho = 19%.
Intermediário = 72%.
Cinza = 9%.

6. Sim, sendo a frequência p, do gene V, 0,69 e q, do gene B, 0,31, se consi-
derarmos o ruão heterozigoto, as frequências genotípicas *esperadas* seriam:
Ruão: 2pq $\Rightarrow$ 0,4278 ou 42,78% (*i. e.*, $\cong$ 2.567 animais).
Vermelho: $p^2 \Rightarrow$ 0,4761 ou 47,61% (*i. e.*, $\cong$ 2.857 animais).
Branco: $q^2 \Rightarrow$ 0,0961 ou 9,61% (*i. e.*, $\cong$ 577 animais).

7. S = 56%.
s = 44%.

8. $A^1 = p_b = 0,25$. $A^2 = q_b = 0,75$.

9. 0,18.

10. a) 0,8.
b) 0,03.

11. Aproximadamente 46%.

12. 45,5%.

13. 0,36.

Capítulo 7

1. Cruzando-o com um normal, 1/2 dos descendentes terá pernas curtas, se foi
mutação dominante; cruzando-o com um normal, nenhum descendente terá
pernas curtas, se foi teratogênese; e se foi mutação recessiva, um dos pais já
seria heterozigoto e, nesse caso, 1/2 dos descendentes também é de heterozigotos. Cruzando-o com irmãos, pais e sobrinhos, deve aparecer outro afetado.

2. a) h^2_E de média a alta.
b) Características que se manifestam em apenas um dos sexos, ou que têm
manifestação tardia, ou então com h^2_E baixa.
c) h^2_E baixa.

3. Peso da lã, porque tem h^2_E mais alta.

4. a) Leite magro.
b) Seleção pela progênie – o reprodutor é escolhido com base no desempenho
de seus descendentes.

5. Sim. Na primeira duplicação seguinte ao evento, uma das duas moléculas de
DNA resultantes terá o par *composto análogo + adenina* (em vez de *citosina
+ guanina*). Na segunda duplicação, uma das duas moléculas resultantes terá
um par *adenina + timina* em lugar do par *citosina + guanina* original.

Capítulo 8

1. a) Trissômico.
b) Haploide.

   c) Monossômico.

   d) Triploide.

   e) Tetraploide.

   f) Nulissômico.

   g) Tetrassômico.

2. Não. As membranas celulares arrebentariam e os cromossomos se espalhariam no meio.

3. Não disjunção. Na mãe, o pai era $X^D Y$, e a mãe poderia ser $X^D X^d$.

4. Não disjunção. Provavelmente meiótica, pois o animal não é mosaico. Não, o pai é $X^O Y$ e a mãe, $X^O X^o$. Logo, poderia ter sido em qualquer dos dois.

5. 100%. Todos os seus gametas terão o cromossomo translocado 22/22.

6. Um dos membros do casal é portador equilibrado de translocação 22/13; a descendente fêmea é também portadora normal como os pais, um dos machos é normal e o outro, trissômico 22.

7. Embora os números de cromossomos sejam iguais, os genes e suas sequências são diferentes.

8. Porque dos seis tipos possíveis de gametas produzidos por esse animal, apenas 1/3 é viável.

9. Na meiose, o pareamento do cromossomo normal com seu homólogo invertido resulta em cromossomos com deleções e duplicações.

10. a) Inversão.

   b) Sim. Na meiose, o pareamento do cromossomo normal com seu homólogo invertido resulta em cromossomos com deleções e duplicações.

Capítulo 9

1. Em mais ou menos 1/2 de suas células, funciona o gene normal.

2. Feminina. Na ausência de SRY, não haverá formação de testículos e na de hormônios produzidos pelos testículos, o desenvolvimento é no sentido feminino.

3. Feminina. Sem a ação da testosterona, o desenvolvimento é no sentido feminino.

4. Quimeras 38,X°Y/38,X°Y.

5. No momento da inativação dos cromossomos X, ocorreu um desvio casual e, em vez dos 50%/50% esperados, a égua, heterozigota para o gene da hemofilia tem proporção maior de células com o gene normal inativado.

6. X°Y; $X^O Y$; $X^O X^o$; $X^O X^o Y$.

7. Porque, em 50% de suas células, o cromossomo X, com o gene patogênico dominante, está inativado.

8. Porque, em 100% de suas células, existe um cromossomo X com o gene patogênico dominante funcionando.

9. a) Feminina.

b) Sem o gene SRY, o produto do gene DAX1 inibe o gene SF1. Assim, não haverá diferenciação das gônadas bipotentes para testículos e, como consequência, não haverá produção de testosterona.

Capítulo 10

1. Não. O potro é filho do macho *a*, o que se conclui observando que os fragmentos de 5, 8 e 11 pb só estão presentes no potro e no macho *a*.

2. Bezerro 1.

Capítulo 11

1.

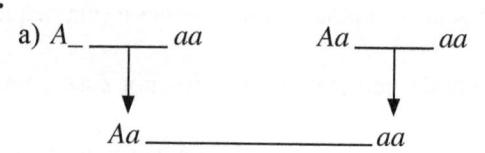

b) Zero. A égua é *A*.

2. a) Bezerro P****.

b) Bezerro P*.

c) Bezerro P***.

d) Bezerro P**.

3. a) Não, porque eles têm haplótipos diferentes.

b) Bezerro 1: gameta masculino = AB'C'; gameta feminino = ABC.
Bezerro 2: gameta masculino = ABC; gameta feminino = ABC.

4. Potros com antígeno A nas hemácias, filhos de éguas sem o antígeno A e, por conseguinte, com anticorpos anti-A.

5. Resposta imunológica à presença de antígenos muito semelhantes encontrados em alimentos e microrganismos.

6. Cruzamento b), pois as mães *bb* possuem o poderoso anticorpo anti-A.

Capítulo 12

1. Quanto mais efetiva for a seleção, mais rapidamente as mutações se estabelecerão.

2. Método que não envolve drogas, e sim, por exemplo, animais estéreis da mesma espécie dos parasitos, para competir na reprodução.

3. Cruzamento b), pois a fêmea *ss* não tem anticorpos contra a K88 e, assim, não protegerá seus filhotes *S_*.

4. Cruzamentos a) e c), pois as fêmeas têm anticorpos contra a K88 e, assim, protegerão seus filhotes $S\_$, e cruzamento d), em que todos os envolvidos são resistentes à bactéria.

5. Item (6). O príon é uma partícula proteica infecciosa.

6. Porque o parasito apresenta variação antigênica, isto é, tem mais de 100 genes diferentes que produzem mais de 100 antígenos diferentes. Apenas um funciona por vez, mas este pode ser desligado e outro, então, ligado e assim por diante.

Capítulo 13

1. Não cruzar afetados (aa) nem pais de afetados (Aa).

2. Será convencer o criador a não cruzar mais os pais normais de animais afetados, pois esses pais são, com certeza, heterozigotos e produzirão mais animais afetados.

Índice Remissivo

As letras *f* e *t* que se seguem aos números das páginas correspondem, respectivamente, a *figura* e *tabela*.

978-85-4120-004-2

978-85-4120-004-2